国家科学技术学术著作出版基金资助出版

膀胱癌精准诊断与治疗

主　审　郭应禄
主　编　宋　刚　邢念增

人民卫生出版社
·北京·

知常达变　至精至微

医无止境　仁心仁术

己亥孟春
郭立禄

编委会

主审 郭应禄

主编 宋 刚 邢念增

编委（以姓氏笔画为序）

王 良 首都医科大学附属北京友谊医院

王少刚 华中科技大学同济医学院附属同济医院

牛亦农 首都医科大学附属北京世纪坛医院

邢念增 中国医学科学院肿瘤医院

吕家驹 山东第一医科大学附属省立医院

刘冉录 天津医科大学第二医院

刘春晓 南方医科大学珠江医院

许传亮 海军军医大学第一附属医院

孙 庭 南昌大学第一附属医院

李宁忱 北京大学首钢医院

吴世凯 北京大学第一医院

何志嵩 北京大学第一医院

汪 欣 北京大学第一医院

林天歆 中山大学孙逸仙纪念医院

欧阳能太 中山大学孙逸仙纪念医院

金 杰 北京大学第一医院

贺大林 西安交通大学第一附属医院

徐 涛 北京大学人民医院

高献书 北京大学第一医院

黄 健 中山大学孙逸仙纪念医院

黄燕波 北京大学第一医院

黄翼然 上海交通大学医学院附属仁济医院

斯 璐 北京大学肿瘤医院

编者（以姓氏笔画为序）

于书慧 北京大学第一医院

王 良 首都医科大学附属北京友谊医院

王明帅 中国医学科学院肿瘤医院

王辉清 海军军医大学第一附属医院

瓦斯里江·瓦哈甫 中国医学科学院肿瘤医院

3

付　莎　中山大学孙逸仙纪念医院
邢念增　中国医学科学院肿瘤医院
刘　征　华中科技大学同济医学院附属同济医院
刘　涛　北京大学第一医院
刘　皓　中山大学孙逸仙纪念医院
刘冉录　天津医科大学第二医院
米　悦　北京大学第一医院
杜依青　北京大学人民医院
吴　芃　南方医科大学南方医院
汪　欣　北京大学第一医院
宋　刚　北京大学第一医院
张　弋　北京大学国际医院
张沂南　山东第一医科大学附属省立医院
陈玢屾　南方医科大学珠江医院
陈海戈　上海交通大学医学院附属仁济医院
范　宇　北京大学第一医院
范晋海　西安交通大学第一附属医院
秦尚彬　北京大学第一医院
高献书　北京大学第一医院
黄燕波　北京大学第一医院
龚彬彬　南昌大学第一附属医院
崔传亮　北京大学肿瘤医院
魏后忆　武汉大学中南医院

审稿委员会

郭应禄　邢念增　宋　刚　刘　明　郭　刚
崔传亮　张沂南　陈玢屾　瓦斯里江·瓦哈甫
刘圣杰　杜依青　杜毅聪　付　莎　刘跃平
巩艳青　王明帅

主编简介

宋 刚

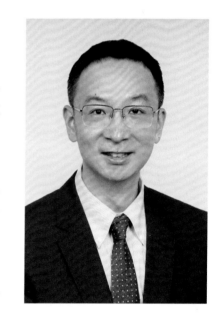

北京大学第一医院泌尿外科/北京大学泌尿外科研究所/国家泌尿男生殖系肿瘤研究中心副教授、副主任医师、硕士研究生导师,北京大学泌尿外科学博士。中国医师协会泌尿外科医师分会青年委员学组秘书,中国医疗保健国际交流促进会腔镜内镜外科分会委员,中华医学会科学普及分会青年委员会委员,中国抗癌协会肿瘤防治科普专业委员会第一届青年委员会委员,北京抗癌协会泌尿男生殖系肿瘤专业委员会青年委员会委员兼秘书,北京生理科学会第十三届理事会理事。

临床专业特长为泌尿系统肿瘤的精准诊断与微创外科治疗,擅长复杂泌尿系统肿瘤多学科诊治、磁共振/超声融合前列腺靶向穿刺、前列腺癌根治手术尿控功能保护等。相关研究发表在《中华泌尿外科杂志》,*The Journal of Urology*,*Prostate Cancer and Prostatic Diseases* 等期刊上。获北京市科学技术奖科学技术进步奖一等奖(第一完成人),中华医学科技奖医学科学技术普及奖(第一完成人)。获发明专利1项。

主持1项国家重点研发计划课题、多项省部级科研课题。发表SCI论文、核心期刊文章30余篇。主编《前列腺癌精准诊断与治疗》("中国医界好书"之"医学学科类"书籍)、《膀胱癌精准诊断与治疗》(国家科学技术学术著作出版基金),副主译《前列腺癌实用指南》,参编泌尿外科专著10余部,主编科普著作5部。

主编简介

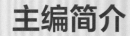

邢念增

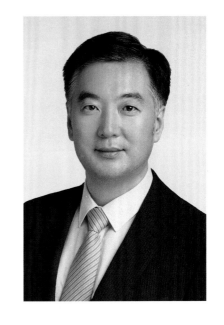

国家癌症中心/中国医学科学院肿瘤医院院长助理、泌尿外科主任、教授、主任医师、博士研究生及博士后导师,山西医院总院长。全国政协委员,中国医师协会泌尿外科医师分会会长,中华医学会泌尿外科学分会委员兼副秘书长,中国人体健康促进委员会泌尿肿瘤专业委员会主任委员,《中华泌尿外科杂志》第十届编委会常务委员,*The Journal of Urology* 编委,"百千万人才工程"国家级人才,国家"有突出贡献中青年专家""国之名医",首都科技领军人才,享受国务院政府特殊津贴专家。

擅长泌尿系统肿瘤的诊治及泌尿外科微创手术,多项技术处于国内或国际先进水平。国内外发表学术论文300余篇。获中国中西医结合学会科学技术奖一等奖,华夏医学科技奖一等奖,北京市科学技术奖科学技术进步奖二等奖,教育部科学技术奖科学技术进步奖二等奖等省部级以上科技奖10余项。获中华医学会泌尿外科学分会华佗奖,世界华人泌尿外科学会首届创新贡献奖等荣誉。

主编《膀胱癌精准诊断与治疗》《泌尿外科微创手术图谱》《泌尿外科3D腹腔镜手术荟萃》等,副主编《经自然腔道取标本手术学——腹盆腔肿瘤》《泌尿外科内镜诊疗技术》《膀胱癌诊疗新进展》等学术专著。获中国专利9项,美国专利2项。

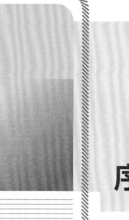

序

2019年《前列腺癌精准诊断与治疗》一书出版,将前列腺癌领域精准诊断与治疗的新观念、新技术、新药物等以理论结合实践、应用结合展望的形式总结,模式和内容受到全国泌尿外科同道的好评。大家提出了许多宝贵意见以及对创新医学的建议,希望后续能出版其他泌尿系统肿瘤精准诊断与治疗的专著。为进一步系统总结泌尿系统肿瘤精准诊断与治疗的理论和实践,全国50余位专家经过两年多的努力,在沿用《前列腺癌精准诊断与治疗》架构模式的基础上,撰写了《膀胱癌精准诊断与治疗》一书。

近些年,膀胱癌无论是术前诊断、外科手术,还是药物治疗方面都取得了非常显著的进展。术前诊断从最早的尿液脱落细胞学发展到分子标志物检测,基因检测也在试验性进行;外科手术向精细化(膀胱肿瘤激光剜除术等)、微创化(腹腔镜或机器人辅助腹腔镜根治性膀胱切除术,创新尿流改道方式等)方向发展;药物治疗更是出现质的飞跃,从传统化疗进入到免疫治疗时代。

为适应泌尿系统肿瘤精准诊断与治疗新观念、新技术、新药物飞速发展的形势,全国50余位泌尿系统肿瘤专家将自己的经验和成果毫无保留地分享给同道,对促进此前沿领域的交流,甚至追赶国际先进水平具有很大促进作用。我很欣慰地看到,在此次编写过程中,邢念增教授、宋刚副教授等编写团队勇担重任,做了大量细致入微的撰写和总结工作。更为人称道的是,本书展现了我们中国人许多原创的新观念、新技术和新药物,这是我国泌尿外科近几十年飞速发展的缩影,国内泌尿同道这种奋起直追国际先进水平的实干精神值得大家学习。

《膀胱癌精准诊断与治疗》一书体现了膀胱癌领域原创技术的先进性和指导性,是全国泌尿同道集体智慧的结晶。诸位泌尿同道携手共进,共同促进泌尿系统肿瘤精准诊断与治疗事业向更精、更准、更好方向发展!

中国工程院院士 郭应禄

2021年12月1日

前言

　　膀胱癌是泌尿系统肿瘤诊断和治疗的重要部分之一。广义的精准医学包括精确发病机制、精确分型及分层诊断、精准治疗(微创外科、靶向治疗、免疫治疗等),是涵盖整个疾病阶段进行分类认知和处理的过程。

　　本书力图反映近几年膀胱癌精准诊断和治疗领域最新技术,包括很多中国原创手术技术和学术成果。每个章节分成四个部分:临床问题、最新进展、实例演示、专家述评。前三部分由编者撰写,第四部分由编委述评。第一部分"临床问题"的提出是一切技术和药物创新的出发点,注重强调新技术的缘起,启发读者深入思考。第二部分"最新进展"介绍解决临床问题的新策略、新技术、新药物,亮点是阐述本领域最重要的研究文章。"临床问题""最新进展"这两部分内容注重理论研究,因为理论是解决实践问题的基础,只有将理论讲通、讲透,临床实践才能顺利开展。第三部分"实例演示"为本书的重点和亮点,按照适应证、禁忌证、所需器材清单、团队要求、操作步骤、要点解析等结构,详细阐述新技术的应用流程,强调可操作性、实用性,力图让读者可以按图索骥实践之。第四部分"专家述评"概述新技术的产生、发展,指出目前存在的问题、解决方案及未来的发展方向,是本书的点睛之笔,由全国最顶尖专家执笔。

　　本书邀请了全国50余位泌尿外科、医学影像科、放疗科、肿瘤内科的医师编写。在本书撰写过程中,为了使读者更好地理解和应用新观念、新技术,他们付出了辛勤的劳动,在此向各位参加编写的编委、编者致以谢意!

　　本书所探讨的是膀胱癌精准诊断与治疗的新技术,构架和体例亦不同以往。鉴于编写团队认知的局限和新技术的迅猛发展,书中难免有错讹之处,请全国读者和专家不吝赐教,共同探讨,一起推动膀胱癌精准诊断与治疗事业的发展。

目录

第一部分　尿路上皮癌精准诊断

第一章　尿液脱落细胞学及分子标志物检查在尿路上皮癌诊断与随访中的应用⋯⋯⋯⋯ 3
第二章　基因检测在尿路上皮癌诊断与随访中的探索性研究 ⋯⋯⋯⋯⋯⋯⋯⋯⋯⋯⋯ 18
第三章　膀胱菌群与膀胱癌的相关性研究进展 ⋯⋯⋯⋯⋯⋯⋯⋯⋯⋯⋯⋯⋯⋯⋯⋯ 29
第四章　膀胱影像报告和数据系统在膀胱癌诊疗中的应用 ⋯⋯⋯⋯⋯⋯⋯⋯⋯⋯⋯⋯ 41
第五章　液体活检在膀胱癌中的应用 ⋯⋯⋯⋯⋯⋯⋯⋯⋯⋯⋯⋯⋯⋯⋯⋯⋯⋯⋯⋯ 54

第二部分　非肌层浸润膀胱癌精准治疗

第六章　膀胱原位癌精准治疗策略 ⋯⋯⋯⋯⋯⋯⋯⋯⋯⋯⋯⋯⋯⋯⋯⋯⋯⋯⋯⋯⋯ 71
第七章　非肌层浸润性膀胱癌术后肿瘤复发和进展风险精准预测 ⋯⋯⋯⋯⋯⋯⋯⋯⋯ 83
第八章　膀胱肿瘤可见激光剜除术 ⋯⋯⋯⋯⋯⋯⋯⋯⋯⋯⋯⋯⋯⋯⋯⋯⋯⋯⋯⋯⋯ 91
第九章　融合膀胱标准化影像报告系统评分的标准化整块切除手术 ⋯⋯⋯⋯⋯⋯⋯⋯ 100
第十章　膀胱肿瘤二次经尿道电切策略 ⋯⋯⋯⋯⋯⋯⋯⋯⋯⋯⋯⋯⋯⋯⋯⋯⋯⋯⋯ 110

第三部分　肌层浸润膀胱癌精准治疗

第十一章　解剖性根治性膀胱切除术——开放、腹腔镜、机器人辅助腹腔镜手术
　　　　　技术的演变及比较 ⋯⋯⋯⋯⋯⋯⋯⋯⋯⋯⋯⋯⋯⋯⋯⋯⋯⋯⋯⋯⋯⋯ 119
第十二章　机器人辅助腹腔镜根治性膀胱切除术 ⋯⋯⋯⋯⋯⋯⋯⋯⋯⋯⋯⋯⋯⋯⋯ 134
第十三章　机器人辅助腹腔镜根治性膀胱切除术淋巴结清扫 ⋯⋯⋯⋯⋯⋯⋯⋯⋯⋯ 144

第十四章　尿流改道术式选择策略 ··· 153

第十五章　原位新膀胱创新构建——邢氏新膀胱 ······················· 177

第十六章　根治性膀胱切除术及全去带乙状结肠原位新膀胱术 ··············· 187

第十七章　加速康复外科（ERAS）在根治性膀胱切除术围手术期的应用 ········ 200

第十八章　根治性膀胱切除、尿流改道术患者围手术期护理及随访 ············· 216

第十九章　肌层浸润性膀胱癌保留膀胱多学科治疗 ······················· 225

第二十章　晚期尿路上皮癌药物治疗 ·· 236

第二十一章　盆腔晚期肿瘤盆腔脏器切除术 ································· 252

第四部分　上尿路尿路上皮癌精准治疗

第二十二章　上尿路尿路上皮癌保留肾脏的手术治疗 ······················· 263

第二十三章　根治性肾输尿管全长切除术输尿管切除方式的选择 ··············· 272

第二十四章　上尿路尿路上皮癌新辅助或辅助化疗的应用 ··············· 282

索引 ·· 288

视频资源目录

视频 8-1　肿瘤周围标记 ·· 96

视频 8-2　切割 ·· 96

视频 8-3　各方开工,形成切面 ·· 97

视频 8-4　各方向汇集,剃除肿瘤 ·· 97

视频 8-5　检查创面 ·· 97

视频 9-1　VI-RADS 评分为 1 分,Ⅰ型的手术视频 ································ 103

视频 9-2　VI-RADS 评分为 2 分,单发,2cm 内,Ⅱa 型的手术视频 ····· 104

视频 9-3　Ⅱb 型瘤床大时如何处理 ·· 104

视频 9-4　Ⅱb 型瘤体大的手术视频 ·· 105

视频 9-5　VI-RADS 评分为 3~4 分,单发,直径 <2cm,Ⅲa 型的手术视频 ····· 106

视频 10-1　膀胱镜检查,了解膀胱内肿瘤的大小、部位、数目、生长方式 ····· 113

视频 10-2　膀胱肿瘤电切至肌层 ·· 114

视频 10-3　沿电切创面再切一层组织,直达深肌层 ·································· 114

视频 10-4　充分止血,反复观察膀胱及电切后创面 ·································· 114

视频 11-1　游离输尿管周围层面 ·· 129

视频 11-2　游离直肠前层面 ·· 129

视频 11-3　游离盆外侧层面 ·· 130

视频 11-4　控制膀胱侧后韧带 ·· 130

视频 11-5　游离膀胱前层面 ·· 131

视频 11-6　处理前列腺尖部 ·· 131

视频 14-1　腹腔镜下根治性膀胱切除 ·· 165

视频 14-2　清扫盆腔淋巴结 ·· 166

视频 14-3　左侧输尿管移至右侧 ·· 166

视频 14-4　标记肠襻最低点,选择并离断肠系膜 ·· 167

视频 14-5　肠襻最低点切口与尿道残端吻合 ·· 167

视频 14-6　截取肠襻,恢复肠道连续性 ·· 167

视频 14-7　剖开肠管,缝合新膀胱后壁 ·· 168

视频 14-8　由尿道置入三腔尿管及单 J 管 ··· 168

视频 14-9　吻合输尿管与新膀胱输入襻 ·· 169

视频 14-10　折叠新膀胱后壁,缝合新膀胱前壁 ·· 169

视频 14-11　将原位新膀胱颈前壁悬吊于背深静脉复合体 ···································· 169

视频 14-12　处理输出襻 ·· 171

视频 14-13　构建腹膜外隧道并将输出襻及输尿管支架管牵出 ··························· 171

视频 14-14　吻合输出襻与输尿管 ·· 172

视频 14-15　缝合侧后腹膜 ·· 172

视频 15-1　邢氏新膀胱示意图 ·· 182

视频 15-2　背侧光源查看肠系膜血管 ·· 183

视频 15-3　构建球形储尿囊 ·· 184

视频 15-4　邢氏吻合法 ·· 184

视频 16-1　全去带乙状结肠新膀胱构建 ·· 196

视频 16-2　输尿管与全去带乙状结肠新膀胱的吻合 ·· 196

视频 21-1　直肠后间隙的游离 ·· 255

视频 21-2　保留下腹下神经丛的侧方淋巴结清扫术 ·· 256

视频 22-1　探查肿瘤 ··· 269

视频 22-2　套取瘤冠 ··· 269

视频 22-3　切割肿瘤 ··· 269

视频 22-4　修整切缘 ··· 269

视频 22-5　检查创面 ··· 269

视频 23-1　游离并标记输尿管 ·· 277

视频 23-2　夹闭并离断肾动静脉 ·· 278

视频 23-3　膀胱袖套状切除 ·· 279

视频 23-4　双层连续缝合膀胱 ·· 279

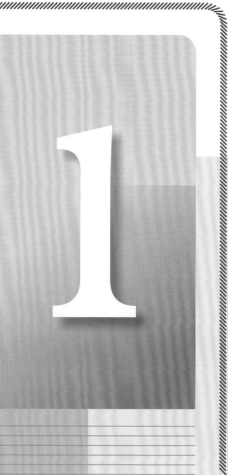

第一部分

尿路上皮癌精准诊断

第一章

尿液脱落细胞学及分子标志物检查在尿路上皮癌诊断与随访中的应用

临床问题

第一节 尿液脱落细胞的临床检测价值

尿路上皮癌是泌尿系统常见的恶性肿瘤。尿路上皮主要衬覆于上尿路和下尿路表面,在外在或内在某些因素的影响下,尿路上皮细胞内基因会发生改变,致癌基因激活或抑癌基因失活,信号通路发生持续改变,最终导致正常尿路上皮细胞发生癌变。尿路上皮癌主要包括肾盂癌、输尿管癌及膀胱癌,其中膀胱癌的发生率及复发率最高。

目前对泌尿系统恶性肿瘤常用的检查技术包括影像、内镜及尿液脱落细胞检查,其中内镜检查除可直接观察病变形态外,还可对可疑部位或病变部位进行组织活检,是尿路上皮肿瘤诊断的"金标准"。膀胱癌的诊断和随访在许多医院仍主要依靠膀胱镜,但膀胱镜为侵入性检查,操作过程会使患者感到不适和焦虑,且存在尿道损伤及感染的可能性,部分患者依从性较差,这些均可限制膀胱镜的应用,从而导致漏诊。

正常细胞发生癌变后细胞形态会发生改变,肿瘤细胞黏附性会降低,最终导致肿瘤的侵袭和转移。随着恶性程度的增加,细胞的异型性增加,黏附性降低,因此可通过检测尿液中脱落细胞对尿路上皮癌患者做出诊断。膀胱癌患者术后复发率较高,需长期随访,临床亟需快速有效的无创检查方法。尿液脱落细胞检测是一种快速、简单的非侵入性检测方法,对肿瘤筛查、早期诊断和术后随访具有很重要的临床应用价值,亦可极大地弥补膀胱镜检查的不足。本章将重点阐述尿液标本中脱落细胞学及分子标记物检测在尿路上皮癌诊断与随访中的应用价值。

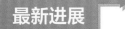

最新进展

第二节　尿液脱落细胞学研究进展

目前对有临床症状的可疑患者,如全程无痛肉眼血尿者,或已确诊尿路上皮癌患者术后随访时,针对尿液标本的主要检测方法包括尿液脱落细胞学及分子标志物检测。

一、尿液脱落细胞学检测

正常尿液标本中可见尿路上皮细胞、鳞状上皮细胞及炎症细胞等,最具诊断意义的是尿路上皮细胞及鳞状上皮细胞,其中鳞状上皮细胞常来源于尿路上皮细胞的鳞状化生及外生殖道皮肤。尿液脱落细胞中常见的恶性肿瘤是尿路上皮癌,按细胞恶性程度又分为低级别尿路上皮癌和高级别尿路上皮癌。

尿液脱落细胞学检测主要通过对尿液细胞进行富集,在显微镜下查找异型细胞,但由于受到脱落细胞数量及退变等因素的限制,细胞病理医师只能通过少量单个或小巢团细胞做出诊断,导致尿液脱落细胞学诊断的准确性降低,而且对于低级别和高级别尿路上皮癌诊断的准确率相差较大(前者较后者不易诊断),这也造成尿液脱落细胞学诊断的敏感性偏低。在低级别尿路上皮癌中,细胞学诊断的难点在于脱落细胞团退变,并且容易缺少血管纤维轴心这一关键证据。在高级别尿路上皮癌中,由于肿瘤细胞黏附性较差,在尿液中常可查见较多散在异型的肿瘤细胞,其诊断率较高,且重复性和一致性较好。文献报道尿液脱落细胞学诊断在高级别尿路上皮癌中的敏感性约为 90%[1]。高级别尿路上皮癌患者复发的风险显著高于低级别尿路上皮癌。因此,尿液脱落细胞的富集及诊断在临床高级别尿路上皮癌患者中具有重要的应用价值。

目前,常用的尿液脱落细胞学诊断标准为巴黎报告系统(the Paris system,TPS)。该系统最早在 2013 年由细胞病理学专家、临床病理学专家及泌尿外科医师共同提出,主要是关于尿液脱落细胞学的规范化诊断标准。该系统对于高级别尿路上皮癌的诊断价值较大。TPS 诊断标准进一步降低了可疑非典型细胞病例的诊断比例,并且提出联合分子检测的必要性。

二、尿液脱落细胞分子标志物检测

在肿瘤发生发展的过程中,肿瘤细胞的基因组学改变要早于细胞形态学变化。对细胞学无法确定的非典型尿路上皮细胞及低级别尿路上皮癌的诊断,一直是研究的难点。随着对基因层面研究的深入以及分子检测技术的发展,肿瘤的精准化诊断得以实现。为提高尿液脱落细胞标本的诊断率,目前美国食品药品监督管理局(Food and Drug Administration,FDA)已批准了几种可用于尿路上皮癌检测的分子标志物技术,包括膀胱肿瘤抗原(bladder tumor antigen,BTA)检测、核基质蛋白 22(nuclear matrix protein 22,NMP22)检测、细胞免疫荧光检测、荧光原位杂交(fluorescence in situ hybridization,FISH)技术、CxBladder 检测及纤维蛋白(原)降解产物(fibrin or fibrinogen degradation product,FDP)检测。基于尿液标本简便易得,且具有早期诊断、协助尿液细胞学诊断及随访的潜在应用价值,尿液脱落细胞分子标志物的研究吸引了大批学者关注,近年来涌现出许多新的发现。

(一) BTA 检测

BTA 是一种由特异多肽构成的高分子复合物(人补体因子 H 相关蛋白),是膀胱癌细胞基底膜被蛋白水解酶降解后的产物,包括糖蛋白、蛋白多糖及胶原片段等。利用单克隆抗体检测尿液中 BTA 的表达,包括两种方法:BTA Stat 法及 BTA Trak 法。BTA Stat 法是一种定性检测方法,主要利用胶体金免疫层析法进行快速检测,其敏感性和特异性分别为 57% 和 68%,比尿液细胞学检测的敏感性高,但特异性低[2]。BTA Trak 法是一种定量检测方法,主要利用酶联免疫法检测新鲜的尿液标本,其敏感性和特异性分别为 66% 和 65%[3]。BTA 检测对于尿路上皮癌检测的敏感性高于细胞学,尤其是对于非肌层浸润性膀胱癌具有较高的敏感性,但也存在假阳性的风险,假阳性主要发生在泌尿系统结石、感染及接受泌尿系统器械操作的患者,因这些病变或操作常引起血尿,进而导致检测假阳性率的提高。

(二) NMP22 检测

NMP 是一种以细胞核核糖核酸(ribonucleic acid,RNA)- 蛋白质为结构骨架的三维网状结构蛋白,可用于维持细胞核的形态,参与脱氧核糖核酸(deoxyribonucleic acid,DNA)复制、RNA 转录及基因表达的调控[4]。正常尿液中 NMP22 含量较低,细胞死亡时以可溶性复合物或片段形式释放 NMP22,在尿路上皮癌患者尿液中该蛋白浓度水平可提高 5 倍[5]。NMP22检测包括两种方法,一种为定量的酶联免疫吸附法(enzyme-linked immunosorbent assay,ELISA),采用双抗体夹层免疫酶标法测定吸光度,通过建立标准曲线,检测尿液中 NMP22蛋白的浓度;另一种为定性的 NMP22 BladderChek 法,是一种快速、简单的方法。研究报道 NMP22 检测的敏感性和特异性分别为 65% 和 81%[6]。NMP22 检测可用于尿路上皮癌的辅助诊断及术后随访,且随着病理分级增加其检测的准确性增高,对于低级别尿路上皮癌的诊断率不高。同 BTA 法,在泌尿系统结石、感染及接受泌尿系统器械操作等患者的尿液检测中也会有假阳性发生。

(三) 免疫荧光检测

尿液免疫荧光检测是一种较敏感的检测方法,该方法主要应用 3 种抗体(LDQ10、M344和 19A211)分别检测尿液脱落肿瘤细胞中的黏蛋白样抗原和癌胚抗原。免疫荧光检测同尿液脱落细胞学联合使用,可提高尿路上皮癌的诊断率。文献报道免疫荧光检测的敏感性和特异性分别为 84% 和 75%,尤其在低级别尿路上皮癌中的敏感性优于尿液脱落细胞学[6]。同其他技术比较,免疫荧光检测受血尿或泌尿系统感染的影响较小,但特异性较低,而且因尿液标本稳定性差,结果判读受人为主观因素影响较大,限制了其在临床中的广泛应用。

(四) FISH 技术

FISH 技术应用荧光染料标记寡核苷酸片段作为探针,经过变性、退火,按照碱基互补配对原则,荧光探针与目的片段杂交,最后在荧光显微镜下观察细胞核内荧光信号的表达情况,从而对染色体数目和结构进行分析。遗传学研究表明恶性肿瘤的发生常伴有染色体的异常,在尿路上皮癌中最常见的染色体异常包括:3 号、7 号及 17 号染色体非整倍体改变及 9 号染色体 9p21 缺失。FISH 法检测尿液脱落肿瘤细胞的敏感性为 82.5%~94.3%,特异性为 81.3%~100%[7-8]。与尿液脱落细胞学相比,FISH 检测的敏感性较高,特异性相似。对于尿液脱落细胞学诊断为可疑或非典型性细胞改变的病例,联合 FISH 法可提高诊断的准确性,且对尿路上皮癌的早期筛查、诊断与复发监测有较高的临床应用价值。

(五) CxBladder 检测

CxBladder 检测是应用逆转录 - 聚合酶链反应(reverse transcription-polymerase chain reaction,RT-PCR)技术检测尿液中脱落细胞信使 RNA(messenger RNA,mRNA)的表达,该方法检测的 mRNA 包括 4 种肿瘤细胞标志物(IGFBP5、HOXA13、MDK 及 CDK1)及作为排除参照的炎症相关 mRNA(CXCR2),以降低假阳性率。据报道 CxBladder 检测膀胱癌的敏感性和特异性分别为 82% 和 85%[9]。该方法尤其适用于血尿标本,但对实验室检测环境要求较高。

(六) FDP 检测

FDP 是纤维蛋白或纤维蛋白原在纤溶酶作用下降解产物的总称。肿瘤细胞内产生的纤溶酶原激活物可与其表面相应的受体结合,从而激活纤溶酶,启动纤维溶解程序。FDP 最终经尿液排出,与正常人相比,尿路上皮癌患者的尿液中会含有相对较多的 FDP。研究报道 FDP 检测膀胱癌的敏感性和特异性分别为 64% 和 77%[10]。

(七) 其他进展

除上述美国 FDA 批准的检测方法外,研究学者还致力于开发其他的检测技术,主要集中在对循环肿瘤细胞(circulating tumor cell,CTC)、循环肿瘤游离 DNA(circulating tumor DNA,ctDNA)、长链非编码 RNA(long non-coding RNA,lncRNA)、mRNA、微小 RNA(microRNA,miRNA)及蛋白质、代谢物和细胞外囊泡(extracellular vesicles,EVs)检测的研究。

液体活检是近年来研究的热点,主要包括 CTC 及游离 DNA(cell-free DNA,cfDNA)的检测。液体活检在早期筛查、初步诊断及术后随访方面具有广泛的临床应用价值。目前,液体活检研究主要采用血液标本,但对于尿路上皮肿瘤患者,尿液标本留取更为方便、无创,可对尿液肿瘤细胞进行基因检测。尿液检测主要涉及基因标志物,包括 TERT、FGFR3、RAS 等;DNA 甲基化标志物,包括 TWIST1、EOMES、HOXA9、POU4F2 等;蛋白质标志物,包括 Survivin、ANG、APOE、CA9、IL8、SDC1、MMP9、VEGFA[11~15]等。

应用高通量测序法、数字 PCR 法或质谱法等高通量或高灵敏技术检测尿路上皮癌易感基因,分析癌细胞中基因突变、缺失、插入或融合,进行多基因联合检测或多组学联合检测,将成为未来最具潜力的检测方法,可更加全面地认识肿瘤的发生、进展机制,为尿路上皮病变的诊断和药物治疗方案的制定提供重要依据。

第三节　尿液脱落细胞学 TPS 及 FISH 检测判读标准

一、尿液脱落细胞学 TPS 解读

1. 总体分类

(1) 标本无法诊断 / 不满意 (nondiagnostic/unsatisfactory)。

(2) 未见高级别尿路上皮癌 (negative for high-grade urothelial carcinoma, NHGUC)。

(3) 非典型尿路上皮细胞 (atypical urothelial cells, AUC)。

(4) 可疑高级别尿路上皮癌 (suspicious for high-grade urothelial carcinoma, SHGUC)。

(5) 高级别尿路上皮癌 (high-grade urothelial carcinoma, HGUC)。

(6) 低级别尿路上皮肿瘤 (low-grade urothelial neoplasm, LGUN)。

(7) 其他:原发性或继发性恶性肿瘤和其他恶性病变 (primary and secondary malignancies and miscellaneous lesions)。

2. 判读标准

(1) 标本无法诊断 / 不满意 (图 1-1):凡不符合质量评估标准的标本均列为无法诊断 / 不满意标本。

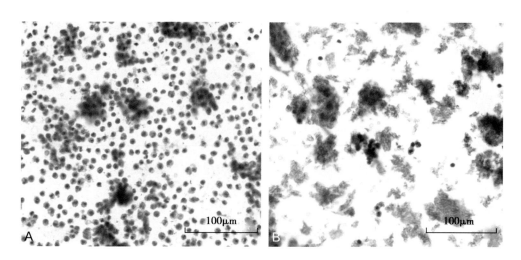

图 1-1　标本不满意(SurePath 液基涂片)
A. 炎症细胞遮盖(200 倍);B. 红细胞碎片遮盖(200 倍)。

(2) 未见高级别尿路上皮癌(图 1-2):尿液标本在显微镜下未查见肿瘤细胞或非典型性细胞改变。

(3) 非典型尿路上皮细胞(图 1-3):主要标准为高核浆比(N/C>0.5)。次要标准为(至少满足以下一条)①细胞核呈轻度异型性;②核膜不规则;③核染色质分布不均匀、粗颗粒或呈

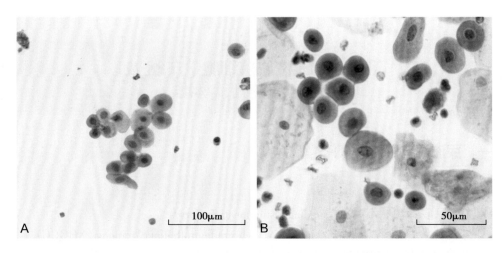

图 1-2　正常尿路上皮细胞(SurePath 液基涂片):细胞核浆比不高,胞浆丰富,核染色质均匀、细腻

A. 正常尿路上皮细胞团(200 倍);B. 正常尿路上皮细胞(400 倍)。

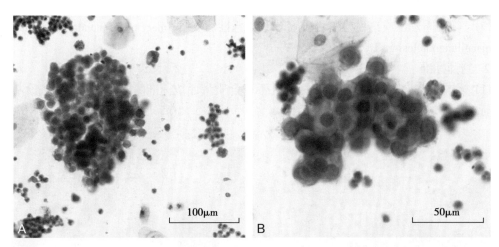

图 1-3　非典型尿路上皮细胞(SurePath 液基涂片):涂片见少量细胞排列拥挤,核浆比稍高(N/C>0.5),细胞核轻度异型,核染色质稍浓染

A. 非典型尿路上皮细胞(200 倍);B. 非典型尿路上皮细胞(400 倍)。

团块状。

（4）可疑高级别尿路上皮癌(图 1-4):主要标准为①高核浆比(N/C>0.7);②细胞核呈中 - 重度异型性。次要标准为(至少满足以下一条)①核膜不规则;②核染色质粗颗粒及团块状。

（5）高级别尿路上皮癌(图 1-5):标准为①高核浆比(N/C>0.7);②细胞核呈中 - 重度异型性;③核膜明显不规则;④核染色质粗颗粒及团块状;⑤至少 10 个异型细胞。

（6）低级别尿路上皮肿瘤(图 1-6):低级别尿路上皮肿瘤包括乳头状瘤、低度恶性潜能的乳头状尿路上皮瘤、低级别乳头状尿路上皮癌,其主要标准为脱落的细胞团中查见纤维血管轴心,次要标准为尿液制片中查见较多乳头状细胞团,并且缺乏高级别尿路上皮癌的细胞形

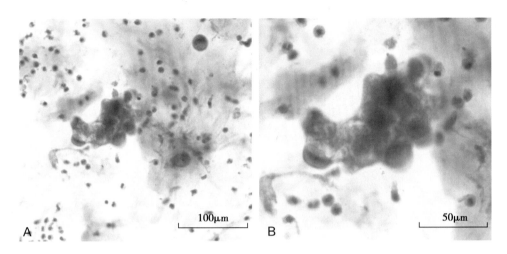

图 1-4　可疑高级别尿路上皮癌(SurePath 液基涂片):涂片中见少量细胞排列拥挤,核浆比增高(N/C>0.7),细胞呈中度异型性,核膜不规则
　　　　A. 可疑高级别尿路上皮癌细胞(200 倍);B. 可疑高级别尿路上皮癌细胞(400 倍)。

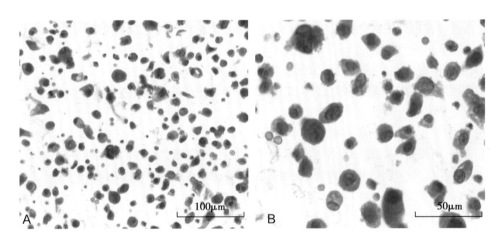

图 1-5　高级别尿路上皮癌(SurePath 液基涂片):涂片见大量异型细胞散在分布,细胞大小不一,核浆比高(N/C>0.7),核膜明显不规则,核染色质呈粗颗粒状
　　　　A. 高级别尿路上皮癌细胞(200 倍);B. 高级别尿路上皮癌细胞(400 倍)。

态学特征,若满足次要标准,也可做出低级别尿路上皮肿瘤的诊断。

(7) 其他:原发性或继发性恶性肿瘤和其他恶性病变。膀胱原发性非尿路上皮癌发病率不足 5%,病理类型主要包括鳞状细胞癌、腺癌、小细胞癌及淋巴瘤等。继发性膀胱恶性肿瘤的发病率不足 10%,主要包括直接浸润和远处转移的恶性肿瘤,前者包括前列腺癌、宫颈癌、子宫内膜癌及胃肠道恶性肿瘤等,后者包括乳腺癌、肾癌和肺癌。

二、尿液脱落细胞 FISH 检测判读标准

1. FISH 探针信号类型

(1) 探针组合:*GLP P16*(红色)/*CSP17*(绿色);*CSP3*(绿色)/*CSP7*(红色),即 *P16* 基因和 7

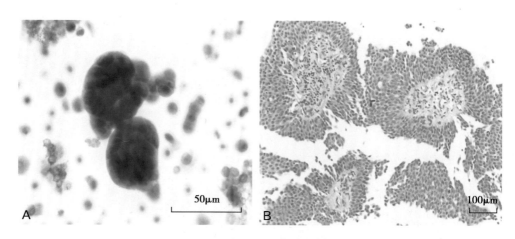

图 1-6　低级别尿路上皮癌

A. 尿路上皮细胞呈团簇状或乳头状,细胞核轻度增大,核浆比稍高(SurePath 液基涂片,400 倍);

B. 细胞切片可见细胞团呈乳头状,细胞团中间可见纤维血管轴心(HE 染色,100 倍)。

号染色体着丝粒标记为红色探针,17 号及 3 号染色体着丝粒标记为绿色探针(注:不同试剂盒可能选用不同颜色标记)。

(2) 正常信号:2 红 /2 绿(因正常细胞为两倍体)。

(3) 异常信号:*P16* 基因缺失;3 号、7 号及 17 号染色体非整倍性。

2. 确定阈值

(1) 采集至少 10 例正常的尿液样本。

(2) 每一组探针各观察 100 个信号清晰的尿路上皮细胞,统计每例出现异常信号的百分比,计算平均值(M)。例如样本数为 20,M=(N1%+N2%+N3%+…+N20%)/20。

(3) 阈值 = 平均值(M)+3× 标准差(SD)。

(4) 阳性指标解读:

根据检测试剂盒说明书,待测样本计数 100 个尿路上皮细胞。

① *CSP3*、*CSP7* 及 *CSP17* 阳性信号指标为 10%。出现 3 个或 3 个以上绿色信号点(*CSP3* 和 *CSP17*)或红色信号点(*CSP7*)的细胞超过 10 个判为阳性信号。

② *GLP P16* 缺失的阳性信号指标为 15%。出现 1 个或 0 个红色信号点(*GLP P16*)的细胞超过 15 个为阳性信号。

(注:不同检测试剂盒确定的阳性指标可能有轻微差异)

3. FISH 结果判读

(1) 阴性标本:4 种探针的阳性信号均小于阈值。正常尿路上皮细胞核内 FISH 信号为 2 红 2 绿(图 1-7)。

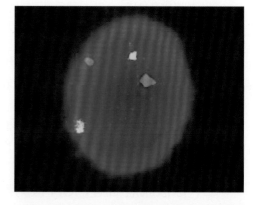

图 1-7　阴性荧光信号

细胞核内荧光信号为 2 红和 2 绿(2R2G),提示为正常尿路上皮细胞。

（2）阳性标本：①*CSP3*、*CSP7* 及 *CSP17* 阳性信号≥10%，*GLP P16* 部分缺失的阳性信号≥15%，其上 4 种指标中符合 2 种及以上判为阳性标本，提示为恶性肿瘤；符合 1 种判为可疑阳性标本，FISH 结果需结合细胞形态综合考虑。②*GLP P16* 完全缺失的阳性信号≥15% 判为阳性标本，提示为恶性肿瘤。*CSP3/CSP7* 及 *GLP P16/CSP17* 荧光探针异常 FISH 信号如下图所示（图 1-8）。

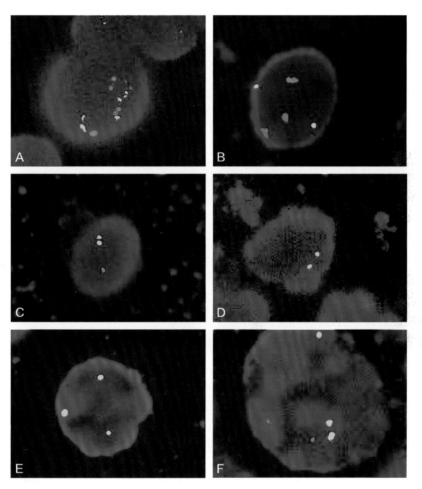

图 1-8　阳性荧光信号：细胞核内异常荧光信号

A. *CSP3/CSP7* 荧光探针计数为 6 绿 7 红（6G7R），提示 3 号及 7 号染色体异常；B. *CSP3/CSP7* 荧光计数为 2 绿 3 红（2G3R），提示 7 号染色体异常；C. *GLP P16/ CSP17* 荧光计数为 1 红 2 绿（1R2G），提示 *P16* 基因部分缺失；D. *GLP P16/CSP17* 荧光计数为 0 红 2 绿（0R2G），提示 *P16* 基因完全缺失；E. *GLP P16/CSP17* 荧光计数为 0 红 3 绿（0R3G），提示 *P16* 基因完全缺失，且 17 号染色体异常；F. *GLP P16/CSP17* 荧光计数为 2 红 3 绿（2R3G），提示 17 号染色体异常。

（3）灰区：阈值≤*CSP3*、*CSP7* 及 *CSP17* 阳性信号 <10%，或阈值≤*GLP P16* 缺失信号 <15% 时，需重新计数 25 个可疑肿瘤细胞，若细胞出现 4 个及以上异常信号判为阳性标本。

实例演示

第四节 尿液脱落细胞薄层液基制片、FISH 检测流程及临床应用

一、尿液脱落细胞薄层液基制片流程

【适应证】

各种尿液标本:排泄尿、器械尿或回肠导管尿等,推荐使用过夜尿。

【禁忌证】

严重的泌尿系统感染及结石。

【所需器材清单】

1. 尿液收集瓶。

2. 离心机。

3. 液基薄层全自动制片仪。

4. 通风柜。

【团队要求】

1. 熟练操作尿液标本液基薄层制片的技术员。

2. 掌握尿液标本石蜡包埋的技术员。

3. 尿液细胞学诊断需要工作 5 年以上的细胞学病理医师进行操作。

【操作步骤】

1. 收集尿液脱落细胞

(1)尿液收集:留取过夜尿 150~200ml,留取时间段为当日 22 点至次日 8 点,取无菌容器收集尿液(嘱患者适当进行膀胱按摩)。

(2)细胞收集:摇匀标本,倒入 3~4 支 50ml 离心管中,600g 离心 10min,弃上清。

2. 固定

(1)固定:按标本,固定液比例为 1∶10 加入固定液,摇匀。

(2)离心:静置 30min,取 1 支离心管用于薄层液基制片(其余用于制作细胞蜡块),600g 离心 10min,弃上清。

3. 清洗

(1)转移:观察离心管内沉渣,若可见,吸取沉渣 1~5 滴转移至 12ml 离心管,加 10ml 缓冲液;若不可见,加 10ml 缓冲液,摇匀后全部转移至离心管。

(2)离心:600g 离心 5min,弃上清。

4. 上机制片、封片。

5. 标本质量评估 为保证诊断的准确性,必须首先对检测的尿液标本进行满意度评估,目前针对尿液细胞学标本满意度评估的标准并没有明确的定义,在 ThinPrep 液基制片

中,推荐尿路上皮细胞数量不少于 2 600 个,或者连续计数 10 个高倍视野,平均每个视野不少于 2 个。若用体积衡量,推荐尿量至少为 30ml。

在液基片中若发现尿路上皮细胞被完全遮盖,例如炎症细胞、血液等,镜下无法进一步诊断,则该标本应判为不满意标本。若发现非典型尿路上皮细胞,则不计尿路上皮细胞数量,均判为满意标本。

二、尿液脱落细胞 FISH 检测流程

【适应证】

1. 无明显诱因出现的血尿。

2. 尿液脱落细胞学提示恶性肿瘤,但内镜检查未发现病变。

3. 临床已确诊尿路上皮癌患者术后的随访。

【禁忌证】

严重的泌尿系统感染及结石。

【所需器材清单】

1. 通风柜。

2. 防脱载玻片。

3. FISH 杂交仪。

4. 恒温水浴箱。

5. 荧光显微镜。

【团队要求】

1. 熟练操作 FISH 技术的技术员。

2. 掌握 FISH 荧光显微镜诊断的医师。

3. 工作 5 年以上病理医师 1 名,能完成疑难病例解读。

【操作步骤】

1. 尿液脱落细胞样本的处理及制片

(1) 收集尿液脱落细胞:留取过夜尿。将尿液样本倒入 50ml 离心管,2 000rpm/min 离心 5min,弃上清。将细胞沉渣全部转移至 15ml 离心管中。

(2) 低渗:加 5ml 0.075mol/L KCl 溶液(溶液需提前预热至 37℃),混匀,37℃水浴 10min,期间吹打 3~4 次。

(3) 预固定:加 2ml 固定液(甲醇:冰乙酸 =3∶1,现配现用),用吸管吹打混匀,2 000rpm/min 离心 5min,弃上清。

(4) 第一次固定:加 5ml 固定液,混匀静置 10min,2 000rpm/min 离心 5min,弃上清。

(5) 第二次固定:加 5ml 固定液,混匀静置 10min,2 000rpm/min 离心 5min,弃上清。

(6) 细胞悬液的制备:根据细胞沉渣倒入适量固定液,混匀后滴片至少 2 张,每张 1~2 滴,每滴 10μl(细胞浓度和滴片高度综合考虑,一般高浓度选择 5cm,低浓度选择 3cm)。

(7) 细胞悬液的保存:细胞悬液可在 –20℃环境中保存 2 年。若需重复实验,使用前 2 000rpm/min 离心 5min,弃上清,加入新配制的固定液,混匀后滴片(操作同前)。

(8) 样本玻片的保存:将载玻片置于 56℃烤箱中至少 30min,或室温条件下过夜(室温保

存最长 2 周)。

2. 样本玻片预处理

(1) 漂洗:室温下将玻片置于 2×SSC 溶液中(pH 7.0),漂洗 5min。

(2) 消化:将玻片置于 37℃预热的胃蛋白酶溶液中,浸泡 5min(不同实验室具体消化时间需要适当调整)。胃蛋白酶溶液:20mg 胃酶(粉剂)溶于 1ml ddH₂O,160μl 分装,−20℃保存。使用前取 1 支加入 40ml 0.01mol/L HCl 溶液中(终浓度为 0.08mg/ml),37℃预热。

(3) 漂洗:再次将玻片置于 2×SSC 溶液中,漂洗 5min。

(4) 固定:甲醛 /PBS 缓冲液 40ml(甲醛∶PBS 按体积 1∶39)溶液中,漂洗 5min。

(5) 脱水:将玻片依次置于 70% 乙醇、85% 乙醇、100% 乙醇中各 3min 脱水,自然风干。

3. 变性、杂交(避光操作)

(1) 离心:将杂交液充分震荡混匀,瞬时离心。

(2) 加样:吸取 10μl 杂交液,加到载玻片的杂交区域(可用油笔提前画圈标记),盖上盖玻片,避免产生气泡。

(3) 封片:用封片胶密封盖玻片边缘(需注意密封完整,防止干片)。

(4) 杂交:杂交仪内浸湿湿条,将玻片置于杂交仪上,75℃变性 5min,42℃杂交至少 16h。

4. 杂交后洗涤及复染(避光操作)

(1) 去密封胶:取出玻片,用镊子轻轻撕去边缘的密封胶,移去盖玻片,或将玻片直接放入 2×SSC 溶液中,浸泡 2min,便于盖玻片自行脱落。

(2) 漂洗:2×SSC 溶液中(47℃预热),浸泡 5min。

(3) 去残留杂交液:分别取 40μl NP-40 和 40ml 2×SSC 配制成浓度约 0.1% 混合液(47℃预热),浸泡 5min。

(4) 脱水:室温置于 70% 乙醇溶液中,脱水 3min。取出玻片,避光自然风干。

(5) 复染:吸取 10μl DAPI 复染剂,滴至杂交区域。盖上盖玻片,室温放置 10min 后荧光显微镜下阅片。

5. FISH 质控　合格的制片一般杂交区域脱落上皮细胞单层均匀平铺,其中 75% 以上的细胞同时具有红、绿信号。

三、临床应用

男性,75 岁,反复无痛全程肉眼血尿 1 月余。2018 年 4 月盆腔 CT 显示膀胱三角区肿物,考虑膀胱癌。术前诊断采用尿液脱落细胞联合 FISH 检测,结果显示:尿液脱落细胞学查见高级别尿路上皮癌细胞(图 1-9A)。FISH 检测 3 号、7 号、17 号染色体 CSP 位点以及 GLP-p16 基因位点均异常,提示恶性肿瘤(图 1-9B、C)。2018 年 6 月接受经尿道膀胱肿瘤切除治疗,术后病理结果为高级别浸润性尿路上皮癌,局部侵犯肌层,基底未见癌(图 1-9D)。患者不接受二次电切或膀胱全切。

对于高级别尿路上皮癌患者,术后随访可采用膀胱镜、尿液脱落细胞学联合 FISH 检测。该患者术后采用膀胱灌注化疗,3 个月后复查膀胱镜、尿液细胞学及 FISH 结果均为阴性。此后按术后第 1~2 年每 3 个月随访 1 次,第 3 年每 6 个月随访 1 次。至 2020 年 11 月尿液脱落细胞学查见少数非典型尿路上皮细胞(图 1-9E),FISH 检测出 3、7、17 号染色体 CSP 位

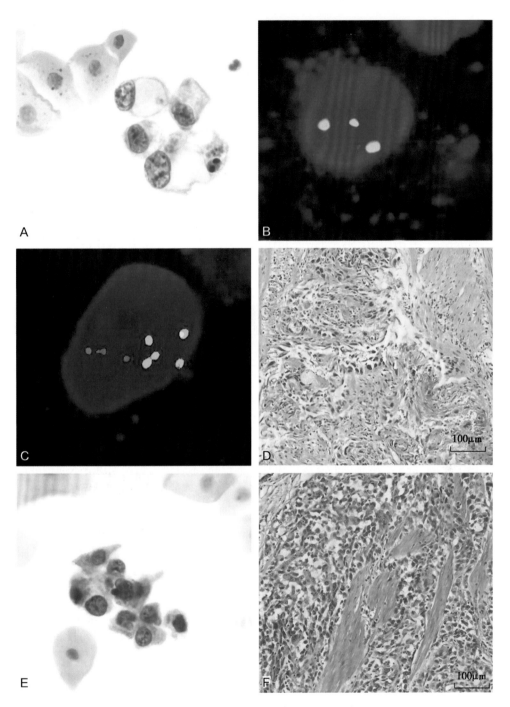

图 1-9 膀胱肿瘤患者尿脱落细胞学、FISH 及病理检查

A. 退变细胞异型性明显,核浆比高,核膜不规则,核染色质分布不均匀(SurePath 液基涂片,×400 倍);
B. *GLP P16/CSP17* 荧光计数为 0 红 3 绿(0R3G),提示 *P16* 基因完全缺失,且 17 号染色体异常;C. *CSP3/CSP7* 荧光计数为 5 绿 4 红(5G4R),提示 3 号及 7 号染色体异常;D. 高级别浸润性尿路上皮癌。异型的肿瘤细胞散在分布,细胞分化较差,浸润肌层(HE 染色,×100 倍);E. 细胞大小不一,异型性明显,核浆比高,核膜不规则,核染色质呈粗颗粒状(SurePath 液基涂片,×400 倍);F. 高级别浸润性尿路上皮癌(复发)。恶性肿瘤细胞弥漫分布,广泛浸润肌层(HE 染色,×100 倍)。

点以及 *GLP-p16* 基因位点均异常,提示肿瘤复发。CT 检查显示:膀胱右后壁肿物,考虑膀胱癌复发。2021 年 1 月行机器人辅助腹腔镜根治性膀胱切除术,术后病理结果为高级别浸润性尿路上皮癌(图 1-9F)。其后随访一直采用影像学、尿液脱落细胞学联合 FISH 检测,目前病情稳定。

【要点解析】

1. 尿路上皮恶性肿瘤的诊断有多种方法,包括侵入性及非侵入性检查,其中尿液脱落细胞学检查是应用最广泛的无创检查方法,细胞制片为液基制片,目前判读标准国际上多采用 TPS 报告系统。

2. 尿液分子标志物检测具有重要临床应用价值,可辅助尿液脱落细胞学诊断,协助鉴别非典型尿路上皮细胞的良恶性,提高尿路上皮肿瘤的精准诊断。在美国 FDA 批准的检测方法中,其中应用广泛,灵敏度和特异性较高的检测方法为 FISH 检测。

3. 充足的细胞量是实现精准诊断的基础,尿液脱落细胞常发生退变,因此标本的留取应严格遵守操作规范及流程。

4. 尿路上皮癌患者病程反复,术后复发率较高,特别是高级别尿路上皮癌患者,因此尿液脱落细胞学联合 FISH 检测具有重要的临床应用价值。该联合检测不仅可用于术前诊断,亦可用于术后随访。

(付 莎)

专家述评

尿路上皮癌,特别是膀胱癌的发病率和复发率较高,术后仍需长期随访。术前精准诊断可帮助临床医师选择合理的治疗方案,膀胱镜检查具有很重要的临床诊断应用价值,但也存在很多不便之处。随着研究的深入和检测技术的发展,通过检测尿液中的脱落细胞来提示肿瘤情况的研究越来越多,因其简便、无创,必将成为尿路上皮癌诊断和随访中的重要检测手段。

在细胞形态方面,尿液脱落细胞学 TPS 是国际上公认的诊断标准。TPS 提出了尿液脱落细胞学的诊断标准,提高了尿液细胞学诊断的准确性。该诊断系统在临床应用过程中不断更新,进一步降低了非典型细胞的诊断率。目前,TPS 对于高级别尿路上皮癌细胞诊断准确性很高,对于低级别尿路上皮癌细胞的诊断准确性不如前者,但在不断地优化中。近年来人工智能技术突飞猛进,在细胞形态方面,人工智能技术具有很大的应用前景,相信在不久的将来人工智能技术将会帮助我们辨认出肉眼无法辨认的细胞形态。

在分子标志物检测方面,随着质谱技术、数字 PCR 及测序技术的改进,对尿路上皮癌的诊断已打破细胞形态学的界限,特有的分子标志物的发现提高了尿路上皮癌的诊断敏感性和特异性。目前除美国 FDA 已批准的分子检测项目外,针对肿瘤早筛,例如尿液脱落细胞基因甲基化的研究也成为热点。近年来对膀胱癌肿瘤基因谱的不断完善,多基因联合检测实现膀胱癌的分子分型有望成为新的突破。靶向药物的研发也进一步促进了检测技术的进步及检测成本的降低,极大促进了分子标志物联合检测的步伐。有研究学者提出了多基因及多组学的联合检测,深入微观层面更全面、真实地认识膀胱癌,从而制定精准的个体化诊疗方案。

尿液获取简单无创且可重复多次检测,无论在诊断上还是预测预后方面均具有非常重要的临床应用价值。本章节重点介绍尿液脱落细胞常用的检测方法,并针对国内目前应用广泛的细胞学联合 FISH 检测技术进行了重点阐述。细胞学联合 FISH 检测需以规范化的取材及制片为基础,并需具备专业素质的医师。本章节内容,既可为检测科室提供必要的技术指导,又可为临床医师对尿液脱落细胞学检测的认识和理解提供相应的帮助。

(欧阳能太)

参考文献

［1］LOTAN Y,ROEHRBORN C G. Sensitivity and specificity of commonly available bladder tumor markers versus cytology:results of a comprehensive literature review and meta-analyses［J］. Urology,2003,61(1):109-118; discussion 118.

［2］PAIK M L,SCOLIER M J,BROWN S L,et al. Limitations of computerized tomography in staging invasive bladder cancer before radical cystectomy［J］. J Urol,2000,163(6):1693-1696.

［3］GLAS A S,ROOS D,DEUTEKOM M,et al. Tumor markers in the diagnosis of primary bladder cancer. A systematic review［J］. J Urol,2003,169(6):1975-1982.

［4］BEREZNEY R,COFFEY D S. Identification of a nuclear protein matrix［J］. Biochem Biophys Res Commun,1974,60(4):1410-1417.

［5］JAMSHIDIAN H,KOR K,DJALALI M,et al. Urine concentration of nuclear matrix protein 22 for diagnosis of transitional cell carcinoma of bladder［J］. Urol J,2008,5(4):243-247.

［6］MOWATT G,ZHU S,KILONZO M,et al. Systematic review of the clinical effectiveness and cost-effectiveness of photodynamic diagnosis and urine biomarkers(FISH,ImmunoCyt,NMP22)and cytology for the detection and follow-up of bladder cancer［J］. Health Technol Assess,2010,14(4):1-331,iii-iv.

［7］DEGTYAR P,NEULANDER E,ZIRKIN H,et al. Fluorescence in situ hybridization performed on exfoliated urothelial cells in patients with transitional cell carcinoma of the bladder［J］. Urology,2004,63(2):398-401.

［8］LUO B,LI W,DENG C H,et al. Utility of fluorescence in situ hybridization in the diagnosis of upper urinary tract urothelial carcinoma［J］. Cancer Genet Cytogenet,2009,189(2):93-97.

［9］O'SULLIVAN P,SHARPLES K,DALPHIN M,et al. A multigene urine test for the detection and stratification of bladder cancer in patients presenting with hematuria［J］. J Urol,2012,188(3):741-747.

［10］JEONG S,PARK Y,CHO Y,et al. Diagnostic values of urine CYFRA21-1,NMP22,UBC,and FDP for the detection of bladder cancer［J］. Clin Chim Acta,2012,414:93-100.

［11］ALLORY Y,BEUKERS W,SAGRERA A,et al. Telomerase reverse transcriptase promoter mutations in bladder cancer:high frequency across stages,detection in urine,and lack of association with outcome［J］. Eur Urol,2014,65(2):360-366.

［12］MIYAKE M,SUGANO K,SUGINO H,et al. Fibroblast growth factor receptor 3 mutation in voided urine is a useful diagnostic marker and significant indicator of tumor recurrence in non-muscle invasive bladder cancer［J］. Cancer Sci,2010,101(1):250-258.

［13］REINERT T,BORRE M,CHRISTIANSEN A,et al. Diagnosis of bladder cancer recurrence based on urinary levels of EOMES,HOXA9,POU4F2,TWIST1,VIM,and ZNF154hypermethylation［J］. PLoS One,2012,7(10):e46297.

［14］GOODISON S,CHANG M,DAI Y,et al. A multi-analyte assay for the non-invasive detection of bladder cancer［J］. PLoS One,2012,7(10):e47469.

［15］ROSSER CJ,CHANG M,DAI Y,et al. Urinary protein biomarker panel for the detection of recurrent bladder cancer［J］. Cancer Epidemiol Biomarkers Prev,2014,23(7):1340-1345.

第二章

基因检测在尿路上皮癌诊断与随访中的探索性研究

临床问题

第一节 尿路上皮癌诊疗方式变革及挑战

在过去 30 余年中,尿路上皮癌一直沿用非常经典的诊疗模式,即主要依赖临床病理学特征选择治疗方式。下尿路尿路上皮癌根据肿瘤直径、数目、分级、分期等特征决定手术方式(经尿道膀胱肿瘤切除术、根治性膀胱全切术等)及术后的辅助治疗方式(膀胱灌注化疗、卡介苗膀胱灌注治疗、全身化疗等);上尿路尿路上皮癌亦根据临床病理学特征决定手术方式(根治性肾输尿管膀胱袖状切除术、输尿管部分切除术等)及术后辅助治疗方式;晚期尿路上皮癌则以全身化疗为主。这种粗放式的诊疗模式虽然可使大部分患者病情得到控制,但仍会由于疾病复发、疾病进展、化疗耐药等问题导致许多患者预后不佳。

近年来,随着分子生物学的快速发展,尿路上皮癌尤其是晚期尿路上皮癌的治疗方法获得了巨大的突破。首先,免疫治疗越来越多地应用于恶性实体肿瘤的治疗之中。以免疫检查点抑制剂为代表的免疫治疗药物在晚期尿路上皮癌患者中的应用取得了良好的效果,使得化疗不再是晚期尿路上皮癌患者的唯一选择。同时,随着对尿路上皮癌分子机制的深入认识,研究者发现了一系列在尿路上皮癌发生和进展过程中发挥重要作用的信号通路,鉴定出其中可被开发作为潜在药物靶点的一些关键基因和分子,包括成纤维细胞生长因子受体(fibroblast growth factor receptor,FGFR)、人表皮生长因子受体(human epidermal growth factor receptor,EGFR)等。针对上述通路和基因的靶向药物在一些早期临床试验中已经展示出了令人欣喜的结果,其中 FGFR 抑制剂厄达替尼(erdafitinib)已经被美国食品药品监督管理局(Food and Drug Administration,FDA)加速批准用于具有 FGFR2/3 突变的铂类抵抗转移性膀胱癌患者的治疗中[1]。

治疗方式的多样化给了患者更多的选择和希望,如何为每位患者在恰当的时机选择恰当的治疗方式,则是我们临床医师需要思考的问题,以往基于临床病理学特征的粗放式诊断显然很难满足这一要求。

随着二代测序技术的发展,许多大规模尿路上皮癌基因测序研究得以开展,使得人们对尿路上皮癌的发病机制在分子层面有了更加深入的认识。人们发现大多数恶性实体肿瘤均存在显著的异质性,以往认为在组织病理学水平相似的肿瘤组织和细胞,其在分子和基因层面存在着显著的差异。这些基因表达模式、基因突变、拷贝数等方面的差异使得其恶性程度和临床转归显著不同,对相同治疗方式的敏感性亦千差万别。故借助基因检测技术,在基因和分子层面对尿路上皮癌进行精准诊断及分类,可帮助我们更好地为患者选择恰当的治疗方式,进一步增强疗效,减少治疗相关副作用的发生。

最新进展 ➡

第二节　基因检测在尿路上皮癌诊疗中的探索性研究

一、与化疗敏感性相关的基因改变

以铂类药物为基础的全身化疗是晚期尿路上皮癌的经典治疗方案,目前仍然是晚期患者的一线治疗选择。近年来一些研究显示,对于肌层浸润性膀胱癌,在根治性膀胱切除术术前使用新辅助化疗,可使患者的死亡风险降低 16%~33%[2-3],但亦有一部分患者由于新辅助化疗耐药,反而会延误手术时机。那么我们应该如何筛选出对新辅助化疗敏感的患者,进而避免化疗抵抗患者接受不必要或无效的治疗呢?

铂类化疗药物主要通过影响 DNA 的合成和复制过程发挥抑癌作用,故理论上存在 DNA 损伤修复缺陷及基因组不稳定的肿瘤患者往往对这类药物更为敏感。因此,在过去的 10 余年中,多项研究试图描述对以铂类药物为基础的新辅助化疗敏感的患者的肿瘤基因组学特征,以期发现能够预测化疗敏感性的分子标志物。

一项研究纳入了 50 例肌层浸润性膀胱癌患者,均接受以铂类为基础的新辅助化疗。研究者对这些患者的肿瘤组织进行全外显子测序分析,以寻找与化疗敏感性相关的基因改变。结果发现,在化疗敏感与耐药患者的肿瘤组织中切除修复交叉互补基因 2(*excision repair cross-complementation group 2,ERCC2*)突变检出率存在显著差异,36% 的化疗敏感患者中可检出 *ERCC2* 突变;而在化疗耐药组中,仅 12% 的患者可检出 *ERCC2* 突变。*ERCC2* 是核苷酸切除修复通路中的关键基因,其编码的蛋白参与转录偶联核苷酸切除修复过程。研究者进一步通过体外实验证实 *ERCC2* 突变及 *ERCC2* 表达水平可影响膀胱癌细胞系对顺铂的敏感性。基于以上结果可知,*ERCC2* 突变与肌层浸润性膀胱癌患者对铂类化疗药物的敏感性密切相关,其有望作为预测新辅助化疗效果的基因靶点。

另一项研究纳入 34 例接受 MVAC(甲氨蝶呤 + 长春花碱 + 阿霉素 + 顺铂)方案新辅助化疗和 24 例接受 GC(吉西他滨 + 顺铂)方案新辅助化疗的肌层浸润性膀胱癌患者,对其肿瘤组织进行靶向测序,分析了287种癌症相关基因改变与患者对治疗反应性的关系。结果发现与DNA修复相关的基因共济失调毛细血管扩张突变基因(*ataxia telagiectasia-mutated gene*,ATM)、视网膜母细胞瘤基因1(*retinoblastoma 1*,RB1)、Fanconi贫血补体C组基因(*Fanconi anemia complementation group C*,FANCC)的突变检出率较高,且在化疗敏感组和化疗耐药组患者之间存在显著差异。15例化疗敏感患者中,13例患者(87%)肿瘤组织中可检出至少1种上述基因突变,而在化疗耐药者中无一例患者肿瘤组织中可检出上述基因突变($P<0.001$)。该研究结果提示ATM、RB1和FANCC有望作为预测肌层浸润性膀胱癌患者新辅助化疗敏感性的指标。这项研究最初未检测ERCC2基因的突变状态,但在后续的研究中,研究者对这组样本进行了全外显子测序分析,在满足外显子测序条件的48例组织样本中,10例样本可检出ERCC2突变。20例化疗敏感患者中8例(40%)可检出ERCC2突变,28例化疗耐药患者中仅2例(7%)检出ERCC2突变。同时,ERCC2突变状态与患者的总生存期亦密切相关[4]。

除了DNA损伤修复通路相关基因以外,研究者对其他一些基因也进行了分析。有研究发现与细胞增殖相关的基因erb-b2受体络氨酸激酶2(*erb-b2 receptor tyrosine kinase*,ERBB2)可能与新辅助化疗的敏感性相关。该研究纳入71例接受新辅助化疗的肌层浸润性膀胱癌患者进行分析,对其肿瘤组织进行178种基因的测序分析,以寻找可预测化疗敏感性的基因标志物。结果发现在38例化疗敏感患者中,有9例患者(23%)肿瘤组织中检出ERBB2错义突变,而33例化疗耐药者中均无ERBB2基因改变检出($P=0.003$)。这项研究亦同时分析了ERCC2的突变情况,得到的结果与前述两项研究类似。此外,有研究显示存在人肿瘤蛋白p53(tumor protein 53,TP53)突变的肿瘤往往具有较高的基因组不稳定性,存在野生型TP53突变的肌层浸润性膀胱癌患者易对新辅助化疗产生抵抗性[1]。

总之,以DNA损伤修复相关基因为代表的一些基因水平的改变与晚期尿路上皮癌患者对新辅助化疗的敏感性密切相关,今后尚需前瞻性、大样本临床研究进一步验证上述基因检测是否可用于预测尿路上皮癌患者对新辅助化疗的敏感性。

二、与免疫治疗敏感性相关的基因改变

尿路上皮癌免疫治疗的历史可以追溯到40年前,1976年Morales等人发现卡介苗膀胱灌注可用于治疗膀胱癌,并一直沿用至今。近年来随着针对免疫检查点抑制分子单克隆抗体的开发和应用,尿路上皮癌的免疫治疗进入了新的时代,免疫检查点抑制剂在反应性尤其是长期反应性方面取得了令人兴奋的结果,这一结果再次证实了尿路上皮癌是一种对免疫治疗敏感的实体性恶性肿瘤。但遗憾的是,仍有部分患者对免疫检查点抑制剂不敏感,所以开发和鉴定对免疫检查点抑制剂疗效具有预测作用的基因标志物依然具有重要价值。

目前研究最多的免疫检查点抑制药物靶点主要针对程序性死亡受体(programmed cell death-1,PD-1)/程序性死亡受体配体(programmed cell death-ligand 1,PD-L1)通路。尽管抗PD-1和抗PD-L1单克隆抗体治疗的原理是干扰PD-1/PD-L1免疫抑制通路,进而解除其对T细胞免疫功能的抑制。但尿路上皮癌中PD-L1的表达水平与治疗反应性的相关性仍存争议。在一些临床研究,如KEYNOTE-012、JAVELIN、KEYNOTE-052中发现PD-L1高表达的患者对于免疫治疗有较好的疗效,但在CheckMate 275和KEYNOTE-045研究中则并未发现

PD-L1 表达水平与免疫治疗敏感性存在相关性。此外,即使在报道 PD-L1 表达水平与治疗反应性具有相关性的研究中,其阴性预测值均较差,意味着在临床应用中 PD-L1 尚无法作为一个理想指标用于区分患者对免疫治疗是否敏感。将 PD-1 或 PD-L1 表达水平作为免疫治疗敏感性标志物存在局限性,原因可能是各研究者所采用的抗体种类及检测的细胞种类存在差异,故仍需进一步标准化、大样本研究证实其预测价值。

尿路上皮癌,尤其是转移性尿路上皮癌,往往具有较高的突变负荷,而肿瘤突变负荷被认为有望作为预测免疫检查点抑制剂疗效的基因标志物。在 IMvigor 210 临床 II 期试验中,研究者发现对铂类耐药且具有较高肿瘤突变负荷的尿路上皮癌患者在接受阿特珠单抗治疗后具有较长的总生存期[5]。非同义突变的产生可导致新抗原的表达,使得肿瘤细胞被自身免疫系统识别。研究者采用计算机算法联合测序结果对新抗原的产生进行预测,发现在许多肿瘤中新抗原与免疫抑制检查点药物的敏感性相关。IMvigor 210 研究也进一步证实了新抗原越多的患者,对阿特珠单抗治疗的反应性越好,其对疗效的预测效果优于肿瘤突变负荷[1]。

基因突变导致的 DNA 错配修复缺陷及损伤修复缺陷也被认为可作为免疫检查点抑制剂药物疗效的预测指标。在一项纳入了 60 例转移性尿路上皮癌患者的临床试验中,研究者发现 DNA 损伤修复缺陷检出率与患者对抗 PD-1/PD-L1 治疗的反应性密切相关,且与患者预后生存也存在相关性,该指标的预测效果优于肿瘤突变负荷[1]。

转化生长因子(*transforming growth factor-β*,*TGF-β*)是一种多能促癌基因,在基质激活、血管生成、上皮间质转化等多个过程中发挥促癌作用。基于 IMvigor 210 研究的基因数据分析结果提示,TGF-β 通路处于激活状态的患者对免疫检查点抑制剂反应性均不佳,且 TGF-β 通路相关基因 *TGFB1* 和 *TGFBR2* 的表达水平与患者的总生存期呈负相关[1]。动物实验的研究结果也显示,同时抑制 PD-L1 和 TGF-β,相比于单用 PD-L1 抑制剂而言,可更好地增强 CD8$^+$ 效应 T 细胞相关基因表达,发挥更强的抑制肿瘤进展的作用。

三、与靶向治疗相关的基因改变

尿路上皮癌是一种可检出大量基因突变的恶性实体肿瘤,这些突变的基因往往是重要致癌信号通路中的关键基因。一项纳入 97 例高级别膀胱癌患者的研究结果显示,61% 患者中可检出相应的潜在药物靶点基因突变,包括丝裂原活化蛋白激酶(mitogen-activated protein kinase,MAPK)通路相关基因(如 *BRAF*、*MEK1*、*MEK2*)、磷脂酰肌醇 3- 激酶(phosphatidylinositol 3-kinases,PI3K)通路(如 *PIK3CA*)等。另一项针对转移性尿路上皮癌的二代测序结果显示,肿瘤组织中可检出一些驱动基因突变,如酪氨酸激酶受体 -RAS 通路相关基因(39% 肿瘤),包括 *FGFR3*(14% 肿瘤)、*ERBB3*(13% 肿瘤);*PI3K-RACα/AKT/mTOR* 通路(38% 肿瘤)基因,包括 *PIK3CA*(16% 肿瘤)、*AKT3*(12% 肿瘤)[1]。

对尿路上皮癌基因水平的深入认识可指导新型靶向治疗药物的开发和应用,一些研究已经针对上述研究中报道的潜在药物靶点进行了相关实验,并在临床前期研究中取得了令人满意的结果。

有许多研究关注 *FGFR* 家族,因为其在调节肿瘤存活和生长过程中发挥重要作用。*FGFR* 可通过激活下游的 PI3K/AKT、PKC 和 Ras/MAPK 通路调节细胞增殖和血管生成过程。

FGFR 家族由 4 种亚型构成，且具有多种配体，在细胞增殖、分化、迁移和存活方面均发挥着调节作用。*FGFR* 基因变化在尿路上皮癌患者中检出率较高，约 10%~15% 患者存在 *FGFR3* 突变，6% 存在 *FGFR3* 易位，3% 存在 *FGFR3* 扩增，另外还有 10% 可以检出 *FGFR1*、*FGFR2* 和 *FGFR4* 基因的改变[1]。

厄达替尼（erdafitinib）是一种 *FGFR* 抑制剂，Ⅱ期临床试验结果显示其在尿路上皮癌中客观有效率是 40%，且具有较好的安全性。基于上述结果，厄达替尼近期已经被美国 FDA 通过快速途径批准用于铂类抵抗且具有 *FGFR2/3* 突变或融合的晚期膀胱癌患者的治疗。另一种 *FGFR* 抑制剂 rogaratinib 现在正在进行临床Ⅰ期试验，其采用 *FGFR* mRNA 表达水平作为筛选患者的生物标志物。该试验结果显示，约半数肿瘤组织中 *FGFR* mRNA 表达水平上调，总的客观反应率为 24%，关于比较其与二线化疗在铂类抵抗尿路上皮癌患者中疗效的Ⅱ/Ⅲ期临床研究正在进行中（NCT03410693）。Infigratinib 亦是一种 *FGFR* 抑制剂，有研究者纳入 67 例尿路上皮癌患者进行了Ⅰ期临床试验，结果显示客观有效率为 25%，64% 的患者可达到疾病控制[5]。目前还有多种针对其他 *FGFR* 抑制剂的临床试验正在进行中，由于 FGFR 通路可调节免疫微环境，故一些研究也着手尝试分析 *FGFR* 抑制剂与免疫检查点抑制剂的联合治疗效果。

DNA 损伤修复通路的改变在尿路上皮癌的致病机制中扮演着重要的角色，*ATM*、*BRCA1/2*、*ERCC2*、*FANCC*、*RAD51* 等 DNA 损伤修复基因突变在尿路上皮癌中检出率约为 15%~25%，可能具有重要的治疗价值。既往研究显示存在 DNA 损伤修复基因改变的尿路上皮癌患者对新辅助化疗和免疫检查点抑制剂的反应性较好。理论上，聚腺苷二磷酸 - 核糖聚合酶（poly-ADP-ribose polymerase，PARP）抑制剂对于具有 DNA 损伤修复基因缺陷的肿瘤具有杀伤作用。基于此，已有一些评估 PARP 抑制剂单用或联合抗 PD-1/PD-L1 制剂对于尿路上皮癌患者治疗效果的临床试验正在开展[5]。

mTOR 是 PI3K 和 PTEN/AKT 通路下游的分子，在细胞生长、增殖、蛋白合成、血管生成等方面发挥着重要作用。已有 2 种 mTOR 抑制剂替西罗莫司和依维莫司获批用于晚期肾癌的治疗。mTOR 激活的下游分子包括真核翻译起始因子 4E- 结合蛋白 1（4E-binding protein 1，4E-BP1）和一种 70kD 的核糖体蛋白 S6 激酶 1（p70S6K1），而 4E-BP1 和 p70S6K1 在尿路上皮癌中均有表达，提示该信号通路在尿路上皮癌中处于激活状态，mTOR 可作为尿路上皮癌的潜在治疗靶点。在体外细胞系实验和小鼠动物模型实验中，依维莫司都显示出对膀胱癌的抑制作用。在一项纳入了 45 例转移性尿路上皮癌患者的依维莫司单臂临床Ⅱ期研究中，研究者发现，虽然尚未获得最终的疾病无进展生存率结果，但已有 1 例患者表现为部分缓解、1 例近完全缓解、12 例肿瘤轻度消退。故对于一部分尿路上皮癌患者，mTOR 抑制剂有望起到抑癌作用[1]。

拉帕替尼是一种针对 *EGFR2* 和 *ERBB2* 的酪氨酸激酶抑制剂。2009 年，一项单臂临床Ⅱ期试验结果显示，拉帕替尼用于局部晚期或转移性膀胱癌患者的二线治疗具有较好的抗肿瘤效果且副作用可耐受。2016 年的一项Ⅲ期安慰剂对照临床研究分析了拉帕替尼在 *EGFR*（+）或 *ERBB2*（+）的进展期和 / 或转移性尿路上皮癌患者中的治疗效果。受试者在接受了一线化疗之后随机分为安慰剂组或拉帕替尼组，遗憾的是，该研究结果显示即使在肿瘤组织高表达 *EGFR* 和 *ERBB2* 的患者中，拉帕替尼组与安慰剂组相比，患者临床获益也无明显差异，拉帕替尼组的反应率为 14%，安慰剂组为 8%（*P*=0.14），两组的总生存期和疾病无进展生存期亦无统计学差异[1]。

除了与肿瘤自身生长相关的通路外，针对肿瘤血管生成相关通路的靶向治疗也有望起到靶向抑癌的效果。这一思路在 RANGE 研究中得到了验证，研究者纳入了 530 例对铂类化疗抵抗的转移性尿路上皮癌患者，将其分为两组，一组给予多西他赛化疗，另一组给予多西他赛联合抗血管内皮生长因子 2（vascular endothelial growth factor receptor 2，VEGFR2）雷莫芦单抗治疗。结果显示联合治疗组平均疾病无进展生存期为 4.07 个月，多西他赛单药组平均疾病无进展生存期为 2.76 个月（P=0.011 8）。此外，该研究结果还显示出雷莫芦单抗具有剂量依赖性，提示更好地优化剂量可以使这种联合治疗方案发挥更大的益处[1]。还有一些其他相关的生物标记物依赖的联合治疗方案也正在进行相关的试验研究，今后可为晚期尿路上皮癌的临床诊疗提供更多的选择方案。

第三节　基于分子分型的诊疗方案制定

随着分子生物学的快速发展和生物检测技术的不断涌现，通过分子特征对尿路上皮癌进行精确的分子分型以指导治疗显得十分必要和迫切。已有多个研究组利用测序分析对尿路上皮癌进行分子分型研究，目前公认的主要有 TCGA、北卡罗来纳大学（University of North Carolina，UNC）、隆德大学（Lund University，Lund）、MD 安德森癌症中心（University of Texas M.D. Anderson Cancer Center，MDA）提出的分型，这些分子分型具有预后相关性，并能预测患者对治疗的反应[6]。

一、TCGA 分型

TCGA 研究组最初根据其对 131 例膀胱癌患者的测序分析结果确定了 4 种分子亚型，Ⅰ型和Ⅱ型膀胱癌具有类似乳腺癌管腔样（luminal）细胞的特性；Ⅲ型膀胱癌具有类似乳腺癌基底样（basal）细胞的特性，并且具有鳞状细胞和干细胞特性的基因表达；Ⅳ型膀胱癌介于Ⅱ型和Ⅲ型之间。Ⅰ型和Ⅱ型均过表达 *ERBB2*、*ESR2*、转录因子 PPARγ、GATA3、FOXA1 和 ELF3，但Ⅰ型（乳头状）富含 *FGFR3* 突变且 *FGFR3* 表达水平上调。Ⅲ型（基底 / 鳞状）表达基底型角蛋白（keratins，KRT），例如 KRT14，KRT5，KRT6 和 EGFR[7]。

TCGA 研究组后期对 412 例膀胱癌进行综合分析，将尿路上皮癌的分类从先前报道的4 种亚型扩展为 5 种亚型，即管腔 - 乳头型（luminal-papillary）（35%），管腔 - 浸润型（luminal-infiltrated）（19%），管腔型（luminal）（6%），基底 - 鳞状型（basal-squamous）（35%），神经元型（neuronal）（5%）。管腔 - 乳头型多为乳头状及较低分期的肿瘤，具有 *FGFR3* 突变、扩增或 *FGFR3-TACC3* 融合基因。管腔 - 浸润型高表达平滑肌和成肌纤维细胞的基因特征，存在淋巴细胞浸润及 PD-L1 和 PD-1 表达增加。管腔型中 UPK1A，UPK2，KRT20 和 SNX31 表达上调。基底 - 鳞状型在女性中更为常见，包含几乎所有通过组织病理学检查显示出鳞状分化的肿瘤，因此被称为基底鳞状型。除具有鳞状分化标志物（例如桥粒胶蛋白 DSC1-3 和桥粒糖蛋白 DSG1-4）外，还高表达 CD44，KRT5，KRT6A，KRT14，呈现出淋巴细胞浸润增加和较强的免疫基因标记表达。此外,其富含 *TP53* 突变。神经元型肿瘤中神经元分化和发育基因(如嗜铬粒蛋白、*PEG10*、*TUBB2B*、*LEKHG4B*、*SOX2*、*MSI1* 和 *GNG4*)的表达升高。另外,该亚型中 *TP53* 细胞周期通路中的基因也有改变,该亚型临床预后最差[8]。

二、UNC 分型

北卡罗来纳大学的研究人员将 262 例肌层浸润性膀胱癌分为 2 种分子亚型,即管腔样(luminal)细胞型和基底样(basal)细胞型,其中基底样细胞型膀胱癌患者的预后较差。管腔型膀胱癌高表达 PPAR 基因和末端尿路上皮分化的标志物,如 UPK1B、UPK2、UPK3A 和 KRT20。基底型膀胱癌高表达尿路上皮基底细胞标记基因,如 *KRT14*,*KRT5* 和 *KRT6*,以及与干细胞稳态和癌症进展相关的几种转录因子。此外,基底型膀胱癌还过表达 *STAT3* 和 *EGFR*。重要的是,研究显示基底型膀胱癌与基底型和正常乳腺癌亚型相似,而管腔型膀胱癌的遗传特征与管腔 A 和管腔 B 乳腺癌亚型相似。此外,基底型膀胱癌的一部分具有很高的 *PD-L1* 表达水平,可被免疫浸润和主动免疫抑制[9]。

三、Lund 分型

隆德大学研究组早期基于 144 例膀胱癌肿瘤组织的全基因组基因表达分析定义了 2 种类型的膀胱癌,MS1 和 MS2。MS1 肿瘤主要是非浸润肿瘤,且具有 *FGFR3*、*PIK3CA* 的激活突变,而 MS2 肿瘤为高组织学分级肿瘤,具有 *TP53*、*MDM2* 的显著改变和 *RB1* 缺失。随后该研究组对 308 例膀胱癌组织样本进行基因表达谱分析和免疫组化分析,将其膀胱癌分子亚型扩展为 5 种,即基底样细胞 A 型(urobasal A)、基因不稳定型(genomically unstable)、基底样细胞 B 型(urobasal B)、鳞状细胞癌样型(SCC-like)和浸润型(infiltrated)。这些亚型显示了与免疫系统、细胞周期、细胞角蛋白和细胞黏附相关的基因的不同特征,以及 *FGFR3* 中的不同突变和表达方式。基底样细胞 A 型过表达 *FGFR3*、凝缩蛋白复合亚基 1(condensin complex subunit 1,*CCND1*)、肿瘤蛋白(Tumor protein,*TP*)63 和 *KRT5*,主要由非肌层浸润性膀胱癌组成,预后良好。基底样细胞 B 型除了具有 A 型特征外,还具有 *TP53* 突变,约 50% 病例存在肌层浸润现象,较基底样细胞 A 型患者预后差。基因组不稳定型具有 *TP53* 突变、细胞周期蛋白 E(cyclin E,*CCNE*)和 *ERBB2* 过表达,以及 *PTEN* 和细胞角蛋白表达,具有侵袭性,患者预后较差。鳞状细胞癌样型以鳞状分化为特征,基底 KRT 过表达,如 *KRT4*,*KRT6A*,*KRT6B*,*KRT6C*,*KRT14* 和 *KRT16*,预后最差。浸润型具有免疫细胞浸润和细胞外基质基因表达,但此型患者预后异质性较大[10]。

四、MDA 分型

MD 安德森癌症中心分析了 73 例经尿道切除的膀胱癌组织的全基因组 mRNA,通过分层分析法提出了膀胱癌的 3 种分子亚型:基底样(basal)细胞型、管腔样(luminal)细胞型和 p53 样型(p53-like)。基底样细胞型膀胱癌中腺苷二磷酸核糖基化转移酶 1〔(ADP-ribosyl) transferase 1,*ART1*(*RT6*)〕、KRT14 和钙黏蛋白 3(cadherin 3,*CDH3*)表达上调;管腔样细胞型膀胱癌中氧化酶组合 1(*oxidase assembly 1，OXA1*)、谷氨酰基 -tRNA 酰胺转移酶连接蛋白 3(*glutamyl-tRNA amidotransferase binding protein 3，GATA3*)、*ERBB2*、*ERBB3*、X 盒结合蛋白 1 (*X-box binding protein 1，XBP1*)和 *KRT20* 表达上调；p53 样型表达生物标记物与管腔样型类似，但是其具有活化的野生型 p53 基因[11]。

　　虽然不同的分型使用了不同的名称，但它们之间存在明显的重叠。研究者[12]将上述 4 种分类方案在一个独立的数据库中进行了综合性的评估和验证，发现这些分子分型方案具有内在的一致性。他们认为 4 种分子分型方案的不同亚型之间是相互对应的。例如，TCGA 分类中的Ⅲ型对应 Lund 分类中的鳞状细胞癌样型和基底样细胞 B 型 2 种类型，UNC 分型中的管腔样细胞型对应 MDA 分型中的管腔样细胞型和 p53 样型 2 种类型。这种一致性和重合性提示尿路上皮癌的确存在分子层面的差异，确定了尿路上皮癌分子分型的科学性和合理性，以及需要更加综合统一的分子分型指导临床实践。

　　总之，尿路上皮癌的分子分型有助于临床医师预测患者对药物的反应和判断患者的预后，对于尿路上皮癌的诊治具有重大意义，也为精准治疗指明了方向，但遗憾的是这些研究很难在临床实际工作中应用，这与高新技术的高成本、操作困难有关。因此，从上述分子分型中选择代表性的基因标志物，采用免疫组织化学的方法对尿路上皮癌进行分子分型也许是一条可供临床实施的途径，但尚需大规模、多中心临床随机对照试验对其进行验证[13-14]。

实例演示

第四节　基于免疫组化进行尿路上皮癌分子分型实例演示

【适应证】

1. 因尿路上皮癌行手术治疗的患者。

2. 手术时可获得足够的尿路上皮癌肿瘤组织供免疫组化分析。

【禁忌证】

存在外科手术禁忌无法获得尿路上皮癌肿瘤组织的患者。

【所需器材清单】

1. 恒温箱、高压锅。

2. 分子分型检测所需一抗：CK5/6、CD44、CK20、GATA3 抗体。

3. 免疫组化所需常规试剂：免疫组化用二抗、DAB 显色试剂、乙醇、二甲苯、蒸馏水、过氧化氢、抗原修复液、山羊血清、中性树胶、PBS、苏木素。

【团队要求】

1. 具有免疫组化染色经验的病理技术员。

2. 具有免疫组化结果判读经验的病理科医师。

【操作步骤】

1. 脱蜡　将组织切片置于 60℃恒温箱中烘烤 30min →二甲苯Ⅰ中浸泡 10min →二甲

苯Ⅱ中浸泡 10min。

2. 水化　无水乙醇Ⅰ中浸泡 5min→无水乙醇Ⅱ中浸泡 5min→95% 乙醇中浸泡 5min→80% 乙醇中浸泡 5min→蒸馏水中浸泡 5min。

3. 去除内源性过氧化物酶　将组织切置于新鲜配制的 3% 的过氧化氢溶液中,避光孵育 10min。

4. PBS 洗 3 次,每次 5min。

5. 抗原修复　将组织切片置于 EDTA 抗原修复液(pH 8.0)中,采用高压热修复法进行抗原修复。

6. 室温冷却后 PBS 洗 3 次,每次 5min。

7. 封闭　在组织切片上滴加山羊血清封闭液,室温封闭 20min,然后将多余封闭液甩去。

8. 一抗孵育　滴加相应浓度的一抗 50μl,室温孵育 1h。

9. PBS 洗 3 次,每次 5min。

10. 二抗孵育　滴加二抗 50μl,室温孵育 1h。

11. PBS 洗 3 次,每次 5min。

12. DAB 显色　滴加适量 DAB 显色液显色,在显微镜下观察以掌握染色深度,及时终止反应。

13. 自来水轻柔冲洗后,PBS 洗 3 次,每次 5min。

14. 苏木素复染　将组织切片置于苏木精染液中 1min,然后自来水冲洗反蓝 5min。

15. 脱水　80% 乙醇中浸泡 5min→95% 乙醇中浸泡 5min→无水乙醇Ⅰ中浸泡 5min→无水乙醇Ⅱ中浸泡 5min。

16. 透明　二甲苯透明浸泡 20min。

17. 封片　滴加少量中性树胶封片。

18. 由病理科医师对染色强度和着色细胞比例进行结果判定,CK5/6+、CD44+ 为 basal 亚型;CK20+、GATA3+ 为 luminal 亚型。

19. 泌尿外科医师依据分子分型结果制定诊疗方案　basal 亚型患者预后较差,建议采用更为积极的治疗方案并且予以更加密切的随访,可优先考虑行新辅助化疗;luminal 亚型患者如有条件,可酌情行免疫治疗。

【要点解析】

1. 既往尿路上皮癌诊疗方案制定较为粗放,主要依据临床病理信息进行危险分层及治疗方案选择,难以实现个体化治疗。

2. 基础研究结果显示,基因水平变化与化疗、免疫治疗、靶向治疗的敏感性相关。

3. 临床前期研究结果提示分子分型有助于临床医师对尿路上皮癌患者进行预后评估及治疗方案选择。

4. 与管腔样(luminal)分型患者相比,基底样(basal)分型膀胱癌患者相对预后较差,但对新辅助化疗的敏感性较高。

5. 采用免疫组织化学方法对尿路上皮癌进行分子分型也许是一条可供临床实施的途径,但尚需大规模、多中心临床随机对照实验对其进行验证。

(杜依青)

专家述评

　　尿路上皮癌是一种危害人类健康的恶性肿瘤,由于其多中心、易复发的特点给患者造成了巨大负担。以往临床中主要依据临床病理特征为患者进行治疗方案的选择,诊疗方式较为粗放,近年来,尿路上皮癌的药物治疗研究获得了巨大的突破,治疗方式的多样化给了患者更多的选择和希望,而对于我们临床工作者而言,如何为每位患者在恰当的时机选择最理想的治疗方式,实现精准化诊疗则显得十分迫切。

　　随着针对肿瘤组织的分子水平分析和分类研究的深入,使得我们可以基于基因信息对患者的预后和治疗反应性进行预测。相继有不同研究组根据尿路上皮癌测序结果提出了相应的分子分型方案,初步研究结果显示基于这些分子分型可以更好地帮助临床工作者筛选患者,并制定更为合理的诊疗方案。但其尚处于起步阶段,还需要统一、成熟、可行性强的分子分型方案以指导尿路上皮癌的诊治。

(徐　涛)

参考文献

[1] ALIFRANGIS C,MCGOVERN U,FREEMAN A,et al. Molecular and histopathology directed therapy for advanced bladder cancer[J]. Nat Rev Urol,2019,16(8):465-483.

[2] GROSSMAN H B,NATALE R B,TANGEN C M,et al. Neoadjuvant chemotherapy plus cystectomy compared with cystectomy alone for locally advanced bladder cancer[J]. N Engl J Med,2003,349(9):859-866.

[3] GRIFFITHS G,HALL R,SYLVESTER R,et al. International phase III trial assessing neoadjuvant cisplatin, methotrexate,and vinblastine chemotherapy for muscle-invasive bladder cancer:long-term results of the BA06 30894 trial[J]. J Clin Oncol,2011,29(16):2171-2177.

[4] FELSENSTEIN K M,THEODORESCU D. Precision medicine for urothelial bladder cancer:update on tumour genomics and immunotherapy[J]. Nature Reviews Urology,2018,15(2):92-111.

[5] TRIPATHI A,GRIVAS P. The utility of next generation sequencing in advanced urothelial carcinoma[J]. European Urology Focus,2020,6(1):41-44.

[6] GIRIDHAR K V,KOHLI M. Management of Muscle-Invasive Urothelial Cancer and the Emerging Role of Immunotherapy in Advanced Urothelial Cancer[J]. Mayo Clinic Proceedings,2017,92(10):1564-1582.

[7] Cancer Genome Atlas Research Network. Comprehensive molecular characterization of urothelial bladder carcinoma[J]. Nature,2014,507(7492):p. 315-322.

[8] ROBERTSON A G,KIM J,AL-AHMADIE H,et al. Comprehensive Molecular Characterization of Muscle-Invasive Bladder Cancer[J]. Cell,2017,171(3):540-556.

[9] DAMRAUER J S,HOADLEY K A,CHISM D D,et al. Intrinsic subtypes of high-grade bladder cancer reflect the hallmarks of breast cancer biology[J]. Proceedings of the National Academy of Sciences,2014,111(8): 3110-3115.

[10] SJODAHL G,LAUSS M,LOVGREN K,et al. A Molecular Taxonomy for Urothelial Carcinoma[J]. Clinical Cancer Research,2012,18(12):3377-3386.

[11] CHOI W,PORTEN S,KIM S,et al. Identification of Distinct Basal and Luminal Subtypes of Muscle-Invasive Bladder Cancer with Different Sensitivities to Frontline Chemotherapy[J]. Cancer Cell,2014,25(2):152-165.

［12］AINE M,ERIKSSON P,LIEDBERG F,et al. Biological determinants of bladder cancer gene expression subtypes［J］. Sci Rep,2015,5:10957.

［13］JUNG M,KIM B,MOON K C. Immunohistochemistry of cytokeratin（CK）5/6,CD44 and CK20 as prognostic biomarkers of non-muscle-invasive papillary upper tract urothelial carcinoma［J］. Histopathology,2019,74（3）:483-493.

［14］DADHANIA V,ZHANG M,ZHANG L,et al. Meta-Analysis of the Luminal and Basal Subtypes of Bladder Cancer and the Identification of Signature Immunohistochemical Markers for Clinical Use［J］. EBioMedicine,2016,12:105-117.

第三章

膀胱菌群与膀胱癌的相关性研究进展

　　19 世纪路易斯·巴斯德基于当时的实验技术条件和微生物学知识理论提出了"健康人泌尿道无菌"的教条。但目前看来,情况已发生了巨大改变,因为有越来越多的证据表明,在正常人尿路中存在着大量的常驻细菌群,即泌尿道菌群。泌尿道菌群最初是在 2011 年被发现的:挪威的一个研究小组使用 16S 核糖体脱氧核糖核酸(rDNA)测序,在细菌培养阴性的健康人体尿液样本中检测到了复杂的微生物种群,首次发现健康尿液微生物群[1]。通过传统的平板纯培养方法只能检测到在培养条件下生长旺盛的微生物,从而忽略那些生长缓慢或不能生长的微生物,目前研究表明多达 99% 的微生物在现有实验条件下无法得到培养鉴定[2]。因此,基于非培养方法的高通量测序技术(high throughput sequencing)应运而生,高通量测序技术是近年来发展的一项新技术,能一次并行对几十万到几百万条 DNA 分子进行序列测定,具有高效性、准确性等特点(图 3-1)。随着科技的进步,基于宏基因组学的研究,高通量测序技术也在逐步地进行更新,包括目前常用的 16S rDNA 微生物图谱和鸟枪法宏基因组学,即使在检测标本微生物数量非常低的条件下,仍可以准确识别,并排除污染细菌。通过宏基因组学方法对泌尿系统微生物组的特征进行描述,还可以识别以前被认为是不可培养的物种,这极大地促进了对几种以传统尿培养阴性为特征但缺乏病原学解释的常见泌尿系统疾病(如膀胱过度活动症、急迫性尿失禁、间质性膀胱炎)的生理病理学的理解。虽然泌尿道菌群和肠道菌群、皮肤菌群具有不同的特征,种类及数量均少于后两者,但是它的生理病理意义重大,值得深入研究。

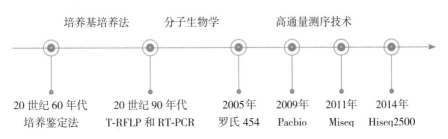

图 3-1　微生物检测技术的发展

目前发现泌尿道菌群多样性、相对丰度的变化与多种泌尿系统疾病有相关性,如膀胱癌、间质性膀胱炎、急迫性尿失禁、膀胱过度活动症,甚至与急迫性尿失禁患者对药物的反应也有关。泌尿道菌群可能通过诱导慢性炎症、细菌的基因毒性导致基因损害、细菌毒素促进肿瘤发生、前致癌物的活化等作用机制参与组织癌变过程[3]。目前已经明确肠道菌群与肠道肿瘤存在着因果关系,推测尿液菌群在膀胱癌的发生中也可能扮演着关键角色,但国内外对泌尿道菌群对机体的生理病理性影响的认识才刚刚开始。

临床问题

第一节　泌尿道菌群和膀胱癌之间的联系

膀胱癌发病率男性约是女性的 3.3 倍,这种发病率的性别差异长期以来一直被解释为男性吸烟率高于女性,但女性吸烟率的升高并没有像导致肺癌增加那样导致女性膀胱癌的显著增加[4]。此外,一直以来人们都认为健康膀胱是无菌的,最近的研究却表明,健康人尿液并不是无菌的,这只是培养技术的问题,短时间的需氧培养和少量的尿液分析阻碍了多样化的微生物种群被发现。分子生物学和随后的培养工作技术发展帮助人们发现,健康泌尿道定植着多种菌群,并且这些微生物群在男性和女性身上是不同的,虽然都以厚壁菌门为主,但女性体内还发现了放线菌,包括分枝杆菌和拟杆菌[5],是不是这种菌群差异导致女性膀胱癌发病率低于男性尚不明确。膀胱内灌注卡介苗治疗膀胱癌已经应用很长时间,并取得了明显效果。并有研究推测一种主要由放线菌组成的微生物群可能是女性膀胱癌发病率较低的原因之一,其中结核分枝杆菌属于放线菌,放线菌可能对膀胱癌的发生具有预防作用,就像卡介苗对膀胱癌复发的治疗和预防作用一样,这无疑是对泌尿道菌群影响膀胱癌发生发展研究假设的一种侧面佐证。虽然某些特定的病原体和癌症之间的联系已经很明确,如幽门螺杆菌和胃癌,但目前还没有确凿的证据表明泌尿道菌群和膀胱癌之间存在因果关系。

尽管如此,大量证据却不断引导我们思考泌尿道菌群和膀胱癌之间的联系。有研究发现反复使用抗生素导致的菌群生态失调会增加膀胱癌的发病率[6];还有研究显示膀胱肿瘤切除后,膀胱内灌注牛分枝杆菌和口服乳酸菌可以降低复发的可能性[7]。此外,一项病例对照研究表明[8],健康人群定期摄入益生菌可以降低患膀胱癌的风险,这些结果都有力地支持了微生物可能参与膀胱癌的发生、发展和复发的假设。泌尿道微生物群的存在使我们重新思考膀胱癌的危险因素和预防措施。

膀胱肿瘤作为实体肿瘤的一种,它的许多病理变化是由遗传突变积累和表观遗传分子改变引起的,肿瘤的进展受到周围微环境的深刻影响。肿瘤细胞及其微环境之间的相互作用已被认为是癌症进展的关键决定因素之一,目前正在进行广泛的研究。微生物群和细胞外基质都属于细胞微环境,两者有助于肿瘤的发生和发展。微生物组学和代谢组学技术分析的引入,使得对这两种微环境的详细研究成为可能。在泌尿学研究中,了解膀胱癌微环境中的异常调节物质及特征性的生物标志物,对于膀胱癌的诊断和预后非常重要。探索尿路上皮黏膜的两个关键组成部分——细胞外基质和微生物群在尿路上皮癌发生发展过程中的致病机制,对于克服目前膀胱癌治疗策略的不足具有重要意义,主要表现在以下几点:

(1)每个人的微生物群都是独特的,其会在整个儿童早期迅速发展,在成年期出现不同的变异性。微生物组成的变化受到遗传和环境因素,包括饮食、地理位置、毒素、致癌物暴露和激素的影响。膀胱定植细菌种类是宿主个体的特异性因素,可能会影响宿主膀胱的病理改变方向,这也提示男女性之间泌尿系统疾病的发病差异可能与定植菌的差异有关。

(2)微生物产物和细胞外基质成分之间的相互作用控制着组织的稳态,稳态失调可能导致基因癌变情况的发生,并有利于肿瘤复发。基于微生物学和细胞外基质的生物标志物有可能成为新的膀胱癌预后判断因素,可用于肿瘤的危险分级预测。

(3)针对尿路上皮细胞外基质和泌尿道微生物群的进一步研究将有助于解释肿瘤细胞产生耐药的机制。

因此,迫切需要更好地了解微生物群在膀胱癌变、进展和转移过程中的作用机制,并确定新的预后和预测标志物,以及新的潜在治疗靶点。深入研究泌尿道微生物及其失调在尿路上皮癌中的作用,对未来为该疾病提供新的预后、诊断和预测生物标志物以及新的治疗策略具有重大意义[9]。

最新进展

第二节　膀胱菌群与膀胱癌相关性的最新研究进展

一、人体微生态学简介

微生物组(microbiome)指一个特定环境或者生态系统中的全部微生物及其遗传信息,包括其细胞群体和数量、全部遗传物质(基因组)。它涵盖微生物群及其全部遗传与生理功能,其内涵包括了微生物与其环境和宿主的相互作用。微生物组学(microbiomics)是以微生物组为对象,研究其结构与功能、内部群体间的相互关系和作用机制,研究其与环境或者宿主的相互关系,并希望最终能够通过调控微生物群体生长、代谢等,为人类健康和社会可持续发展服务的学科。微生态(microecology)是存在于植物或动物体内的包括共生微生物和病原微生物的共生生态群落。人体微生态是近年来发现的具有重要作用的"新器官"。人体存在数目庞大(超 10^{14} 个,干重约占人体总重量 1%~2%)且结构复杂(包括细菌、古细菌、原生生物、真菌和病毒等)的微生物群落,定植于胃肠道、口腔、皮肤、泌尿生殖道、呼吸道等,它们所编码的基因数量可达人体自身基因数量的 150 倍,相当于人体的"第二个基因组",包含重要的遗传信息。人体微生态无论在维持人体健康还是在疾病的发生发展过程中都扮演着重要角色。一方面,它是宿主消化吸收、免疫反应、物质能量代谢的重要维持者,直接或间接调控消化系统、免疫系统、神经系统等功能[10];另一方面,人体微生态失衡与多种疾病的发病机制密切相关,同时也是药物代谢、微生物耐药的中间站,并且微生态会随着年龄增长不断变化,与人的衰老、寿命息息相关。

二、泌尿道菌群的发现

国内外对肠道菌群的研究一直很活跃,但对泌尿道菌群的研究最近才开始。高通量DNA测序和增强培养方法(expanded quantitative urine culture,EQUC)最先被用来鉴定传统尿液样本培养阴性的女性膀胱细菌,并取得了成功。这些研究通过导尿取得中段尿标本,结果显示女性膀胱微生物与急迫性尿失禁和膀胱过度活动症(overactive bladder,OAB)等有密切联系,某些种类的乳酸菌缺乏甚至会导致患者术后易发尿路感染(urinary tract infection,UTI)。为了确定泌尿道微生物组的特征,研究人员主要使用了两种方法:16S rDNA高通量测序和EQUC。16S核糖体RNA在细菌中高度保守,通过16S rDNA高通量测序可以准确快速识别。16S rDNA高通量测序是一种非常敏感的检测方法,但它不能确定是不是活菌。虽然用于检测大肠杆菌和其它一些确定的尿病原体的标准临床微生物学尿液培养已建立和完善,但此方法仅可培养某些需氧菌和生长快速的病原菌,如肠杆菌属、粪肠球菌属等。而对于另一些生长较慢、厌氧以及对生长环境要求较严格的微生物,如棒状杆菌属、乳杆菌属等,则难以通过标准培养进行分离与鉴定。EQUC通过改善尿液菌群生长条件,包括增加标本量、改变不同的生长介质和气体条件,并延长培养时间,能在种水平上鉴定出标准培养所遗漏的细菌,可以更完整地描述存在的微生物(图3-2)。通过联合16S rDNA高通量测序和EQUC发现二者检测出的细菌类型存在明显重叠,表明测序所鉴定出的细菌大部分处于存活状态。泌尿道微生物群包括泌尿道的细菌、真菌、寄生虫、衣原体、支原体和病毒等所有微生物群体,但是通过宏基因组学研究至今未发现正常情况下健康人泌尿道病毒和真菌的存在证据,因此习惯把泌尿道微生物群称为泌尿道菌群。泌尿道菌群只是泌尿道微生物群的一部分,把清洁中段尿培养的尿液菌群称为膀胱菌群,严格意义上也是不合适的。早期研究泌尿道微生物组学的学者习惯把耻骨上膀胱造瘘以及导尿所得的尿液菌群称为膀胱菌群,把清洁中段尿获得的尿液菌群称为泌尿生殖道菌群,但是由于泌尿道微生物组学的研究刚刚起步,还未能对整个尿路的细菌区分进行严格意义的定义,这需要在大量实验数据的基础上进行重新评估界定。在本篇文章中,我们把清洁中段尿获得的泌尿道菌群等同为膀胱菌群,因为在对健康人进行导尿、造瘘或者留取正常尿路黏膜等创伤性操作时获得菌群是不合乎伦理道德的,随着研究的深入,我们会对泌尿道微生物群落的界定进行进一步的考虑。

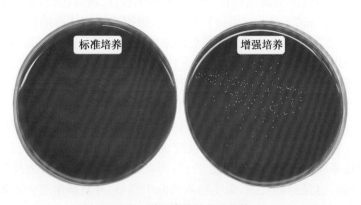

图 3-2　增强培养技术的优势

在人类尿液微生物组中发现的最普遍的菌属是乳酸菌(15%),其次是棒状杆菌(14.2%)、链球菌(11.9%)、放线菌(6.9%)和葡萄球菌(6.9%)。宏基因组学和宏蛋白质组学的结合和进一步发展,使得健康的尿液微生物群和无症状菌尿状态得以区分,同时发现健康的尿液微生物群中女性以乳酸杆菌占优势,男性以棒状杆菌占优势[11]。几个年龄特异性的菌属也被发现:Jonquetella、Parvimonas、Proteiniphilum 和 Saccharofermentans 只出现在年龄 >70 岁人群组中。虽然在健康人群尿液中检测到的菌群没有致病性,会在尿路建立起一个复杂的生态网络,与宿主黏膜相互作用,可以保护机体在生理状态下不被感染,或抑制病原菌的定植和继发感染,起到宿主防御的作用。在肠道菌群中,优势菌群的紊乱产生了所谓的菌群失调,可能导致肠道和肠道外疾病的发生和发展,比如结肠癌。有研究表明 OAB 患者的泌尿道菌群丰富度和多样性均显著降低。在不同研究中,OAB 患者泌尿道菌群特定种属气球菌属和变形杆菌属增多而乳杆菌属减少,专性厌氧菌属(如普氏菌属和梭杆菌属)显著减少,而兼性厌氧菌属(如变形杆菌属和气球菌属)相对增多,呈相似的变化趋势,这一菌群紊乱可能是女性 OAB 患者特有的菌群失衡状态。研究人员还探讨了男性泌尿道菌群在泌尿系统疾病中的作用。一项关于衰老对男性泌尿道菌群影响的研究报告发现:随着年龄的增长,男性泌尿道菌群的细菌总数显著减少,而属的数量却增加了,即男性尿路中的微生物群落可能变小,但多样性增加。最近一项对男性的研究表明,下尿路症状(lower urinary tract symptoms,LUTS)的严重程度与通过导尿所获得的尿液检测细菌(即男性膀胱菌群)的数量及种类均有一定的相关性。这些结果证明膀胱拥有自己的微生物群落,这些微生物有保护宿主的功能,它的失调会导致膀胱生理功能紊乱。膀胱微生物稳态是膀胱生理功能的重要决定因素,其可决定膀胱的重量、大小及相关基因的表达[12]。

三、膀胱菌群和膀胱癌的关系

虽然很多新型生物技术已广泛应用于尿微生物组与良性泌尿系统疾病关系的研究,但尿微生物组与泌尿系统恶性肿瘤关系的研究还很少。

一项来自克罗地亚斯普列特大学的研究采用 16S rDNA 测序的方法分析了 12 例男性膀胱癌患者和 11 例年龄匹配的健康对照组尿液样本中的细菌群落。研究结果表明,两组中最丰富的门是厚壁菌门,其次是放线菌门、拟杆菌门和变形杆菌门。虽然两组之间的微生物多样性和总体微生物群落组成没有显著差异,但可以确定两组中更为丰富的操作分类单元(operational taxonomic units,OTUs)是不同的。在膀胱癌组中显著富集的细胞中,发现了一种属于梭杆菌属的 OTU,它可能是一种原发病原体。在一项涉及 42 个膀胱癌组织的独立样本研究中,有 11 个组织的核梭菌序列被 PCR 检测到。健康尿液相比膀胱癌组尿液中含有较多的 3 种 OTU,分别为 Veillonella 属、链球菌属和棒状杆菌属。虽然没有观察到整体微生物组的主要差异,但确定了几个 OTU 在膀胱癌或健康亚组中明显过度表达。这些差异提示尿微生物在膀胱癌发病机制中的可能作用,值得进一步评价[13]。

另一项更为详细、样本量更大的研究来自于笔者所在的南方医科大学南方医院,笔者收集了 31 名男性膀胱癌患者和 18 名健康对照组的中段尿液,从中提取 DNA,利用 Illumina MiSeq 对 V4 区进行高通量 16S rDNA 测序,经过 QIIME 过滤和 UPARSE 聚集进行结果序列读取,观察到与对照组相比膀胱癌组细菌丰富度增加,不动杆菌、厌氧菌属、鞘脂杆菌属

（Acinetobacter，Anaerococcus，Sphingobacterium）等菌属富集和沙雷氏菌属、变形杆菌属、玫瑰单胞菌属（Serratia，Proteus，Roseomonas）等菌属减少（图 3-3）。癌症组和非癌症组的 β 多样性存在显著差异，在不同的风险水平之间存在差异，而在不同的肿瘤分级之间无明显差异。在具有高复发和进展风险的癌症患者中观察到赫氏杆菌属（草螺菌属）、卟啉杆菌属和拟杆菌属（Herbaspirillum，Porphyrobacter，Bacteroides）的富集，这意味着这些菌属可能是危险分层的潜在生物标志物（图 3-4）。在此项研究中发现了癌症组的葡萄球菌感染以及甘油脂代谢、视黄醇代谢等多种功能通路增加，从微环境及代谢组学的角度显示出微生物对肿瘤进展及其微环境的影响，但仍需要进一步研究[14]。

鉴于早期对女性尿微生物组的研究，中段尿往往不能精确代表膀胱微生物组，中段尿中检测到的细菌 DNA 与经导尿检测到的 DNA 有差异，利用导尿得到的结果可能更理想。前述两项研究均受到尿液标本的限制，但考虑到研究中采取了严格的会阴清洁流程，以及男性与女性解剖上存在差异，我们对男性清洁中段尿的结果仍然非常肯定。

海军军医大学第一附属医院（上海长海医院）收集了 22 例膀胱癌组织和 12 例癌旁正常膀胱黏膜组织标本而不是用尿液标本，进行了生物信息学分析。他们的研究结果显示两种

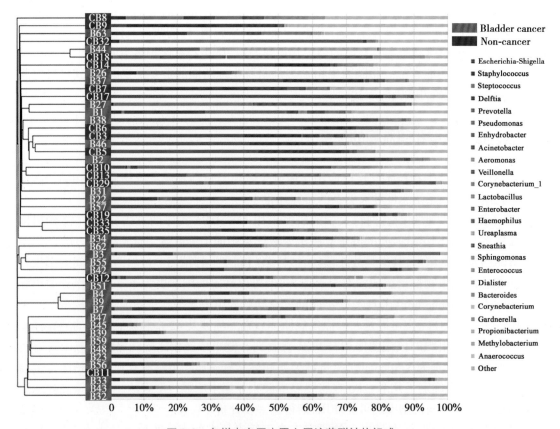

图 3-3　各样本在属水平上尿液菌群结构组成

树状聚类图（右侧，基于未加权 UniFrac 度量，样品越靠近，枝长越短，说明两个样品的物种组成越相似）；属级别尿液菌群结构分布直方图（左侧，每种颜色代表一个细菌分类群，每一条直方图代表一个样本；直方图的长度代表细菌的相对丰度，相对丰度 <0.5% 和未分类的细菌属归为其他）。

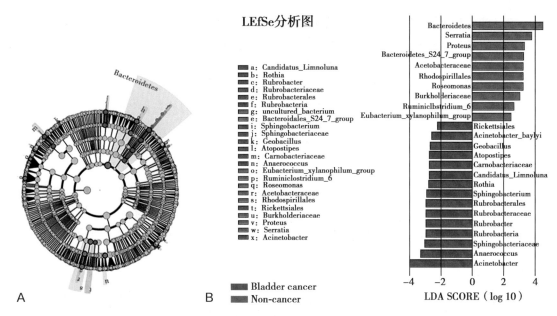

图 3-4　与膀胱癌相关的微生物分类群

A.表示与膀胱癌组(红色)和对照组(绿色)相关的尿微生物类群的分类图;B.通过线性判别分析效应大小(LEfSe)将特定微生物群分类群与癌症组和非癌症组相关联。红色表示在癌症组中富集的分类群,绿色表示在非癌症组中富集的分类群。

组织的优势门均为变形杆菌门,癌组织的物种丰富度和多样性较低,癌组织和正常组织的β多样性存在显著差异。在癌组织中,微生物属 Lactobacillus、Prevotella_9 和 Ruminococcaceae 的相对丰度较低,而 Cupriavidus spp(Brucellaceae 科的一个未知属)、Acinetobacter、Anoxybacillus、Escherichia、Shigella、Geobacillus、Pelomonas、Ralstonia 和 Sphingomonas 的相对丰度较高。研究者认为这些属可能作为膀胱癌的生物标志物,并可能有助于该疾病的筛查和监测。考虑到膀胱肿瘤的多中心性,以及膀胱因为尿液的流动性在微生物学理论上是作为一个整体出现,该实验选用了癌变膀胱黏膜及癌旁正常组织的膀胱黏膜作为标本,为膀胱癌变和进展过程中黏膜微生物群的改变提供了重要依据[15]。

　　虽然各项研究结果有差异,但是均证实膀胱癌患者发生了膀胱菌群失调,并揭示了先前未被描述的人类膀胱的细菌多样性。这些细菌可能具有影响膀胱癌进展的潜力,并可能与菌群代谢的有害化学产物有一定的相关性,这也可能进一步说明膀胱微环境与膀胱癌的发生密切相关。找到这些变化的原因将为膀胱癌的发病机制提供新的思路,并为膀胱癌的诊断和治疗提供新的方法。因此需要尽快明确膀胱癌与膀胱菌群是否具有因果关系,及其内在的致病机制。

四、膀胱微生物群与卡介苗(Bacille Calmette-Guérin,BCG)免疫治疗

　　泌尿外科医师通过膀胱内灌注 BCG 这种微生物,治疗高级别非肌层浸润性尿路上皮癌已超过 40 年。BCG 是牛分枝杆菌的减毒活株。1972 年,阿尔瓦罗·莫拉莱斯(Alvaro Morales)首次将 BCG 注入人体膀胱用于治疗尿路上皮癌(urothelium carcinoma,UC)。虽然

BCG 灌注治疗已成为中、高危非肌层浸润性膀胱癌患者术后的标准治疗方案,但仍有相当部分的患者出现复发及进展,且治疗的剂量、频率和持续时间(维持治疗)一直存在争议,对于如何在最大限度提高疗效的同时使副作用(尿频、尿急、排尿困难、血尿和更罕见的副作用,如 BCG 败血症)最小化仍是一个挑战。

在一个关于 BCG 活性的现代研究模型中发现,牛分枝杆菌首先通过与纤连蛋白和整合素 $α5β1$ 结合,然后通过胞吞作用进入过表达 $α5β1$ 的 UC 细胞,从而使 BCG 内化。之后,UC 细胞上调表达Ⅱ类 MHC、ICAM-1 和分泌细胞因子(IL-6,IL-8,GM-CSF,TNF-α),随着树突状细胞募集免疫细胞(粒细胞,CD4+ 和 CD8+ 淋巴细胞,NK 细胞,巨噬细胞),导致大量细胞因子(白介素,TNF-α、IFN-γ、GM-CSF 等)的释放。BCG 通过多种机制,包括影响 NK 细胞、CD8+ 细胞毒性 T 细胞、巨噬细胞和粒细胞(通过肿瘤坏死因子相关的凋亡诱导配体或 TRAIL)导致对 UC 细胞的细胞毒性。有研究表明,泌尿道菌群可能通过多种机制影响 BCG 的治疗反应,这些机制包括导致膀胱腔内 BCG 的破坏或失活,或通过附着于纤维连接蛋白调节 UC 细胞对 BCG 的敏感性。免疫学研究表明,许多宿主共生体和益生菌菌株,如乳酸菌表现出通过 NF-κB 通路以及对 IL-6 和 IL-8 的抑制减弱黏膜炎症的能力,这表明在 BCG 存在的情况下,局部微生物群落可能通过竞争性地结合纤连蛋白影响 BCG 的抗癌疗效。

泌尿道菌群可能对晚期和转移性 UC 也有影响。近年来,免疫治疗在晚期恶性肿瘤治疗中的应用有所增加,尤其是许多针对 PD-1/PD-L1 免疫检查点新药物应用。最近一些探讨人体肠道微生物群与抗 PD-1 治疗的疗效之间关系的研究显示,共生微生物的组成与抗 PD-1 治疗的临床疗效有关,其中尤受关注的是转移性黑色素瘤采用抗 PD-1/PDL1 药物治疗的疗效与双歧杆菌、油毡菌和粪肠球菌的存在时间有关。抗 PD-1/PD-L1 药物治疗转移性尿路上皮癌的疗效可能与肠道或泌尿道菌群中某些有机体的存在有关,尽管这一点尚未被研究证实,但是可能性很大。因此,深入探讨泌尿道菌群与免疫治疗间的联系,或许能为晚期膀胱癌患者的个体化治疗提供新思路。

实例演示

第三节　膀胱癌患者尿液微生物群分析示例

【适应证】

1. 受试者依从性好,能配合检查和治疗。
2. 膀胱癌组　病理检查确诊为膀胱尿路上皮癌,包括非肌层浸润组和肌层浸润组。
3. 对照组　无明确泌尿系统疾病,无泌尿系疾病相关的症状体征。

【禁忌证】

1. 近 1 个月内有泌尿道感染史或标准中段尿培养阳性或合并下尿路症状。
2. 近 1 个月内有抗生素使用史。
3. 合并严重的全身性疾患,如免疫缺陷等。

【所需器材清单】

1. 部分实验材料 Z.N.A.ostool DNA 提取试剂盒、Big Dye v3.1 测序试剂盒、Iruseq DNA LT Sample PreP K 建库试剂盒。

2. 主要仪器 Thermo nanodrop 2000 紫外微量分光光度计,Illumina Misey 测序平台。

【团队要求】

1. 具有一定的临床操作技术能力和临床经验、正确的无菌观念、良好的医患沟通能力等。

2. 具有一定的实验技术水平。

3. 具有一定的生物信息学挖掘能力。

【操作步骤】

操作步骤见图 3-5。

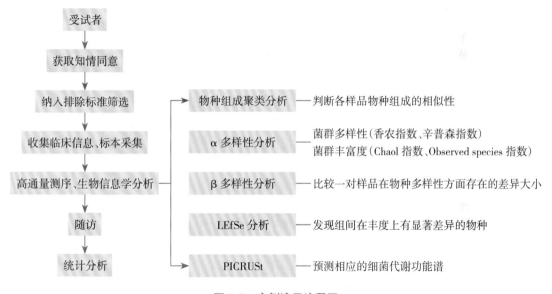

图 3-5 实例演示流程图

1. 标本采集 留取受试者清洁中段尿液标本(晨尿)于灭菌采集管中(30~50ml),迅速置于 4℃冰盒中保存,2 小时内离心,后移弃上清液,留取沉淀保存于 -80℃环境下,以备提取 DNA。

2. DNA 提取和质检 使用专用试剂盒进行总 DNA 提取。

3. 文库构建和测序 包括 DNA 质检、定量 PCR 扩增、纯化 PCR 产物、去掉 Buffer 和二聚体、加接头和 PCR 法、纯化文库。

4. 生物信息学分析 包括数据统计、序列拼接、物种分类和丰度分析、OTU 统计、α 多样性分析、β 多样性分析、样品组间显著性差异分析、LEfSe 分析、Metastats 分析、PICRUSt 分析。

5. 患者尿液菌群丰度明显增高;膀胱癌复发和进展风险越高,尿液菌群丰度越高,提示尿液菌群丰度可能与膀胱癌存在一定相关性(图 3-6)。

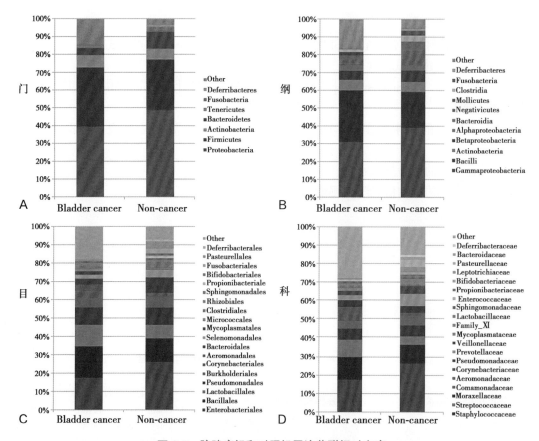

图 3-6　膀胱癌组和对照组尿液菌群相对丰度

条形图每种颜色代表一种细菌分类群,条形图的高度代表该分类群的相对丰度。A.门水平;B.纲水平;
C.目水平;D.科水平。相对丰度 <1% 与未分类的细菌分类群归为"其他"

6. PCOA 分析结果显示膀胱癌组标本明显区分于健康对照组,提示膀胱癌有明显不同于
对照组的尿液菌群特征,同时膀胱癌组标本明显聚集,提示可能存在共同的菌群失调模式。

7. LEfSe 分析结果显示膀胱癌组尿液中 Acinetobacter、Sphingobacterium 等丰度明显增
高,Serratia、Proteus 等丰度明显降低,而这些差异菌属可能成为膀胱癌的生物标志物和潜在
治疗靶点。

8. 非肌层浸润性膀胱癌中高进展风险组及高复发风险组标本中,草螺菌属、产卟啉杆菌
属及拟杆菌属的丰度明显增高,提示这些差异菌属可能有助于膀胱癌预后的风险分层。

【要点解析】

> 高通量测序技术及细菌培养方式的发展打破了泌尿道无菌的观念,为膀胱癌等泌
> 尿系统疾病的诊治提供了新思路:
> 1. 性别、地区、年龄等多种被证实与膀胱癌密切联系的因素,可能是通过影响泌尿
> 系统菌群构成,进而影响膀胱癌的发生、发展。
> 2. 泌尿系统菌群完善了对泌尿道微环境的认知,除了尿路上皮细胞外基质,菌群及
> 其代谢物也是微环境的重要组成成分。

3. 相比取中段尿,导尿、耻骨上穿刺能够获取更清洁的尿液,得到更加真实的检测结果。

4. 膀胱癌人群的泌尿道菌群丰度比健康人低,部分特异菌减少或富集,提示泌尿系菌群总体丰度改变、特异菌构成改变可能影响膀胱癌的发生、发展。这类特异菌可能成为预测膀胱癌预后的非侵入性生物标志物。

5. 泌尿系统菌群能影响膀胱癌免疫治疗疗效,如直接作用导致 BCG 灭活。同时,肠道菌群对多瘤种的免疫检查点抑制剂疗效有着重要影响,泌尿道、肠道菌群同样可能影响膀胱癌的免疫检查点抑制剂疗效,是改善、预测免疫治疗疗效的新思路。

志谢:感谢高义胜博士参与资料搜集和编写工作。

（吴　芃）

专家述评

20 世纪 80 年代 Richard Jefferson 提出了全基因组(hologenome),即包括宿主基因(host Genome)和微生物组(microbiome),并以此提出全基因组进化理论:①人体微生物组的遗传信息远远多于宿主的遗传信息;②微生物组可以和人体基因组一起传给下一代,且具有相对的忠实性(fidelity);③人体微生物组与基因相互作用,并影响到整体的(全功能体,holobiont)生理、健康和对环境的适应性;④全基因组的变异是两个基因组的总和,而微生物变异更大,适应环境更快;⑤人体的全基因组(hologenome)是人体和人体微生物(micrbiota)相互选择和相互作用的结果,即:人体可以选择合适自身的微生物,微生物也在选择适合的宿主。人体基因组的个体差异和基因突变造成癌症等慢性疾病和遗传疾病发生,也造成了治疗药物药效的差异。我国围绕这一主题也先后召开了"双清论坛(2015 年)"、"香山会议(2016 年)"和"国际工程科技发展战略高端论坛(2017 年)"。同时,"十一五"和"十二五"计划期间,"973项目"、"863 计划"、国家自然科学基金等项目大力支持人体微生态的基础研究、关键技术开发和资源平台建设。

对泌尿道菌群的发现与探索可能会导致需要对各种泌尿疾病的病理生理状态重新评估。泌尿外科良性病变领域相关的微生物研究已经广泛开展,但是膀胱肿瘤与膀胱微生物群的研究非常有限。膀胱癌是泌尿系统最主要的恶性肿瘤,死亡率也是最高的,通过进一步探索泌尿道菌群、肠道菌群与膀胱癌的关系有可能改善这一现状。此外,将泌尿道菌群作为特异的非侵入性生物标记物也是有希望的。未来的一些研究将可能有助于开发通过口服或膀胱内灌注益生菌改变泌尿道菌群的技术,以改善膀胱癌对 BCG 和其他治疗的反应。

由于频繁使用抗生素及尿道内置物可能导致膀胱微生物群落发生变化,所以利用导尿获得样本的重要性不容低估。随着对泌尿道菌群研究的深入,通过对膀胱癌患者泌尿道菌群的特征描述,有望阐明膀胱癌与微生物组之间的作用关系,并可能发现新的诊断标志物。利用微生物组改善膀胱癌诊断和治疗具备一定潜力。膀胱菌群也可能有助于改善肠代膀胱和新材料替代膀胱后出现膀胱抗侵袭能力下降的难题,通过给替代膀胱内定植特定菌群增强替代膀胱的抗侵害能力,或是利用特殊菌群的分解能力研制具有生物功能的人工新材料膀胱。泌尿道菌群的发现,改变了医学上对于泌尿系统疾病的传统认识,引发了对泌尿系统疾病包括膀胱癌研究的新思路。

目前人体微生态研究已进入高速发展期。人体微生态"器官"的确立,翻开了生命科学的新篇章,颠覆了医学上对于感染、肿瘤、代谢等重大疾病的传统认识,将催生药物研发新靶点、新途径的应用,并推动大数据分析、信息产业的发展。

(林天歆)

参考文献

[1] SHAW ME,ELDER PA,ABBAS A,et al. Partial allelotype of schis-tosomiasis-associated bladder cancer[J]. Int J Cancer,1999,80(5):656-661.

[2] FLINT HJ,SCOTT KP,LOUIS P,et al. The role of the gut micro-biota in nutrition and health[J]. Nat Rev Gastroenterol Hepatol,2012,9(10):577-589.

[3] THOMAS-WHITE KJ,HILT EE,FOK C,et al. Incontinence medication response relates to the female urinary microbiota[J]. Int Urogynecol J,2016,27(5):723-733.

[4] GRAM IT,DANDIN S,BRAATEN T,et al.The hazards of death by smoking in middle-aged women[J]. Eur J Epidemiol,2013,28(10):799-806.

[5] LEWIS DA,BROWN R,WILLIAMS J,et al. The human urinary microbiome:bacterial DNA in voided urine of asymptomatic adults[J]. Front Cell Infect Microbiol,2013,3:41

[6] ZITVOGEL L,DAILLÈRE R,ROBERTI MP,et al.Anticancer effects of the microbiome and its products[J]. Nat Rev Microbiol,2017,15(8):465-478.

[7] BOURSI B,MAMTANI R,HAYNES K,et al.Recurrent antibiotic exposure may promote cancer formation-another step in understanding the role of the human microbiota[J]. Eur J Cancer,2015(17),51:2655-2664.

[8] OHASHI Y,NAKAI S,TSUKAMOTO T,et al. Habitual intake of lactic acid bacteria and risk reduction of bladder cancer[J]. Urol Int,2002,68(4):273-280.

[9] MARKOWSKI MC,BOORJIAN SA,BURTON JP,et al. The Microbiome and Genitourinary Cancer:A Collaborative Review[J]. European Urology,2019,75(4):637-646.

[10] LARSSON E,TREMAROLI V,LEE YS,et al. Analysis of gut microbial regulation of host gene expression along the length of the gut and regulation of gut microbial ecology through MyD88[J]. Gut,2012,61(8):1124-1131.

[11] FOUTS DE,PIEPER R,SZPAKOWSKI S,et al. Integrated next-generation sequencing of 16S rDNA and metaproteomics differentiate the healthy urine microbiome from asymptomatic bacteriuria in neuropathic bladder associated with spinal cord injury[J]. J Transl Med,2012,10:174.

[12] BERSANELLI M,SANTONI M,TICINESI A,et al.The Urinary Microbiome and Anticancer Immunotherapy: The Potentially Hidden Role of Unculturable Microbes[J]. Targeted Oncology,2019,14(3):247-252.

[13] BUČEVIĆ POPOVIĆ V,ŠITUM M,CHOW CT,et al.The urinary microbiome associated with bladder cancer [J]. Scientific Reports,2018,8(1):12157.

[14] WU P,ZHANG G,ZHAO J,et al. Profiling the Urinary Microbiota in Male Patients With Bladder Cancer in China[J]. Frontiers in Cellular and Infection Microbiology,2018,8:167.

[15] LIU F,LIU A,LU X,et al. Dysbiosis signatures of the microbial profile in tissue from bladder cancer[J]. Cancer Medicine,2019,8(16):6904-6914.

第四章

膀胱影像报告和数据系统在膀胱癌诊疗中的应用

第一节 传统检查方法在膀胱癌诊疗中的价值和局限性

膀胱癌诊断依据包括临床表现、尿细胞学及肿瘤标志物检查、内镜及病理检查、诊断性经尿道膀胱肿瘤电切术(transurethral resection of bladder tumors,TURBT)及影像学检查。体检触及盆腔包块是局部进展性膀胱癌的证据,但是体检对于 T_2 期以下膀胱癌的诊断价值有限。尿细胞学阳性表明泌尿系统的任何部分包括肾盏、肾盂、输尿管、膀胱和尿道,均有存在尿路上皮癌的可能,但缺乏定位信息。尿细胞学阳性的患者,往往提示其为高级别尿路上皮癌;对于低级别尿路上皮癌,尿细胞学阳性率低,需要借助其他检查如膀胱镜检查、活检等明确诊断。尿细胞学检查结果可受多种因素影响。

膀胱癌 T 分期取决于膀胱镜检查和经尿道膀胱肿瘤切除术病理评估。膀胱镜检查可明确肿瘤数目、大小、形态、部位以及周围膀胱黏膜的情况,同时也可对可疑病变活检以明确病理诊断。膀胱内镜检查为有创性检查,通常在局部麻醉下进行。经尿道膀胱肿瘤切除术可以对膀胱癌进行分期,并且可评估肿瘤组织学亚型和肿瘤分级。然而,经尿道膀胱肿瘤切除术对膀胱癌 T 分期低估率可高达 40%,25% 肌层浸润性膀胱癌被漏诊。由于经尿道膀胱肿瘤切除术会造成 T 分期误判,多达 15% 的膀胱癌患者经常需要重复此手术。此外,通过经尿道膀胱肿瘤切除术来评价膀胱癌 T 分期存在操作医师经验依赖性。病理学家对于膀胱癌 T 分期判断可有 15%~56% 不一致。

影像检查可评价膀胱癌的侵袭性、局部或远处转移以及上尿路受累情况,利于判断膀胱癌临床分期。影像学检查包括超声、电子计算机断层扫描(computed tomography,CT)、磁共振成像(magnetic resonance imaging,MRI)和正电子发射计算机断层显像(positron emission tomography/computed tomography,PET/CT)检查。

超声检查是诊断膀胱癌最常用、最基本的项目,但其准确性受操作者水平的影响,且其诊断准确率与肿瘤大小成正比,其对大于 5mm 的有蒂膀胱肿瘤检出敏感性为 61%~84%。

CT 检查可用于膀胱癌诊断和判断 T 分期,还可检出上尿路病变。CT 在非肌层浸润性膀胱癌 T 分期诊断中的作用有限,存在 T 分期不足的风险。而对于肌层浸润性膀胱癌,CT 可同时评估膀胱和上尿路的尿路上皮病变,评估邻近器官(前列腺或精囊等)和膀胱周围脂肪的受侵情况,检出是否存在淋巴结转移和远处转移(肺、脑和肠等部位),从而指导 T 分期的诊断。CT 诊断膀胱周围组织或周围脂肪受侵的敏感性和特异性分别为 89% 和 95%。但 CT 在 TURBT 后的膀胱癌 T 分期诊断中作用有限,T 分期可能被高估。CT 无法评估膀胱癌侵犯膀胱壁情况。CT 对软组织的分辨率有限,仅能检出受侵后呈肿块样的前列腺或精囊。此外,CT 具有辐射风险。膀胱多发性肿瘤、高危肿瘤及膀胱三角区肿瘤患者建议行 CT/CTU 检查,CTU 能提供更多的泌尿系统信息(包括上尿路、周围淋巴结和邻近器官的状态),CTU 已基本取代静脉尿路造影。

MRI 的研究开始于 20 世纪 40 年代,直到 80 年代初才应用于膀胱,使用 T1W 和 T2W 序列对膀胱癌分期进行辅助诊断,但其诊断准确率有限,且不同医师间的诊断差异较大,难以满足临床诊疗的需求。随着 MRI 功能序列检查的出现,扩散加权成像(diffusion weighted imaging,DWI)、动态对比增强(dynamic contrast enhancement,DCE)、多参数磁共振成像(multiparametric MRI,mpMRI)均显示出良好的安全性、较高的软组织分辨率,并可多方位、多层面、多序列成像,可较好地显示肌层浸润或非肌层浸润性膀胱癌、膀胱周围组织侵犯、局部或远处转移情况,明显提高了对膀胱癌的诊断准确率和对治疗疗效的评估价值。MpMRI 的敏感性、准确性高于 CT,具有重要的临床应用价值。因此推荐采用包括常规序列与功能序列的 mpMRI 综合评价膀胱癌患者的情况。

放射性核素氟脱氧葡萄糖(FDG)PET/CT 可检出淋巴结转移和远处转移(肺、脑和肠等部位),可应用于肌层浸润性膀胱癌患者的术前分期、晚期膀胱癌患者转移情况及疗效评价。由于 FDG 会经肾脏排泄到膀胱,影响膀胱内较小肿瘤及膀胱周围区域淋巴结的显影,且费用昂贵,因此 PET/CT 不是常规检查项目。此外,FDG PET/CT 具有辐射风险。

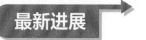

第二节　MpMRI 检查技术要求

一、检查前准备

检查前仔细询问患者是否接受过药物治疗和手术,是否存在钆剂严重不良反应病史,有无严重的幽闭恐惧症,有无心脏起搏器、动脉瘤手术史等病史和症状。推荐在 TURBT、膀胱活检或膀胱内治疗前或治疗后至少 2 周进行 MRI 检查。由于膀胱中的空气(来自膀胱镜检查或留置导尿管)会产生磁敏感伪影而导致 DWI 图像变形,因此推荐在膀胱镜检查或取出

Foley 导管后 2~3 天再行 MRI 检查。

检查前应适当充盈膀胱,指导患者在 mpMRI 检查前 1~2 小时排空膀胱,检查前 30 分钟内饮用 500~1 000ml 水。对于有膀胱排空不全病史的患者,可在 MRI 检查前采用超声检测残余尿量以判断膀胱何时充盈最佳(约 300ml)。对于膀胱充盈不佳的患者,应在饮用更多水后 30~60 分钟内重复扫描。如果膀胱过度充盈,应指导患者在重复扫描之前部分排空膀胱。膀胱充盈良好的情况下,膀胱壁没有褶皱,mpMRI 可以清晰显示膀胱壁,识别固有肌层(逼尿肌层)。必要情况下,可通过肌内注射解痉剂来减少肠管蠕动引起的运动和磁敏感伪影。

二、磁场强度和线圈

推荐使用 MRI(1.5 或 3.0 T)和多通道相控阵表面线圈以实现高空间分辨率和信噪比。

三、MpMRI 扫描序列和参数

MpMRI 扫描基本序列包括 T2 加权成像(T2WI),DWI 和动态对比增强成像(DCE MRI)。男性患者 MRI 扫描范围应包括整个膀胱、近端尿道、盆部淋巴结和前列腺。女性患者 MRI 扫描范围应包括整个膀胱及邻近的盆腔脏器(子宫、卵巢、输卵管和阴道)。自旋回波 T1 加权(T1W)图像用于识别膀胱中的出血和血凝块以及骨转移。

T2WI 的技术参数:采用二维(2D)快速自旋回波(FSE、TSE),采集至少 2 个不伴脂肪抑制的多平面(轴位 / 冠状位和矢状位)T2WI 图像。对于 2D-FSE,推荐层厚为 3~4mm,以在保持信噪比的同时最大化空间分辨率。三维自旋回波采集(例如 SPACE、CUBE、VISTA)可以用作 2D 采集的补充。如果使用各向同性体素采集,则可以重建出垂直于肿瘤基部的任意平面。

DWI 的技术参数:DWI 可检测细胞内、外水分子的扩散运动,并通过测定癌灶 ADC 值定性和定量评估膀胱癌。DWI 推荐轴位和矢状位 / 冠状位成像,采用自由呼吸下自旋回波平面回波成像(SE-EPI)结合频谱脂肪饱和技术。推荐采用高 b 值(800~1 000s/mm^2)DWI 成像以获得高对比度。为了获得质量良好的 DWI,可运用包括短回波时间的并行成像、增加激励次数以及调整矩阵和相应的体素大小等技术。DWI 扫描层面应与 T2W 成像相匹配,以便于图像解读。

DCE 的技术参数:推荐采用 3D 采集(如 VIBE、LAVA、THRIVE)以获得更高的空间分辨率,次选脂肪抑制的 2D 或 3D T1 梯度回波(GRE)序列,同时采集增强前图像。使用高压注射器系统以 0.1mmol/kg 体重的剂量、1.5~2.0ml/s 的速率注射钆对比剂,然后用盐水冲洗。注射开始后 30 秒采集初始对比图像,然后每 30 秒使用相同的序列采集 4~6 次,以显示膀胱壁内层的早期强化,及随后的肿瘤强化。如果使用各向同性体素采集 3D-GRE,则可以重建垂直于肿瘤基部的任意平面。延迟期相上膀胱壁内层、外层和肿瘤之间的信号对比度降低,因此不能用于确定肿瘤 T 分期。

半定量 / 定量测量:流入和廓清率可作为半定量参数。灌注曲线和表观弥散系数(ADC)等为定量参数。在灌注加权成像中,Ktrans 可评估毛细血管通透性,可间接代表肿瘤新血管生成。研究表明低、中、高级别肿瘤的 ADC 值不同,表明影像学与组织病理学之间存在相关性。弥散张量成像的研究表明,在肌层浸润性膀胱癌的癌灶与膀胱壁分界处,部分各向异性这一客观指标会增大。

膀胱癌 mpMRI 检查的基本扫描序列和技术要求见表 4-1,表 4-2。

表 4-1 膀胱癌 mpMRI(1.5 T)检查的基本扫描序列和技术要求

项目	T2WI	DWI	DCE MRI
方位	轴位、矢状位、冠状位	轴位	轴位
TR(ms)	5 000	4 500	3.3
TE(ms)	80	88	1.2
翻转角(度)	90	90	13
视野(cm)	23	27	35
矩阵	256×(189~256)	128×109	256×214
层厚(mm)	4	4	2
层间距(mm)	0~0.4	0~0.4	0
激励次数	1~2	10~15	1
b 值(s/mm^2)		0,800,1 000	

注:男性患者 MRI 扫描覆盖范围应包括整个膀胱、近端尿道、盆部淋巴结和前列腺;女性患者 MRI 扫描覆盖范围应包括整个膀胱、子宫、卵巢、输卵管和阴道。

表 4-2 膀胱癌 mpMRI(3.0 T)检查的基本扫描序列和技术要求

项目	T2WI	DWI	DCE MRI
方位	轴位、矢状位、冠状位	轴位	轴位
TR(ms)	4 690	2 500~5 300	3.8
TE(ms)	119	61	1.2
翻转角(度)	90	90	15
视野(cm)	23	32	27
矩阵	400×(256~320)	128×128	192×192
层厚(mm)	3~4	3~4	1
层间距(mm)	0~0.4	0.3~0.4	0
激励次数	2~3	4~10	1
b 值(s/mm^2)		0,800,1 000(最大 2 000)	

注:男性患者 MRI 扫描覆盖范围应包括整个膀胱、近端尿道、盆部淋巴结和前列腺;女性患者 MRI 扫描覆盖范围应包括整个膀胱、子宫、卵巢、输卵管和阴道。

第三节 膀胱影像报告和数据系统
(Vesical Imaging-Reporting And Data System,VI-RADS)

2018 年日本腹部放射学会、欧洲泌尿外科学会和欧洲泌尿影像学会共同提出膀胱影像报告和数据系统（VI-RADS）。提出 VI-RADS 的主要目的是通过简明的结构化读片流程对膀胱癌是否存在固有肌层（逼尿肌层）浸润做出判断[1-2]。

膀胱癌肌层浸润的 VI-RADS 评分标准：使用 T2WI、DCE 和 DWI 对肿瘤进行评分，以评估膀胱癌肌层浸润的总体风险。

T2WI 评分标准：在 T2WI 图像上肌肉呈现为低信号，中断的低信号肌肉线表明存在肌层浸润。膀胱癌肌层浸润的 T2WI 评分标准见表 4-3。

表 4-3　膀胱癌肌层浸润的 T2WI 评分标准

VI-RADS 评分	T2WI 表现	图例（T2WI）
1 分	肿瘤腔内生长，有或无蒂，可伴壁内膜层增厚，固有肌层 T2WI 呈连续无中断低信号线，提示肌层完整、无破坏（癌灶 <1cm）	
2 分	有蒂的外生性肿瘤，伴或不伴内膜层增厚；或无蒂的宽基底肿瘤，伴内膜层增厚呈 T2 高信号。固有肌层 T2WI 呈连续无中断低信号线，提示肌层完整、无破坏（癌灶 >1cm）	
3 分	不符合 VI-RADS 2 分评分标准，无蒂的外生性肿瘤，或宽基底肿瘤不伴内膜层增厚，但固有肌层 T2 低信号无明显破坏	
4 分	固有肌层 T2 低信号线中断，提示中等信号肿瘤组织延伸至固有肌层	

续表

VI-RADS 评分	T2WI 表现	图例（T2WI）
5 分	中等信号肿瘤组织延伸至膀胱外脂肪，提示整个膀胱壁和膀胱外组织的浸润	

　　膀胱癌肌层浸润的 DCE-MRI 评分标准：对于 DCE-MRI，肿瘤和膀胱壁内层表现为早期增强，可同时和同等程度增强。固有肌层在早期不增强，在肿瘤下可呈低信号线。膀胱癌肌层浸润的 DCE-MRI 评分标准见表 4-4。

表 4-4　膀胱癌肌层浸润的 DCE-MRI 评分标准

VI-RADS 评分	DCE 表现	图例（DCE）
1 分	固有肌层未见早期强化（对应于 T2WI 1 分病灶）	
2 分	固有肌层未见早期强化，内膜层呈早期强化（对应于 T2WI 2 分病灶）	
3 分	不符合 VI-RADS 2 分评分标准，但固有肌层低信号无明显破坏	

续表

VI-RADS 评分	DCE 表现	图例（DCE）
4分	肿瘤早期强化延伸至固有肌层	
5分	肿瘤早期强化延伸至整个膀胱壁和膀胱外脂肪	

　　膀胱癌肌层浸润的 DWI/ADC 评分标准：肿瘤在 DWI 上呈高信号，在 ADC 图上呈低信号。固有肌层可呈现中等信号，而蒂和膀胱壁内层在 DWI 上为低信号。膀胱癌肌层浸润的 DWI/ADC 评分标准见表 4-5。

表 4-5　膀胱癌肌层浸润的 DWI 评分标准

VI-RADS 评分	DWI 表现	图例（DWI）
1分	固有肌层 DWI 呈连续无中断中等信号，肿瘤在 DWI 上呈高信号，ADC 图上呈低信号，有或无蒂，可伴 DWI 低信号壁内膜层增厚（癌灶 <1cm）	
2分	固有肌层 DWI 呈连续无中断中等信号，有蒂的肿瘤在 DWI 上呈高信号，ADC 图上呈低信号，蒂呈 DWI 低信号，伴或不伴内膜层增厚（DWI 低信号）；或无蒂的宽基底肿瘤，伴内膜层增厚呈 DWI 低或中等信号（癌灶 > 1cm）	

续表

VI-RADS 评分	DWI 表现	图例（DWI）
3 分	不符合 VI-RADS 2 分评分标准,但固有肌层低信号无明显破坏	
4 分	DWI 上的高信号与 ADC 图上的低信号延伸至固有肌层	
5 分	DWI 上的高信号与 ADC 图上的低信号延伸至整个膀胱壁和膀胱外脂肪	

　　VI-RADS 最终评分标准:由单独的 T2WI、DCE-MRI 和 DWI 评分生成 5 分制 VI-RADS 评分系统,代表肌层浸润的可能性(表 4-6)。其中,主要序列是 DWI(第一)和 DCE(第二,尤其当 DWI 图像欠佳时)。T2WI 序列可作为第一个评分序列,因为 T2WI 在评估固有肌层完整性方面具有很高的空间分辨率,特别是对于 VI-RADS 1~3 分。肌层浸润与否取决于 DWI 和 DCE 表现,如果 T2WI 评分和 DCE 评分存在分歧,DWI 序列可提高评分的准确性。

表 4-6　VI-RADS 评分表

T2WI 评分	DCE 评分	DWI 评分	VI-RADS 评分
1	1	1	1 分(肌层浸润可能性极小)
2 或 3	2	2	2 分(肌层浸润可能性小)
3	DCE 3 和 / 或 DWI 3		3 分(肌层浸润不能确定)
3 或 4 或 5	DCE 4 或 DWI 4		4 分(肌层浸润可能性大)
4 或 5	DCE 5 和 / 或 DWI 5		5 分(侵入肌肉和膀胱以外可能性极大)

膀胱癌的转移包括区域淋巴结转移和远处转移。盆腔淋巴结转移的影像诊断标准包括淋巴结短径大于 7.0mm；圆形；内部结构丧失；淋巴结包膜外蔓延。

第四节 VI-RADS 在膀胱癌诊疗中的价值和局限性

膀胱癌是人类最常见的恶性肿瘤之一[3]。大多数膀胱癌是尿路上皮癌，在组织学上分为低级别和高级别膀胱癌，按浸润程度又分为有肌层浸润性膀胱癌（muscle-invasive bladder cancer，MIBC）和非肌层浸润性膀胱癌（non-muscle-invasive bladder cancer，NMIBC）。确定膀胱癌侵袭膀胱壁的程度对于局限性膀胱癌的治疗至关重要[4]。对于肌层浸润性膀胱癌（MIBC，分期≥T2），通常采用根治性膀胱切除术并尿路改道。对于非肌层浸润性膀胱癌（NMIBC，分期≤T1），通常采用保留膀胱的方法，例如经尿道膀胱肿瘤切除术联合膀胱内灌注。

膀胱癌的分期依靠临床、病理和影像学表现，但局部分期主要是基于经尿道膀胱肿瘤切除术获得的病理标本。传统上，常将 CT 或 MRI 成像用于识别膀胱外疾病（区域淋巴结、上尿路或转移性疾病）。但是，将这种传统方法用于判断膀胱癌分期可能出现错误，有 10% 的 NMIBC 在重复经尿道切除术时会升级为 MIBC。

MRI 技术在过去 20 年间取得了显著进步，多参数磁共振成像（mpMRI）的适应证也在不断扩展，其在确定膀胱癌侵袭膀胱壁的程度中具有很高的价值。MpMRI 可用于直接指导患者进行经尿道膀胱肿瘤切除术。组织学活检仍是诊断膀胱癌的金标准，但 MRI 扫描也变得越来越普遍，已成为临床上膀胱癌诊治的重要手段。2018 年发表的 VI-RADS 指南，旨在标准化 mpMRI 扫描和解读以鉴别 MIBC 和 NMIBC，以期在世界范围内根据 VI-RADS 指南对膀胱 mpMRI 进行标准化扫描和解读。VI-RADS 系统地定义了肌层浸润的风险标准，提升了医师间的沟通效率，可以更好地进行患者间的比较，并且缩小了放射学医师间的读片差异。VI-RADS 评分包括 T2WI、DWI 和 DCE-MRI 的 5 分制评分，综合后最终获得 VI-RADS 评分。

MpMRI 和 VI-RADS 评分已经过多个不同机构的连续验证，可作为判定膀胱癌局部分期的有效工具，并已被证明有助于膀胱癌的诊断和治疗。迄今为止，已有多项研究证实了 VI-RADS 的可靠性，可作为区分 NMIBC 和 MIBC 的有效工具。VI-RADS 适用于评估非肌层浸润性膀胱癌接受二次经尿道膀胱肿瘤切除（re-TURBT）后的反应，或作为无辐射检查来监测肌层浸润性膀胱癌患者接受新辅助治疗后的反应。

越来越多的回顾性研究和前瞻性研究正在系统性地评估 VI-RADS 在术前风险分层和化疗疗效评估中的应用价值。VI-RADS 预测 MIBC 具有很高的曲线下面积（0.94）、敏感性（0.83）、特异性（0.90）及阅片者间一致性（kappa 值 0.81 至 0.92）[5]。另外，基于 VI-RADS 评分可提高经验不足阅片者的诊断效能。目前传统膀胱癌分期模式效果欠佳，有低估 T 分期的风险，而 VI-RADS 高度的一致性以及良好的诊断效能可改善这一现状。

此外，在较高水平专业知识的放射科医师显示出较高的 VI-RADS 准确性，经验水平影响膀胱 MRI 的诊断性能。相比于 1.5T MRI，3.0T MRI 表现出较高的 VI-RADS 敏感性。使用 3mm 层厚比使用 4mm 层厚表现出较高的 VI-RADS 敏感性。

VI-RADS 评分临界值的选定需要根据临床的具体情况。例如选定 VI-RADS 3 作为临界值时,敏感性较高,特异性较低,可运用于需要较高敏感性检出 MIBC 的场景,例如既往膀胱癌患者肿瘤复发时,MIBC 的风险较高(复发、多发、肿瘤直径大于 30mm、较高的 T 分期、较高的肿瘤分级,或上尿路尿路上皮癌患者接受肾输尿管切除术后)。选定 VI-RADS 4 作为临界值适用于根治性膀胱切除术术前的患者。

然而,迄今为止大多数 VI-RADS 研究为单中心、回顾性研究。为了验证 VI-RADS 的效能及可重复性,将来需要进行前瞻性多中心试验。目前 VI-RADS 研究将经尿道膀胱肿瘤切除术作为金标准。经尿道膀胱肿瘤切除术可能因缺少膀胱肌层采样,从而低估肿瘤分期,推荐将来的研究以根治性膀胱切除术作为金标准。经尿道膀胱肿瘤切除术后膀胱壁的炎症和纤维化可以呈现出类似肿瘤的表现,或掩盖小的复发性肿瘤,使其模糊不清。将来的研究需考虑 VI-RADS 应适用于各种临床情况,包括经尿道膀胱肿瘤切除术后进行 MRI 检查。此外,VI-RADS 旨在检出 MIBC,不能提示原位癌的存在。

实例演示

第五节　VI-RADS 应用实例演示

【适应证】

1. 未接受过治疗,需确定膀胱肌层浸润风险的膀胱癌患者。

2. 接受了诊断性经尿道膀胱肿瘤切除术,需进一步确定膀胱肌层浸润风险的患者。

【禁忌证】

1. 有钆对比剂严重不良反应的既往病史者。

2. 有严重的幽闭恐惧症无法行磁共振检查者。

3. 装有心脏起搏器、曾行动脉瘤手术者。

【所需器材清单】

1. 1.5T 或 3.0T MRI 设备。

2. 接受增强成像的患者需要有检查前 2 周内的血肌酐结果,在检查后 24~36 小时内需复查血肌酐。

3. 接受增强成像的患者在检查前须禁食 6 小时。

【团队要求】

1. 有专业证书并熟悉膀胱解剖和磁共振成像序列的技师。

2. 有专业证书并具有膀胱磁共振成像读片 200 例以上的放射科医师。

【操作步骤】

1. 患者,男,72 岁,1 周前出现肉眼血尿并排尿疼痛。当地泌尿系统彩超提示"膀胱后壁隆起性病变"。

2. 确定成像序列和成像质量。

3. 发现病变,确定病变的位置,标注主要病变。

4. 确定病变形态。

5. 测量病变大小。

6. 根据病变在不同序列(T2WI、DWI 和 DCE-MRI)的信号特征和病变大小进行独立评分,依据 VI-RADS 评分系统确定最终评分。可选择做定量和半定量分析。

7. 判断膀胱壁外蔓延情况。

8. 判断邻近脏器受侵情况。

9. 判断淋巴结转移情况。

10. 判断骨转移情况。

观察 T2WI 图(图 4-1A),发现可疑病变,病变定位于膀胱后下壁,信号为混杂高信号,壁内层增厚,肿瘤为宽基底,固有肌层为连续的低信号线,代表固有肌层的完整性,符合 VI-RADS$_{T2WI}$ 2 分。病变于 DWI 图(图 4-1B)呈中等信号,壁内层增厚,肿瘤为宽基底,最大径线38mm,连续中等信号的固有肌层,符合 VI-RADS$_{DWI}$ 2 分。病变于 DCE 图(图 4-1C)呈固有肌层无早期强化和膀胱壁内层强化(对应于 T2WI 2 分),符合 VI-RADS$_{DCE}$ 2 分。

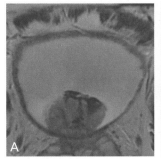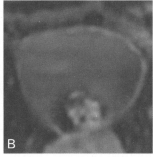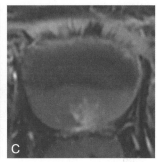

图 4-1 患者 mpMRI 图
A. T2WI；B. DWI；C. DCE。

综合以上,此例患者报告为:癌灶位于膀胱后下壁,最大径线 38mm,壁内层增厚,肿瘤宽基底,固有肌层完整,VI-RADS 2 分,无膀胱壁外蔓延,无邻近脏器受侵,无淋巴结转移,无骨转移。

11. 患者最终接受经尿道膀胱肿瘤切除术。病理诊断(图 4-2)为膀胱低级别乳头状尿

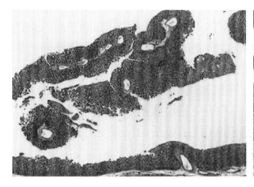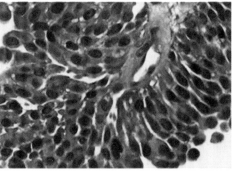

图 4-2 病理切片(×200)

路上皮癌,局灶呈高级别,固有肌层未见侵犯,与 VI-RADS 评分吻合。

【要点解析】

> 1. 了解临床病史和临床适应证;
> 2. 确定 mpMRI 成像序列和成像质量;
> 3. 确定病变的位置、形态和大小,标记病变;
> 4. 确定评分,包括 T2WI、DCE-MRI 和 DWI/ADC 的评分和 VI-RADS 最终评分;
> 5. 判断膀胱壁外蔓延情况;
> 6. 判断邻近器官受累情况;
> 7. 判断淋巴结转移情况;
> 8. 判断骨转移情况。

志谢:感谢华中科技大学同济医学院附属同济医院放射科谢金珂、李拔森、张配配,湖北省枝江市中医医院放射科方俊华,美国德克萨斯大学达拉斯西南医学中心放射科 Qiubai Li 提供帮助。

(王　良)

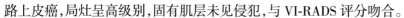
专家述评

MRI 是膀胱疾病的主要影像检查方法之一。MRI 在膀胱癌的诊断和分期判定中发挥着不可替代的作用。目前不同医疗机构的 MRI 设备、扫描方法、检查序列及报告内容均不尽相同。VI-RADS 指南的提出有利于推动评估 MRI 检查的规范化、标准化,并提高膀胱 MRI 的诊断水平。影像检查的规范化能够实现影像数据在不同单位间的互认、共享,节约医疗资源,也可为基于医学影像大数据的人工智能提供数据积累。近年来国内外发表了大量关于 VI-RADS 的相关研究,有些观点存在着争议,为此需要进一步的研究以完善 VI-RADS。

膀胱 mpMRI 还有很多在研新技术,如扩散张量成像(diffusion tensor imaging,DTI)、扩散峰度成像(diffusion kurtosis imaging,DKI)、动脉自旋标记技术(arterial spin labeling,ASL)、MRI 弹性成像、超高场强 MR、MRI/PET 等。

随着 VI-RADS 的发展,膀胱癌 mpMRI 临床工作流程得以进一步优化和简化。人工智能(artificial intelligence,AI)不但可以量化人类肉眼无法检出的影像信息,从而辅助膀胱癌临床决策,还可以将多个数据流聚合成功能强大的集成膀胱癌诊疗系统,涵盖膀胱癌的影像学、基因组学、病理学、电子健康记录和社交网络。膀胱癌影像基因组学将膀胱癌的影像学特征与其生物学数据,包括体细胞突变、基因表达、染色体拷贝数或其他分子特征相关联。基于目前研究现状,我们可以展望膀胱癌 AI 计算机辅助诊断方法的美好未来,在未来的智能医学影像中心,经过多方专家共同协作创造出来的更高层次的膀胱癌计算机辅助诊断系统,可对信息进行综合处理,而临床医师则可基于 AI 技术分析的结果更好地进行膀胱癌临床诊疗决策,扮演核心角色。

(王　良)

参考文献

[1] PANEBIANCO V,NARUMI Y,ALTUN E,et al. Multiparametric Magnetic Resonance Imaging for Bladder Cancer:Development of VI-RADS(Vesical Imaging-Reporting And Data System)[J].Eur Urol,2018,74(3): 294-306.

[2] 王良,LI Q,VARGAS HA. 膀胱影像报告和数据系统(VI-RADS)解读[J]. 中华放射学杂志,2019,53(3): 164-169.

[3] BRAY F,FERLAY J,SOERJOMATARAM I,et al. Global cancer statistics 2018:GLOBOCAN estimates of incidence and mortality worldwide for 36 cancers in 185 countries [J]. CA Cancer J Clin,2018,68(6):394-424.

[4] SOUKUP V,ČAPOUN O,COHEN D,et al. Prognostic Performance and Reproducibility of the 1973 and 2004/2016 World Health Organization Grading Classification Systems in Non-muscle-invasive Bladder Cancer: A European Association of Urology Non-muscle Invasive Bladder Cancer Guidelines Panel Systematic Review [J]. Eur Urol,2017,72(5):801-813.

[5] WOO S,PANEBIANCO V,NARUMI Y,et al. Diagnostic Performance of Vesical Imaging Reporting and Data System for the Prediction of Muscle-invasive Bladder Cancer:A Systematic Review and Meta-analysis[J]. Eur Urol Oncol,2020,3(3):306-315.

第五章

液体活检在膀胱癌中的应用

　　液体活检（liquid biopsy）是与传统的组织活检相对应的概念，是一种以血液等非固态生物组织为标本进行取样和分析的体外诊断技术。液体活检中的"液体"以血液为主，也包括尿液、粪便、唾液、脑脊液等其他体液样品。液体活检技术主要包括对循环肿瘤细胞（circulating tumor cell，CTC）、循环肿瘤 DNA（circulating tumor DNA，ctDNA）和外泌体（exosome）的检测。在肿瘤精准诊治中，液体活检最主要应用于肿瘤的早期筛查、诊断、用药指导、复发与耐药监测、预后预测等。

临床问题

第一节　液体活检的三种主要方式

一、循环肿瘤细胞（CTC）

　　CTC 是自发或因诊疗操作由原发灶或转移灶脱落进入外周血循环的肿瘤细胞。肿瘤细胞向外周血扩散是疾病进展的重要环节，是发生远处转移的前提，也是引起大多数癌症患者死亡的主要原因。CTC 的存在可能代表有微转移性疾病。与其他单核细胞相比，CTC 在外周血中的含量极少，每 $10^6 \sim 10^7$ 个单个核细胞中才有 1 个 CTC。

　　CTC 是一个有趣的生物标志物，可用于个体化的预后预测和潜在的肿瘤分期判定。虽然目前尚不清楚 CTC 与膀胱肿瘤局部复发之间关系的生物学机制，但 CTC 可能包含肿瘤最具侵袭性部分的细胞克隆。

　　对于非肌层浸润性膀胱癌（non-muscle-invasive bladder cancer，NMIBC），特别是高危的 T_1G_3 膀胱癌（伴原位癌、数量多、病灶大），有相当部分已经存在微转移，但是否需要尽早予以根治性膀胱切除术乃至全身治疗存在争议。由于缺少有效的疗效监测手段，仅予膀胱局部灌注治疗不能延缓疾病进展,CTC 检测的出现将更好地协助制订治疗方案,以避免过度或不足的治疗。

对于肌层浸润性膀胱癌(muscle-invasive bladder cancer,MIBC),CTC 检测可用于监测其抗肿瘤治疗的疗效。传统手段,包括 CT、MRI,乃至 PET/CT,均不能提供肿瘤细胞微转移的线索,在肿瘤形成转移灶前,医师往往仅可选择等待观察或进行经验性治疗。而 CTC 可以作为传统手段监测盲区的重要补充,对治疗应答作出即刻评价,如在药物治疗后 1~2 周,临床医师就可以通过检测 CTC 观察循环细胞类型和数量的改变,即刻预测治疗效果,对效果不好的患者可及时调整治疗方案,避免浪费宝贵的治疗时间。

对于转移性癌细胞,识别其 CTC 基因组特性,将有助于指导免疫检查点抑制剂治疗,寻找可能对这类疗法敏感的患者。在精准医疗时代,迫切需要更精准的生物标记物,用以指导患者的治疗。

二、循环肿瘤 DNA(ctDNA)

膀胱镜和影像学检查是膀胱癌诊断中最重要的检查项目。近几年来,基于尿液生物标记物(尿脱落细胞、NMP22 等)检查的研究越来越多,并已应用于临床。然而,目前仍然缺少可靠的基于血液的生物标志物。在 NMIBC 中,欧洲泌尿外科学会(European Association of Urology,EAU)指南建议以肿瘤大小、数目、级别、是否复发等作为危险度分层指标,缺乏对 NMIBC 患者微循环状态的评估,造成临床医师无法早期评估一些危险度较高 NMIBC 并给予早期综合治疗。此外,根治性膀胱切除术是 MIBC 的金标准治疗,EAU 指南建议将 CT、MRI 作为随访监测复发的工具。然而,影像学检查分辨率有限,不能可靠地描述 <1cm 的病灶,这意味着无法可靠早期评估癌患者是否存在微循环转移。此外,在一些无法取得病理组织标本的转移性尿路上皮癌患者中,缺乏有效手段评估患者转移灶生物学特性,以便给予个性化的综合治疗。

游离 DNA(cell-free DNA,cfDNA)是游离于血液循环系统中的来自细胞的 DNA 片段,主要来自于细胞凋亡进程中片段化的 DNA、坏死细胞的 DNA 碎片和细胞分泌的外泌体。cfDNA 中最重要的一类是 ctDNA,ctDNA 是进入血液循环系统中的来自肿瘤的 DNA 片段,携带了突变、插入、缺失、重排、拷贝数异常和/或甲基化等基因信息。ctDNA 检测作为一项新兴的液体活检技术,在膀胱癌的诊治中有望带来新的突破。

三、外泌体

CTC 和 ctDNA 技术的兴起,将液体活检技术推向高峰,并为膀胱肿瘤的诊断和治疗提供了更加强大的工具。但是在实际临床应用中面临着一些问题。ctDNA 是体液中肿瘤来源的 DNA 片段,在肿瘤患者中其丰度较高,但其仅仅能反映肿瘤基因组信息。CTC 是从实体肿瘤脱落并侵入外周血循环的肿瘤细胞,其包含细胞形态学以及肿瘤的全部分子信息学信息,但其在血液中不稳定,丰度较低,检测难度大。这些缺点使 CTC 和 ctDNA 在实际临床应用中受到了一定限制,需要更加全面的液体活检工具。

外泌体(exosome)是细胞分泌出的大小为 40~100nm 的细胞外囊泡,小泡中包含蛋白质、

DNA、信使 RNA 以及一些非编码 RNA,是细胞之间沟通的载体,与肿瘤发生、发展、转移以及抗药性存在相关性。肿瘤细胞以这些小泡为载体逃过免疫系统的监视。这些小泡为肿瘤细胞的转移指引方向,同时也创造适合肿瘤生长的微环境。外泌体是肿瘤诊断、发展的重要参与者,也可用于肿瘤治疗的参考。外泌体的这些特性,使其成为液体活检的第三驾马车。

最新进展

第二节　循环肿瘤细胞研究进展

多项临床研究已证实,循环肿瘤细胞(CTC)是膀胱癌的独立不良预后因子,可能有助于患者的随访监测、化疗决策和潜在的个体化治疗。

一、CTC 在非肌层浸润性膀胱癌中的临床研究

在经尿道膀胱肿瘤切除术(transurethral resection of the bladder tumor,TURBT)前,有相当一部分非肌层浸润性膀胱癌患者存在 CTC。相关研究报道,采用经典 CTC 检测方法 CellSearch,其 CTC 检出率为 18%~20%,中位数目为 1~1.5 个。中位随访 24 个月发现,CTC 阳性与较差的预后相关,CTC 阳性患者具有较短的无复发生存时间和无进展生存时间[1-2]。

研究也证实 CTC 与肿瘤分期具有相关性,pT1 期患者 CTC 检出率为 31%(8/26),然而未在 pTa 期患者中检测到 CTC($P=0.027\,5$)。并且发现 CTC 与是否存在原位癌(carcinoma in situ,CIS)相关,根据患者是否存在原位癌,CTC 的检出率分别为 62.5%(5/8)和 8.3%(3/36)($P=0.002\,8$)。Kaplan-Meier 分析发现,与 CTC 阴性患者相比,CTC 阳性患者具有较短的无复发生存时间(6.5 个月 vs 21.7 个月,$P<0.001$),且 87.5%(7/8)的 CTC 阳性患者进展为肌层浸润性膀胱癌[1]。另一项入组 102 例行 TURBT 及卡介苗(BCG vaccine)灌注治疗的高风险 pT1 期膀胱癌患者的前瞻性临床研究表明,CTC 的存在是较低的无复发生存率(风险比:2.92;95% CI:1.38~6.18)和无进展生存(风险比:7.17;95% CI:1.89~27.21)的独立预测因子。此外,CTC 阳性对疾病进展的阳性预测值为 75%,阴性预测值为 93%[2]。CTC 检测是提高当前风险分层模型准确性的可靠工具,这可能对确诊后患者的最佳监测策略制定至关重要。

二、CTC 在肌层浸润性膀胱癌中的临床研究

研究表明,接受根治性膀胱切除术的 CTC 阳性患者有更高的复发风险、较低的癌症特异性生存率和总生存率。此外,CTC 阳性被证实是总生存较差的一个独立预测因素。CTC 阳性与肿瘤的不良特征相关,如较晚的病理分期、组织切缘阳性和淋巴血管侵犯[3]。

一项入组 185 例患者的前瞻性研究显示,CTC 的存在与未接受新辅助化疗的患者预后较差有关,但与接受新辅助化疗的患者无关。作者的结论是,CTC 可能能够识别需要新辅助化疗的人群,且对支持或反对新辅助化疗的决策是有用的,特别是对那些基于病理危险因素

不建议行全身性治疗的患者[4]。

目前,前瞻性干预性 CirGuidance 研究(NTR4120)正在评估 CTC 是否可以作为指导新辅助化疗治疗决策的生物标志物。

三、CTC 在转移性膀胱尿路上皮癌中的临床研究

转移性膀胱癌患者,其 CTC 的检出率和数目相对较高。存在淋巴结转移的患者,26%~91% 可检测到 CTC,33%~66% 的实质器官转移患者存在 CTC[5]。CTC 检测可能对转移性膀胱癌的治疗监测有用,因为 CTC 增多与放疗和根治性膀胱切除术后的疾病进展相关。

CTC 在单细胞水平上进行表型和分子表征分析的可行性已经得到证实。这为揭示肿瘤生物学特性提供了机会,如研究者可以通过 CTC HER2/PD-L1 状态预测患者靶向治疗的疗效,或利用 CTC 从基因组或转录组水平探究肿瘤内部机制、了解发病原因及耐药机制,甚至有机会预测耐药的发生。

在铂类化疗难治性转移性尿路上皮癌(metastatic urothelial carcinoma,mUC)患者中,发现 CTC 上 HER2 表达与原发肿瘤 HER2 表达存在相关性。这些结果表明,HER2 阳性的CTC 患者可能受益于 HER2 靶向治疗。

此外,包括荧光原位杂交技术(fluorescence in situ hybridization,FISH)和 PCR 技术在内的分析 CTC 基因组变异的不同研究方法已经建立。对于单个 CTC 分析,目前可通过多种测序方法来进行突变和拷贝数变异分析。在尿路上皮癌中,CTC 的基因组变异是否能反映疾病和治疗响应或耐药的实际基因组景观,尚未有临床研究验证。

第三节 循环肿瘤 DNA 研究进展

虽然循环肿瘤 DNA(ctDNA)水平升高可见于恶性肿瘤,并已被报道与某些癌症的肿瘤负担和预后相关,但在妊娠、创伤或炎症等良性疾病中也可见到其水平升高。一旦进入循环,ctDNA 的清除速度很快,往往通过肾脏、肝脏和脾脏等代谢。对于 ctDNA 的分析,血浆样本被认为是优越来源,比血清样本更可靠。

ctDNA 的定量分析可用于评估肿瘤负担,具有诊断意义。例如,癌症患者血浆中 ctDNA的含量远远高于健康人或良性疾病患者,并且随着肿瘤分期的增加而升高,并且在不同的肿瘤类型之间也有所不同。最近的一份摘要报告估计转移性尿路上皮癌的 ctDNA 占 cfDNA比例为 1.9%。

目前,ctDNA 检测结果对临床治疗的指导仍处于探索性阶段,仍无明确指南推荐。

一、ctDNA 在非肌层浸润性膀胱癌(NMIBC)中的临床研究

ctDNA 在 NMIBC 的使用目前主要聚焦于早期筛查和诊断、危险度分层、疾病复发及进展预测、对膀胱灌注治疗的反应性预测、复发情况检测等。一些研究也证实了 ctDNA 在预

测 NMIBC 进展复发中的价值。

Birkenkamp-Demtröder 等对 12 例疾病复发或进展为肌层浸润性膀胱癌(MIBC)的 NMIBC 患者的新鲜冷冻肿瘤组织进行全外显子组测序(whole exome sequencing,WES)、全基因组测序(whole genome sequencing,WGS)、meta-pair 分析,且个性化设计并检测了患者血浆 ctDNA,结果在 83.3%(10/12)患者中检出了 ctDNA 增高,包括那些仅有非侵袭性疾病的患者。在 66.7%(4/6)进展为肌层浸润性疾病的患者中,ctDNA 的检出比 MIBC 临床诊断早了几个月[6]。Christensen 等收集并检测了 201 个来自 NMIBC 患者病程期间采集的尿液样本,与没有疾病进展的患者相比,进展为 MIBC 的患者总体尿 ctDNA 水平更高。首次就诊时尿 ctDNA 水平高于中位数的患者(7/13;54%),与 ctDNA 水平低于中位数的患者(1/12;8%)相比,发生疾病进展风险更大(P=0.036)[7]。

二、ctDNA 在 MIBC 中的临床研究

ctDNA 在 MIBC 的精准检测中可起到较大作用,包括其早期诊断、监测、预测根治性和姑息性治疗反应、评估辅助治疗的必要性,以及监测复发或进展等。

MIBC 的标准治疗选择包括新辅助铂类为主的联合化疗结合根治性手术,及在无法行手术或保留膀胱意愿强烈的患者中,可以行 TURBT、化疗、放疗结合的"三明治"治疗。目前,MIBC 中缺乏对综合治疗反应的预测指标,ctDNA 有望成为重要标志物。

丹麦奥胡斯大学研究人员纳入 68 例患者开展了一项关于膀胱肿瘤切除前后和化疗期间患者的 ctDNA 深度测序对预后影响的研究。研究结果显示,在患者化疗前,ctDNA 阳性与较差预后相关(危险比 29.1)。在患者根治性膀胱切除术后,动态检测 ctDNA 并进行疾病监测过程中,观察到 ctDNA 阳性患者的总复发率为 76%(13/17),12 个月复发率为 59%(10/17)。在 ctDNA 阴性患者中,两个时间点(指总复发时间点和 12 个月复发时间点)的复发率均为 0%(47 例患者均未复发;P<0.001)。并且相比传统影像学检查,ctDNA 检测平均提前时间为 96 天。此外,对于高危患者(治疗前或治疗期间 ctDNA 呈阳性),化疗期间 ctDNA 丰度的动态变化与疾病复发相关(P=0.023)。他们的研究结果表明,与其他现有方法相比,ctDNA 分析在膀胱癌诊断及治疗过程的动态检测中具有显著优势[8]。

Patel 等也证明了 ctDNA 具有在临床或放射影像学确认之前预测膀胱肿瘤复发的潜力。研究者在 17 名接受新辅助铂类化疗的 MIBC 患者队列中,使用膀胱癌特异的 8 个基因进行标记扩增序列测定(TAM-SEQ),以检测患者 TURBT 肿瘤组织、血浆、尿细胞球(UCP)和尿液上清(USN)中的 ctDNA。结果显示,59%(10/17)患者在开始新辅助化疗前采集的血浆和尿液样本中可检测到 ctDNA 阳性,但分析显示这对预测患者对治疗的反应无意义。然而,在分析第二周期新辅助化疗前采集的样本后,研究者发现 83%(5/6)复发患者中存在 ctDNA,而在无复发患者中未检测到 ctDNA(特异性 100%,敏感性 83%)。影像学诊断进展的中位提前时间为 243 天[9]。这项研究表明,在新辅助化疗患者中,对其血浆和尿液 ctDNA 进行综合评估是很有必要的。

综上所述,MIBC 中 ctDNA 的检出率相对较高,但目前随着对 MIBC 分子分型研究的深入,发现 MIBC 异质性较大,因此可能需要设计更加特异和灵敏的 ctDNA 检测方法。在临床,ctDNA 检测主要应用于 MIBC 疾病危险度分层、对新辅助治疗反应的评估、辅助治疗决策、

疾病复发及进展预测等。

三、ctDNA 在转移性尿路上皮癌中的临床研究

在晚期癌症患者中,血浆或血清中的肿瘤起源 DNA 占总 cfDNA 的比例高达 10%。在 MIBC 患者中,一些非常晚期的患者这一比例高达 50% 以上。正如 Birkenkamp-Demtröder 等的研究结果显示,膀胱癌患者中的大多数 ctDNA 似乎是通过转移病灶进入血液循环的。转移性复发患者的 ctDNA 水平明显高于无病患者,并且从检测出血浆 ctDNA 阳性到诊断复发之间的中位提前时间为根治性膀胱切除术后 101 天。最近的一项研究表明,在没有肿瘤组织可用的转移性膀胱癌患者中,cfDNA 第二代测序能够识别出与肿瘤组织检测所类似的基因组改变。因此,ctDNA 可能会揭示一些与治疗相关的突变信息,例如 *FGFR3*、*HER2*、*PD-L1* 突变等,尽管目前 ctDNA 中的这些突变与患者治疗反应的关系还未知[10]。

最近的一项研究分析了单个患者的多个转移瘤部位的组织,结果显示转移瘤之间存在明显的异质性。此外,在疾病晚期,患者内部肿瘤的异质性很高,仅使用保存的原发组织会产生误导,从而在药物选择和治疗中产生疑惑。在转移性膀胱癌患者中,ctDNA 含量及丰度更高,较高的血浆 ctDNA 含量允许使用第二代测序(next generation sequencing,NGS)对相应的肿瘤基因组进行更广泛的测序,从而能够检测到患者转移部位的肿瘤组织基因组特征,避免原发组织及转移灶异质性导致的耐药。从理论上讲,不需要侵入性活检,对血浆 ctDNA 的分析就可以对转移的肿瘤细胞进行分子表征。尤其是对那些无法穿刺的膀胱转移癌患者,有效的 ctDNA 测序,可能对其治疗和预后评估有积极的意义。

2016 年,Sonpade 等将 68 个癌症相关基因组成组套,在 86.2%(25/29)转移性尿路上皮癌患者中检测到 ctDNA。该研究小组进一步利用最新的 73 个基因组套证实了 90%(265/294)转移性下尿路上皮癌患者血浆中存在 ctDNA,并且发现 *TP53*(48%)、*ARID1A*(17%)和 *PIK3CA*(14%)是其中最常见的突变[11]。

McGrego 等使用 62 个基因的组套,在 73%(48/66)转移性尿路上皮癌患者血浆中至少发现一种突变。相比较于基线期肿瘤组织,在顺铂耐药时采集的血浆显示,不仅基线肿瘤组织中发现的 *ERBB2* 和 *TP53* 突变持续存在,同时还出现了新的 *NF1*(该基因产物是 ras 信号转导途径的负调节因子,与 1 型神经纤维瘤病、少年骨髓单核细胞白血病和华生综合征有关)异常[12]。这意味着转移性尿路上皮瘤患者 ctDNA 中可检测到新的突变位点,表明 ctDNA 在进一步了解转移性尿路上皮癌的疾病进展和治疗耐药性方面有潜在的应用,有可能在治疗期间监测患者治疗反应或检测新的潜在靶点。

ctDNA 检测可以评估患者对免疫治疗的反应。2017 年美国临床肿瘤学会(ASCO)报道了一项共入组 103 例膀胱尿路上皮癌患者的研究,给予每 2 周 10mg/kg durvalumab 药物治疗。对 33 位膀胱癌患者治疗前血浆进行 ctDNA 检测,对 29 例患者治疗前和治疗 6 周后血浆进行 ctDNA 检测。其结果显示使用 durvalumab 治疗 6 周后,缓解组患者 ctDNA 中平均等位基因突变频率(variant allel frequency,VAF)显著下降,而复发组患者 ctDNA 中平均 VAF 下降则不明显。这似乎提示在使用 PD-L1 抗体 durvalumab 药物治疗的尿路上皮膀胱癌患者中,ctDNA 水平降低的患者有更长的无进展生存期(progression-free survival,PFS)和总生存期(overall survival,OS)。

综上所述,在绝大多数转移性膀胱肿瘤患者的血液中 ctDNA 水平较高,并且存在与治疗可能相关的基因组突变。在无法穿刺的转移性肿瘤患者中,ctDNA 检测可能是评估肿瘤突变,寻找药物突变靶点的潜在工具。除了在监测和识别与治疗相关的基因方面的潜在效用外,ctDNA 负荷水平及新的突变还可能作为治疗效果和耐药的预测工具。

第四节　外泌体研究进展

外泌体的主要功能是递送各种生物分子,包括蛋白质、多肽配体、DNA 和 RNAs。据现有文献报道,多种细胞均可分泌外泌体,如 T 细胞、B 细胞、树突状细胞、上皮细胞、内皮细胞、多种肿瘤细胞等,并可在多种体液中检测到外泌体的存在,如血液、乳汁、唾液、腹水、尿液等。

外泌体包含的组分,其分子稳定性优于其在血浆游离状态时,能真实反映分泌细胞的生理及病理功能状态,对于疾病的早期诊断有很重要的价值,可以充当膀胱癌的诊断标志物。外泌体作为一种诊断工具有许多独特优势:①外泌体内含有能反映细胞特性的特异性 RNA 或蛋白质,这些成分在外泌体膜结构保护下不易被人体的酶类物质分解;②外泌体获取途径简便,可通过非侵入性的方式从体液中获得,如膀胱癌细胞的外泌体即可以从尿液中分离纯化;③外泌体与肿瘤侵袭息息相关,能反映肿瘤生长特性,预测疾病进展。

肿瘤自身分泌的外泌体对膀胱肿瘤的侵袭转移和免疫逃逸有促进作用。Beckham 等发现,从高级别膀胱癌患者的尿液中分离出的外泌体可以促进人脐静脉内皮细胞(human umbilical vein endothelial cells,HUVEC)的转移和血管生成。Beckham 等进一步从 MIBC 患者尿液样本中分离提取外泌体,并将其作用于低级别的膀胱癌细胞株,研究结果提示外泌体中 EDIL-3 蛋白激活了低级别膀胱癌中的 ERK1/2MAP 通路,从而增强了膀胱肿瘤细胞株的转移和侵犯侵袭能力,而当敲除 EDIL-3 后,细胞株转移和侵袭能力再次降低[13]。Jeppesen 等研究发现,转移性膀胱癌细胞分泌的外泌体中蛋白质组分较非浸润性膀胱癌发生了明显变化,研究表明这些蛋白与肿瘤细胞发生侵袭转移相关。

一些研究显示,外泌体中的蛋白质对膀胱癌早期诊断和预后监测有意义。Welton 等从膀胱癌细胞培养上清液中分离和纯化到了外泌体,对其进行蛋白质组学分析,发现了多种新蛋白质。同时,其在患者尿液外泌体中也证实了这些蛋白质的存在。Smalley 等对健康人和膀胱癌患者的尿液外泌体进行蛋白质谱分析后发现,肿瘤患者外泌体中 EGFR 信号通路相关蛋白表达明显增多。

此外,外泌体中的 RNA 对膀胱癌的诊断也有价值。Long 等收集膀胱癌患者(UCB)组和对照组尿液样本,并通过 PCR 芯片对外泌体中的 236 种 miRNA 进行分析,发现其中 7 种 miRNA 表达有差异,这 7 种 miRNA 对诊断 UCB 的灵敏度和特异度分别为 88% 和 78%,提示 miRNA 可能作为膀胱癌的诊断标志物。此外,有研究提示外泌体中的长链非编码 RNA(lncRNA)对膀胱癌的诊断也有价值[14]。Berrondo 等报道 HOTAIR(一种 lncRNA)能用于识别高级别肌层浸润性膀胱癌,并有希望作为膀胱肿瘤预后预测标志物。其研究发现,与正常患者相比,高级别肌层浸润性膀胱肿瘤患者的外泌体中富集了大量 HOTAIR,能促进细胞发生上皮间质转化以及增强细胞迁移和侵袭能力,并与预后负相关[15]。

综上所述,外泌体小泡中包含蛋白质、DNA 和 RNA 等成分,并且肿瘤分泌的外泌体与肿瘤细胞的生长、侵袭转移、微环境调控等息息相关。外泌体的这些生物特性,提示其在膀胱肿瘤的诊断、治疗、预后评估等方面具有极大的临床应用前景。

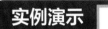

第五节　液体活检实例演示

一、循环肿瘤细胞(CTC)检测

【适应证】

1. 非肌层浸润性膀胱癌(NMIBC)危险度分层、疾病复发及进展预测,进一步综合治疗必要性评估。

2. 肌层浸润性膀胱癌(MIBC)的复发或进展情况监测,根治性手术及综合治疗的效果评估。

3. 转移性膀胱癌治疗效果评估(对于评估肿瘤突变、寻找药物突变靶点、评估治疗效果和耐药的应用还需研究验证)。

【禁忌证】

一般情况下无绝对禁忌证,需排除以下两点:

1. 凝血功能障碍。

2. 对抗体及药物存在过敏反应。

【所需器材清单】

目前,主流的 CTC 捕获技术有先捕获后检测和体内探针法(不采集)直接检测,以下分别以 CellSearch 和 CellCollector 作为两种技术代表举例。

1. CellSearch 所需器材清单　传统的 CellSearch 体外捕获技术是免疫亲和法,通过肿瘤表面特异性表达的抗原与抗体结合。

所需材料包括:抗上皮细胞黏附分子(EpCAM)抗原抗体(对癌细胞的阳性选择),患者血液(3~10ml),涂有抗 EpCAM 抗体的铁颗粒,磁场(以捕获铁颗粒结合细胞),4,6- 二氨基 -2-苯基吲哚(DAPI)、荧光标记抗体(染色技术标记癌细胞)。

2. CellCollector 所需器材清单　在传统的 CellSearch 基础上,通过利用其物理(尺寸、密度、电荷、可变形性)和生物学(细胞表面蛋白表达、活性)特性的不同进行体内富集和检测。

(1) 物理性质所需材料包括尺寸(膜过滤装置)、可变形性(芯片中的微流体系统)、密度(Ficoll 离心)和电荷(介电泳)。

(2) 生物学特性基于细胞表面标志物的表达,包括上皮细胞黏附分子(EpCAM)的阳性富集和 CD45 的阴性富集,所需材料包括:与磁珠偶联的抗 EpCAM 或抗 CD45 抗体(用于在磁场中富集 CTCs);微柱或纳米柱上连接抗 -EpCAM 抗体,抗 -EpCAM 抗体偶联 3μm 的磁珠

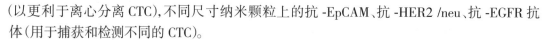

（以更利于离心分离 CTC），不同尺寸纳米颗粒上的抗 -EpCAM、抗 -HER2 /neu、抗 -EGFR 抗体（用于捕获和检测不同的 CTC）。

【团队要求】

1. 明确把握 CTC 检测适应证，能正确解读 CTC 检测报告并与临床实际相结合的医师团队。

2. 熟悉 CTC 血样采集及处理规范流程的护理团队。

3. 擅长 CTC 样本处理、检测操作流程，并能做出正确 CTC 结果判读及报告的研究团队。

【操作步骤】

CellSearch

1. 采集　将收集的 3~10ml 外周血置于含有 EDTA 和细胞保护剂的试管中。

2. 采集血处理　将试管进行 4℃，3 000rpm，离心 10min，取中上层稀释液。

3. 捕获　基于免疫亲和原理，结合抗体或多态的免疫纳米磁珠捕获 CTC（CTC 用 CK8、CK18 和 CK19 抗体染色，CD45 阳性染色细胞被认为是白细胞，并被排除在分析之外）。

4. 通过磁场作用，将磁珠捕获及未捕获的细胞分离开（施加磁力以分离磁珠结合的 EpCAM 阳性细胞）。

CellCollector

1. 通过留置针将 CellCollector 置于静脉血管中　CellCollector 体内 CTC 检测技术检测原理与 CellSearch 类似，但在体内未进行采集过程，使用的 EpCAM 抗体特异性捕获 CTC，首先均运用留置针将功能区置于肘静脉血管中。

2. 体内静置 30min 以捕获 CTC　在采集过程中，功能区将在血管中停留 30min。

3. 免疫荧光染色计数　进行显微免疫荧光特征分析，FITC 标记细胞角蛋白 CK 抗体，CD45 标记 A647 荧光基团，Hoechst 对细胞核进行特异性染色，同时结合形态学鉴别循环上皮细胞，以确保捕获方法的特异性及灵敏度。

4. 下游检测　捕获的 CTCs 经定位和分离后，可以进行后续的探索与应用研究（进一步分子分型和基因分型可有助于将"液体活检"应用于临床决策），检测灵活方便，可以在治疗过程中动态地多次进行检测。

5. 结果判读及分析　判定标准：循环肿瘤细胞的判定标准为 CKs（+），Nuclear（+），CD45（-）；白细胞判定标准为 CKs（-），Nuclear（+），CD45（+）。

【要点解析】

> 1. CTC 是存在于外周血中各类肿瘤细胞的统称。通过捕捉检测外周血中痕量存在的 CTC，监测 CTC 类型和数量变化的趋势，可实时监测肿瘤动态、评估治疗效果，实现实时个体治疗。
>
> 2. 大量研究表明，CTC 以不同形态存在于外周血中，既有游离的单个 CTC，也有聚集成团的细胞团（circulating tumor microemboli，CTM）。因自发或诊疗操作从实体肿瘤病灶（原发灶、转移灶）脱落，大部分 CTC 在进入外周血后发生凋亡或被吞噬，少数能够逃逸并锚着发展成为转移灶，增加恶性肿瘤患者死亡风险。
>
> 3. 对于 MIBC，$cT_2-T_{4a}N_0M_0$，拟进行根治性膀胱切除术的患者，CTC 在判断患者预后的基础上，能够有效弥补传统影像学检查的不足，亦可筛选新辅助化疗敏感的患者，

对新辅助化疗效果进行监测。

4. 对于转移性的尿路上皮癌,CTC 可以评价一线化疗效果并检测 PD-L1 的表达,或许可应用于免疫治疗的监测。

二、循环肿瘤 DNA(ctDNA)检测

【适应证】

1. 在 NMIBC 中,ctDNA 用于 T_1G_3 的 NMIBC 危险度分层、疾病复发及进展预测;尿液肿瘤 DNA(urine tumor DNA,utDNA)可用于膀胱肿瘤早筛、NMIBC 患者复发的动态监测等。

2. 在 MIBC 中,ctDNA 可用于预测根治性膀胱切除术和综合性治疗反应,评估辅助治疗的必要性,以及监测复发或进展等;对于行保留膀胱治疗的 MIBC 患者,utDNA 也可作为监测复发与进展的指标。

3. 在转移性膀胱癌中,ctDNA 被建议用于评估肿瘤突变、寻找药物突变靶点、评估治疗效果和耐药情况。

【禁忌证】

无特殊禁忌证。

【所需器材清单】

1. 数字聚合酶链式反应(polymerase chain reaction,PCR)方法所需器材:EDTA 管、ctDNA 提取试剂盒、ddPCR 分析仪及 ddPCR 反应体系配置相关试剂。

2. NGS 方法所需器材:EDTA 管、ctDNA 提取试剂盒、NGS 测序建库试剂盒、NGS 测序平台(Illumina 常用)及测序相关试剂。

【团队要求】

1. 明确把握 ctDNA 检测适应证,能正确解读 ctDNA 检测报告并与临床实际相结合的医师团队。

2. 熟悉 ctDNA 血样采集、储存、处理规范流程的护理团队。

3. 擅长 ctDNA 样本处理、检测操作流程、具有 ctDNA 高效检测设备,并能做出正确 ctDNA 结果判读及报告的研究团队。

【操作步骤】

由于 ctDNA 在总血浆 cfDNA 中的检出率较低,ctDNA 分析具有挑战性,需要灵敏的检测技术。ctDNA 检测方法目前大致可分为两种,一种以 PCR 为基础扩增,另一种高通量测序为基础检测。第一种方法随着数字 PCR 方法(droplet digital PCR,ddPCR)的出现,进一步提高了 ctDNA 的检出率。这项技术的缺点是生产液滴的过程既耗时又困难。另一种 ctDNA 检测技术方法是第二代测序(next generation sequencing,NGS)为基础的检测方法。根据富集策略的不同,基于 NGS 的技术目前又可分为靶向扩增子测序(targeted amplicon sequencing,TAS)及目标序列捕获测序(target sequence capture sequencing,TCS)。此外,还有全基因组测序、全外显子测序、全基因组甲基化测序等。基于 NGS 技术的检测方法灵敏度高,能同时检测多个基因的多种变异,可用于检测未知突变。但是其技术复杂,数据处理相对困难,费时

且价格相对昂贵。

以下以目前常用的 ddPCR 检测 ctDNA 的方法讲解 ctDNA 检测流程：

1. 选择合适患者，并予血液标本留取，分离离心，弃去沉淀，留下血浆。

2. 使用循环游离 DNA 提取试剂盒提取血浆循环游离 DNA。

3. 循环游离 DNA 的富集：将水相和油相混合、振荡配成 PCR 反应体系并进行乳液 PCR 扩增，分离水相和油相，得到水相的 PCR 扩增产物，使用特异性结合循环肿瘤 DNA 的探针序列捕获所述水相的 PCR 扩增产物中的循环肿瘤 DNA。

4. 配置 ddPCR（数字 PCR）反应体系：将 DNA 样品、引物和探针 /EvaGreen 染料与 ddPCR 预混液混合。

5. 微滴制备：将 ddPCR 反应体系添加至微滴发生器芯片小孔。

6. 进行微滴 PCR：将微滴转移至 PCR 反应板中，并密封。

7. 微滴分析：将 PCR 反应板转移至微滴分析仪上，分析每个样品微滴的荧光信号，软件根据阴性微滴的比例，结合泊松分布原理，定量 ctDNA 浓度。

8. 对 ddPCR 结果进行分析，对 ctDNA 进行定性及定量。

9. 根据检测结果，结合患者临床实际病情，予以诊断及治疗策略制定。

【要点解析】

1. ctDNA 是 cfDNA 中最重要的一部分，是进入血液循环系统中的来自肿瘤的 DNA 片段，携带了肿瘤细胞多种基因信息。

2. ctDNA 结合传统组织学病理诊断、影像学诊断、临床诊断等，有助于对肿瘤疾病状态的全面综合评估，精准判断患者肿瘤转移状态及生物学特性，有助于精准治疗。

3. ctDNA 的定量分析可用于评估肿瘤负荷，在膀胱癌诊疗过程中对 ctDNA 动态定量分析，有助于早期判断疾病是否复发和进展。

4. ctDNA 中携带了突变、插入、缺失、重排、拷贝数异常和 / 或甲基化等基因信息，对膀胱肿瘤 ctDNA 突变信息的检测，有助于判断患者对化疗、靶向治疗、免疫治疗等的敏感性。尤其在无法获得组织样本的转移性膀胱癌患者中，有助于判断转移灶生物学特性，指导选取有效的治疗药物。

5. 目前 ctDNA 仍然是科学研究热点，其仍然存在检测率较低、假阳性率较高等缺点，需要进一步革新检测技术，进一步开展相关研究。

三、外泌体检测

【适应证】

1. 外泌体技术在膀胱癌临床中的应用尚处于早期阶段。

2. 外泌体可用于膀胱癌早期筛查，用于 NMIBC 侵袭转移、危险度及预后评估。

3. 在 MIBC 中，外泌体技术可能可用于判断肿瘤侵袭性和转移能力，并评估患者预后。

4. 在 mUC 中，外泌体技术可用于评估转移灶生物学特性。

【禁忌证】

无特殊禁忌证。

【所需器材清单】

外泌体成分多样,提纯及检测方法多样,根据提纯及检测方法,所需器材不同。

【团队要求】

1. 目前外泌体检测还未正式进入临床实践,需要医师团队把握外泌体性质特点开展相关研究,需符合伦理委员会规定,同时对研究结果谨慎判断,不得盲目用于临床实践。

2. 目前外泌体检测方法多样、分析方法多样、分析内容繁杂,需要有专业的熟练掌握外泌体相关研究方法的科研团队,与临床医师紧密合作,正确解读外泌体研究结果。

【操作步骤】

外泌体分离方法丰富多样,目前无标准方法:

1. 超速离心法　依据密度特性通过超高速离心,将外泌体从生物流体中分离出来的方法。

2. 超滤法　根据特定截留分子量的超滤膜,将粒径较大的外泌体从生物流体中分离出来的方法。

3. 排阻色谱法　当生物流体通过排阻色谱柱时,不同分子量的颗粒或分子会因流速不同而被分配到不同馏分中,可用于外泌体的纯化。

4. 免疫磁珠法　通过将涂覆有抗标记抗体的磁珠和外泌体结合,可以选择性分离外泌体。

5. 聚乙二醇沉淀法、微流控芯片技术等其他方法。

外泌体分析方法需根据分析成分,采用不同分析技术:

1. 外泌体形态分析　使用透射电镜,对单个外泌体形态进行鉴别。

2. 外泌体蛋白质分析　蛋白质印迹、流式细胞仪、ELISA 或质谱技术可用于分析外泌体中蛋白质。

3. RNA 分析　二代测序可用于了解外泌体中 RNA 组成,对于一致的 RNA 可以通过 qPCR 方法进行验证。

4. DNA 分析　PCR、微阵列技术可用于已知 DNA 序列,二代测序可用于发现新的序列。

5. 代谢分析　外泌体中还包含脂质、糖、氨基酸等小分子,代谢物变化分析可用于评估其来源的肿瘤代谢。

【要点解析】

1. 外泌体携带了母细胞来源的蛋白质、RNA、DNA,提供了一种实时动态监测疾病状态的新方法,外泌体和 ctDNA、CTC 共为液体活检三驾马车。

2. 外泌体携带信息量介于 CTC 与 ctDNA 之间,其包含组分多样,肿瘤相关信息丰富,同时因外膜的存在,其内含物状态更加稳定。

3. ctDNA 只能反映肿瘤基因组信息,而 CTC 虽然携带信息量最大,但其检测丰度较低。外泌体携带信息丰富,且其丰度适合,在肿瘤异质性分析、肿瘤预后标志物、肿瘤早筛等中具有极大前景。

4. 目前受限于分离提纯技术和相关分析技术,外泌体距离实际应用于临床,仍需要进一步探索。

志谢:感谢张瑞赟、王逸秋、阿克周力等在本章节编写中做出的贡献。

（陈海戈）

专家述评

液体活检在肿瘤精准诊治中最主要的应用场景包括肿瘤的早期筛查、诊断、用药指导、复发与耐药监测、预后预测等。与传统的组织活检相比,液体活检的优势在于能够较全面地反映检测时肿瘤的综合信息。精准治疗的前提是对肿瘤等病灶组织取样进行基因分析,传统方法为手术活检和穿刺活检,由于肿瘤细胞存在很强的异质性,传统方法只能获得取样位置的基因信息,不能反映肿瘤整体上的综合信息。此外,受限于肿瘤位置及大小,很多患者无法进行穿刺取样。以 CTC、ctDNA 为代表的液体活检技术可以进行高频率监测,通过检测CTC、ctDNA 数量变化从而判断对治疗的反应,预测疾病复发等,通过对其进一步分析可发现包括肿瘤细胞的基因变化可能导致抗药性等情况,更好地指导临床。然而目前多为小样本回归性研究,期待未来能有更多的前瞻性临床研究为相关技术的推广与应用提供更多高等级的循证医学证据支持。

（黄翼然）

参考文献

［1］ GAZZANIGA P,GRADILONE A,DE BERARDINIS E,et al. Prognostic value of circulating tumor cells in nonmuscle invasive bladder cancer:a CellSearch analysis［J］. Annals of oncology:official journal of the European Society for Medical Oncology,2012,23（9）:2352-2356.

［2］ GAZZANIGA P,DE BERARDINNIS E,RAIMONDI C,et al. Circulating tumor cells detection has independent prognostic impact in high-risk non-muscle invasive bladder cancer［J］. International journal of cancer,2014,135（8）:1978-1982.

［3］ SOAVE A,RIETHDORF S,DAHLEM R,et al. Detection and oncological effect of circulating tumour cells in patients with variant urothelial carcinoma histology treated with radical cystectomy［J］. BJU Int,2017,119（6）:854-861.

［4］ ALVA A,FRIEDLANDER T,CLARK M,et al. Circulating Tumor Cells as Potential Biomarkers in Bladder Cancer［J］. J Urol,2015,194（3）:790-798.

［5］ OKEGAWA T,HAYASHI K,HARA H,et al. Immunomagnetic quantification of circulating tumor cells in patients with urothelial cancer［J］. Int J Urol,2010,17（3）:254-258.

［6］ BIRKENKAMP-DEMTRODER K,NORDENTOFT I,CHRISTENSEN E,et al. Genomic alterations in liquid biopsies from patients with bladder cancer［J］. Eur Urol,2016,70（1）:75-82.

［7］ CHRISTENSEN E,BIRKENKAMP-DEMTRODER K,NORDENTOFT I,et al. Liquid biopsy analysis of FGFR3 and PIK3CA hotspot mutations for disease surveillance in bladder cancer［J］. Eur Urol,2017,71:961-969.

［8］ BIRKENKAMP-DEMTRODER K,CHRISTENSEN E,NORDENTOFT I,et al. Monitoring treatment response and metastatic relapse in advanced bladder cancer by liquid biopsy analysis［J］. Eur Urol,2017,73（4）:535-540.

［9］ PANTEL K. Blood-Based Analysis of Circulating Cell-Free DNA and T umor Cells for Early Cancer Detection［J］. PLoS Med,2016,13:e1002205

［10］ADALSTEINSSON VA,HA G,FREEMAN SS,et al. Scalable whole-exome sequencing of cell-free DNA reveals high concordance with metastatic tumors［J］. Nat Commun,2017,8(1):1324.

［11］AGARWAL N,PAL S,HAHN A,et al. Characterization of metastatic urothelial carcinoma via comprehensive genomic profiling of circulating tumor DNA［J］. Cancer,2018,124:2115-2124.

［12］MCGREGOR B,CHUNG J,BERGEROT P,et al. Correlation of circulating tumor DNA(ctDNA) ssessment with tissue-based comprehensive genomic profiling(CGP) in metastatic urothelial cancer(MUC)［J］. J Clin Oncol,2018,36:453.

［13］BECKHAM C,OLSEN J,YIN P,et al. Bladder cancer exosomes contain EDIL-3/Del1 and facilitate cancer progression［J］. J Urol,2014,192(2):583-592.

［14］LONG JD,SULLIVAN TB,HUMPHREY J,et al. A non invasive miRNA based assay to detect bladder cancer in cell-free urine［J］. AmJ Transl Res,2015,7(11):2500-2509.

［15］BERRONDO C,FLAX J,KUCHEROV V,et al. Expression of the long non-coding RNA HOTAIR correlates with disease pro-gression in bladder cancer and is contained in bladder cancer patient urinary exosomes［J］. PLoS One,2016,11(1):e0147236.

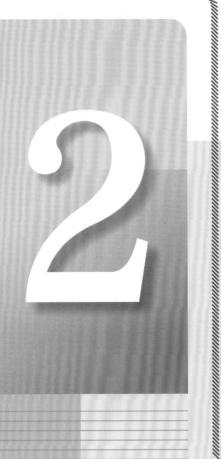

第二部分

非肌层浸润膀胱癌
精准治疗

第六章

膀胱原位癌精准治疗策略

膀胱癌为人类第 10 大常见癌症,2018 年间全球共有约 54.9 万新发病例和 20 万死亡病例。虽然这其中新发男性患者约是女性的 4 倍[1],但女性患者的预后往往较差。目前已知的影响膀胱癌的危险因素有许多,除了某些职业性的危险化学品暴露外,吸烟成为了患膀胱癌的主要危险因素。目前,由于各国家、地区在诊断时机、治疗方法选择以及数据收集质量的不同,膀胱癌的发病率和死亡率存在地域性差异。

临床工作中,根据膀胱壁浸润深度的不同,可将膀胱癌划分为非肌层浸润性膀胱癌(non-muscle-invasive bladder cancer,NMIBC)和肌层浸润性膀胱癌(muscle-invasive bladder cancer,MIBC)。目前新确诊的膀胱癌中,75% 属于 NMIBC,这些患者即使存在术后局部复发,经过治疗后也往往能获得较好预后。而根据肿瘤、淋巴结、转移(TNM)分类系统,NMIBC 又可以被细分为局限于黏膜的乳头状肿瘤(T_a)、侵犯固有层的乳头状肿瘤(T_1)以及局限于黏膜的扁平、高级别的原位癌(carcinoma in situ,CIS)。虽然 CIS 被划分为 NMIBC 的一种,但是 CIS 却具有高进展、强侵袭转移、预后差的特点。CIS 预后较差的原因是其侵袭范围广泛,可累及上尿路(肾盂、输尿管)、前列腺导管、尿道及尿道海绵体等部位,并且经全身治疗后仍然极易出现复发、局部淋巴结转移和远处转移等情况。目前,CIS 的发生率在不同的研究报道中有所区别,在欧洲癌症研究和治疗组织(European Organization for Research and Treatment of Cancer,EORTC)的研究中,CIS 的发病率为 2%~4%。

目前应用最多的 CIS 临床分类为:原发性,既往或同时不存在乳头状肿瘤,既往也不存在 CIS 的孤立 CIS;继发性,既往非 CIS 的膀胱肿瘤患者随访时发现 CIS;并发性,膀胱内同时存在其他类型尿路上皮肿瘤的 CIS。由于 CIS 细胞病理学特征为细胞间变、细胞极性丧失、染色体解聚、染色质增厚、细胞核增大和不典型有丝分裂等,导致不同的病理学家对 CIS 的诊断差异性也很大,只有约 70%~78% 的病例病理诊断结果一致。综上所述,CIS 疾病管理中仍然存在着许多挑战,CIS 的精确诊断、精准治疗仍是我们今后工作中的努力方向。

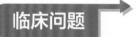

临床问题

第一节 膀胱原位癌诊断和治疗现状

关于 CIS 的诊断,完整且全面的病史、详细症状描述以及完善的体格检查尤为重要。泌尿系统超声检查是血尿患者筛查首选的、无创的影像学检查手段,是膀胱尿路上皮癌常见的初筛检查,该检查可以发现直径 >5mm 的膀胱肿瘤,并且可以对膀胱内肿瘤部位、数目、瘤体体积及浸润深度有一个初步判断。尽管超声有经腹、经直肠和经尿道 3 种不同方式,且均对于膀胱肿瘤的诊断有较高的敏感性和准确率,但因 CIS 和不典型增生病变多位于黏膜层,导致超声并不能很好地检测出扁平状的 CIS。计算机断层扫描尿路造影(computed tomography urography,CTU)通常用于检测泌尿系统乳头状肿瘤,因为这些肿瘤通常显示为泌尿系统充盈缺损或肾盂积水。同样的,静脉尿路造影(intravenous urography,IVU)常用来诊断泌尿系统尿路上皮肿瘤,多应用于 MIBC 和上尿路尿路上皮肿瘤的诊断中。CTU 在这类疾病的诊断中,能提供的信息要明显多于 IVU。虽然上述影像学诊断技术对泌尿外科临床工作提供很大的帮助,但并不能用于 CIS 的诊断。近年来比较热门的多参数磁共振成像(multiparametric magnetic resonance imaging,mpMRI)在膀胱癌诊断和分期中的作用尚在研究。虽然最近发表了一项关于膀胱癌患者 MRI 报告的标准化方法学,但还需要进一步验证。总而言之,CIS 的诊断不能仅依靠影像方法(泌尿系统超声、CTU、IVU 或 MRI)。

CIS 的诊断通常依靠尿脱落细胞学检查、膀胱镜检查及膀胱内多处随机活检相结合。尿脱落细胞学检查常通过排空尿液或膀胱冲洗的方法获得标本后由病理科医师进行检查。尿脱落细胞学检查对高级别膀胱肿瘤的敏感性是 84%,对于 CIS 的敏感性为 28%~100%。然而这种检查方法对肿瘤的位置和浸润深度判断并没有帮助,检查结果阳性仅能提示泌尿系统可能存在尿路上皮肿瘤,而阴性结果则不能排除泌尿系统肿瘤的存在。因此,尽管尿脱落细胞学检查对诊断高级别尿路上皮癌有很好的敏感性,但模棱两可的诊断仍然是病理科医师和临床医师面临的挑战。

临床中常用的普通白光成像膀胱镜(white-light imaging cystoscopy,WLIC)是检查膀胱肿瘤最可靠的方法。WLIC 具有很多优点,例如可以直接观察肿瘤大小、肿瘤部位、肿瘤数量、肿瘤形态,并且能初步评估肿瘤的分化与浸润程度,通过膀胱镜检查不仅可以在镜下对可疑或肿瘤部位进行活检,还能同期采取经尿道电切术(transurethral resection,TUR)等进行治疗,从而减少患者多次经受膀胱镜检查的痛苦和经济负担。尽管 WLIC 在 NMIBC 的治疗中扮演着核心角色,但同样存在着几个公认的局限性,例如无法发现微小的乳头状肿瘤、肿瘤卫星灶以及细微扁平的 CIS,从而导致疾病诊治的延误,使肿瘤进展和发生侵袭。据统计,30%~60% 的 CIS 病例被 WLIC 遗漏,需要依靠随机活检确定诊断。此外,还可能会因为对临床分期的判断不足,导致肿瘤不能被完全切除造成肿瘤残余。WLIC 的这些局限性导致了膀胱癌的高复发率(术后第 1 年约 61%,术后第 5 年约 78%)。正是由于膀胱癌的高复发率,临床上需要对患者进行密切随访和定期的膀胱镜检查,导致膀胱癌对医疗卫生支出和患者均造成巨大负担。

虽然通过 TUR 手术可以切除 T_a/T_1 期镜下可见的所有肿瘤,但这些肿瘤通常会复发,并且可能会进展为 MIBC。因此,有必要考虑对所有患者进行术后辅助膀胱灌注治疗。不过,针对 CIS 患者的膀胱灌注治疗随机对照试验很少。卡介苗(bacillus calmette-guérin,BCG)是一种牛分枝杆菌的减毒活疫苗,以往被用于结核病的预防。自 1976 年 Morales 和他的同事首次描述使用 BCG 进行膀胱内灌注治疗,再到 Old 等的开创性研究,人们认识到 BCG 的抗肿瘤作用可能是通过激活免疫系统和诱导炎症反应来介导的,BCG 可用来治疗高危和部分中危的 NMIBC 逐渐成为共识。目前,BCG 膀胱灌注免疫治疗是高复发、高进展风险的高危NMIBC 尤其是 CIS 的治疗金标准,同时也适合一些中危的 NMIBC 患者。BCG 作用机制为:活的 BCG 通过纤维连接蛋白和整合素 $\alpha5\beta1$ 附着于膀胱尿路上皮细胞,并被膀胱癌细胞内化。BCG 被内化后,通过上调 MHC II 类分子和 ICAM-1 的表达并分泌细胞因子,与树突状细胞一起募集免疫细胞到肿瘤部位,经多种免疫机制对膀胱癌细胞产生细胞毒作用。

一项比较 BCG 和膀胱内化疗药物灌注治疗 CIS 的临床试验荟萃分析显示,BCG 治疗的有效率显著提高,而且治疗失败的几率降低 59%。同样,国外两项荟萃分析比较丝裂霉素 C 与 BCG 用于治疗 NMIBC 效果表明,应用 BCG 能延迟并降低肿瘤进展的风险,不过BCG 膀胱灌注毒副作用也更大。一项长期观察的随机对照试验显示,与表柔比星相比,接受 BCG 治疗的患者出现远处转移明显减少,总体生存率和疾病特异性生存率更高。BCG 膀胱灌注对高危膀胱乳头状肿瘤的初始完全应答率为 55%~65%,对 CIS 的初始完全应答率为70%~75%,这些数据同样意味着将近 1/4 的 CIS 患者 BCG 治疗无效。并且,即使在 BCG 治疗有效的患者中,仍有 40% 的患者最终会出现 CIS 复发。

参考 2020 年欧洲泌尿外科学会膀胱尿路上皮癌指南定义,当出现以下情况时表明 BCG膀胱灌注免疫治疗失败:

1. 随访过程中进展到 MIBC;

2. BCG 难治性肿瘤

(1) 在 BCG 治疗 3 个月后出现 T_1G_3/HG 肿瘤(进一步应用 BCG 保守治疗会增加疾病进展的风险)。

(2) 在 BCG 治疗 3 个月后和 / 或 6 个月时,即在再次诱导后或第一次维持灌注后出现TaG_3/HG 肿瘤。

(3) 在 BCG 治疗 3 个月后出现不伴随乳头状肿瘤的 CIS,并且在再次诱导或第一个维持治疗疗程中持续存在 6 个月(如果 CIS 患者在 BCG 治疗 3 个月时出现,额外的 BCG 疗程可以在 50% 以上的病例中达到完全缓解)。

(4) 在 BCG 维持治疗期间出现高级别肿瘤。

3. BCG 治疗后高级别肿瘤复发 在完成 BCG 维持治疗后复发 G_3/HG 肿瘤。

4. BCG 无反应 BCG 难治性肿瘤或 T_1T_a/HG 肿瘤,在最后一次 BCG 灌注后 6 个月内出现肿瘤复发或在最后一次 BCG 灌注后 12 个月内出现 CIS。

5. BCG 不耐受 出现严重的副作用,不能耐受至少一个完整的 BCG 诱导疗程。

根治性膀胱切除术(radical cystectomy,RC)是 MIBC 患者治疗的金标准,同样被认为是高级别 NMIBC 患者的一种合理选择,特别是对于指南推荐的膀胱内灌注化疗药物治疗失败的患者。虽然应用 BCG 膀胱灌注免疫治疗 CIS 在一定程度上可以避免进行 RC,但是当

BCG 治疗失败时应及时考虑进行 RC 治疗。事实上,目前许多保留膀胱的治疗方法被认为在肿瘤学上的患者获益并不如 RC。Cookson 等[2]报告,53% 接受 BCG 治疗的患者在 15 年内经历了疾病进展,36% 的患者最终因进展或难治性 / 复发 CIS 而最后采取 RC 治疗。即使这样,临床当中仍有许多并不适合保守治疗的原发性 CIS 患者为了保留器官而首先采取 BCG 灌注治疗,直到 CIS 复发后才会考虑 RC。无论对于患者还是医师来说,选择 RC 往往是困难的,很大程度上是因为 RC 术后可能出现伤口出血、感染、吻合口瘘等严重并发症。

综上所述,CIS 同所有的 NMIBC 一样,必须在过度治疗和因治疗不足而导致疾病进展之间寻找平衡。

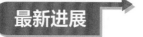
最新进展

第二节　膀胱原位癌的诊断和治疗进展

一、膀胱原位癌诊断方法的进展

1. 光动力学诊断(photodynamic diagnosis,PDD)或称荧光膀胱镜(fluorescence cystoscopy,FC)　PDD 是指通过向膀胱内注入荧光物质,荧光物质在新生膀胱黏膜中高度选择性地积聚,由于荧光物质会优先在肿瘤组织积累,约是正常组织的 20 倍,在激光的激发下,病变区域会发出红色荧光,与正常膀胱黏膜形成鲜明对比,借此可以发现普通膀胱镜难以发现的微小肿瘤或 CIS。目前,最常用的光活性物质有 5- 氨基酮戊酸(5-aminolevulinic acid,5-ALA)、6- 氨基乙酰丙酸(hexaminolaevulinic acid,HAL)和吡柔比星(THP)等。

由于 5-ALA 和 HAL 可选择性地增加膀胱癌细胞内原卟啉Ⅸ的积累,因此应用 5-ALA 或 HAL 后,在蓝光(波长 375~440nm)激发下,肿瘤组织中积累的原卟啉Ⅸ产生红色荧光,使肿瘤组织和正常组织之间有更高的对比度。在既往曾接受 BCG 治疗、膀胱内存在感染和炎症、近期接受 TURBT 的患者中或由正在 PDD 技术学习曲线中的医师操作下,PDD 检查也会存在 30% 的假阳性率。尽管 PDD 假阳性率相当高,但是有研究认为,HAL-PDD 检测膀胱癌的敏感性仍高于普通 WLIC。Fukuhara 等[3]通过比较 5-ALA 为荧光物质的新型 PDD 系统和传统 PDD 对膀胱肿瘤的诊断价值,发现与膀胱软镜结合的新型 PDD 系统诊断膀胱癌的总体敏感性为 100%,特异性为 82.6%,假阳性率为 17.4%,而依托于膀胱硬镜的传统 PDD 系统的敏感性、特异性、假阳性率分别为 83.3%、66.2% 和 33.8%。

THP 作为一种蒽环类抗肿瘤化疗药,于 1979 年在日本研制成功,作为经尿道膀胱肿瘤电切术后的传统膀胱灌注化疗药物。THP 作为荧光剂的作用机制与 5-ALA 类似,在膀胱灌注后会迅速被膀胱肿瘤组织特异性吸收,肿瘤内药物浓度是正常膀胱组织的 4 倍,病变组织吸收蒽环类药物后在 PDD 检查下能发出荧光。正常组织不吸收或很少吸收蒽环类药物,荧光效果与病变组织差异明显,从而发现偏平、微小的膀胱肿瘤灶。因此,当怀疑存在 CIS 或尿脱落细胞学阳性而普通 WLIC 未发现明显可疑病灶时,应该考虑采取 PDD 进一步明确诊断。不过,无论是 5-ALA、HAL 还是 THP,都会被膀胱内的某些良性病变(如慢性膀胱炎、腺性膀胱炎和上皮增生)所吸收,从而造成假阳性的问题出现。

2. 窄带成像膀胱镜(narrow band imaging cystoscopy,NBIC)　NBIC 是新的光学影像增强技术,是对 WLIC 的简单改进,检查过程中不需要使用荧光物质。其原理是通过滤光器选择波长约 415nm 和 / 或约 540nm 的光,这两种波长的光被血红蛋白强吸收,从而达到在 NBIC 下膀胱表面下微小血管的可视化。相比普通的 WLIC,NBIC 能够更清晰地显示黏膜表面和黏膜下层的血管结构,有助于明确肿瘤边缘和发现微小病灶,从而提高对微小肿瘤和 CIS 的诊断率。一篇纳入 25 项研究的荟萃分析表明 NBIC 在每个患者(95.8% vs 81.6%)和每个病变水平(94.8% vs 72.4%)的综合敏感性均显著高于 WLIC[4],特别是对于尿脱落细胞学阳性而 WLIC 检查阴性的患者。

尽管 NBIC 较 WLIC 在某些方面具有独特的优势,Tschirdewahn 等[5]的一项随机比较 NBIC 与 WLIC 在膀胱尿路上皮细胞癌患者随访中应用的研究表明,在 600 例既往有 NMIBC 病史的患者中,行 NBIC 与 WLIC 联合检查发现 78 例复发(78/300,26%)和单纯行 WLIC 检查发现 70 例复发(70/300,23%),两组无统计学差异(P=0.507),而且二次膀胱镜检查对两组患者 CIS 的检出均无影响(P=0.120)。虽然 NBIC 在发现 WLIC 漏诊的单个病变方面有显著优势,但并不能降低普通白光膀胱镜下进行 TURBT 的术后无复发生存率。而且 NBIC 的假阳性率与 PDD 相似(高达 36%),尤其是经过 BCG 治疗后可能会影响检测的准确性。TURBT 期间的出血,特别是对于较晚期的膀胱肿瘤,较大的瘤体会降低整体照明度,为 NBIC 诊断增加困难。

3. 共聚焦激光内镜(confocal laser endomicroscopy,CLE)　CLE 是共聚焦腔内显微镜与膀胱镜的结合,常应用于普通膀胱镜检查后,在特定部位进行动态且详细的显微成像。CLE 还可使用荧光素作为造影剂,在活体内提供实时、显微的组织病理学信息。CLE 具有高分辨率(2~5μm),足以分辨细微结构和各类细胞特征,并能够区分高级别和低级别膀胱癌,加之其可达到 240μm 的穿透深度,从而能够获得组织结构的全貌和评价特定细胞的特性。研究表明对于经验丰富的泌尿外科医师,WLIC 和 CLE 联合诊断低级别膀胱癌的敏感性和特异性(64% 和 81%)高于单独使用 WLIC(55% 和 50%);而对于高级别膀胱癌,WLIC 和 CLE 联合应用相对于单独使用 WLIC 的敏感性增加[6]。

遗憾的是,尽管 CLE 能够以类似组织学检查空间分辨率对可疑病变进行实时、高分辨率的检测,但其也有一定的局限性,例如显示的视野较小,组织穿透性有限,对整个膀胱进行大范围的检查难度较大。因此,需要先应用 WLIC 进行可疑病变的筛查后再进行 CLE 检查。为了克服这些局限性,目前正在研究计算机辅助图像融合技术以增强 CLE 的视野。并且,CLE 对膀胱肿瘤实时诊断和分级的准确性仍需多中心研究进行验证和更多的文献支持。

4. 光学相干断层扫描(optical coherence tomography,OCT)　OCT 是一种利用红外远光进行的实时、高分辨率的非侵入性显微成像技术。OCT 检查中,细胞核决定背向散射量,由于肿瘤细胞的核浆比更高,因此恶性细胞通常表现为背向散射增加,光学相干断层成像能够检测分辨率为 10~20μm 的微结构特征,将正常组织与肿瘤组织相区分,从而得到与组织病理学相媲美的检查结果,对于大多数膀胱肿瘤的检测结果是令人满意的。

同 CLE 类似,OCT 检查并不适用于检查整个膀胱,因此不能用于膀胱肿瘤的筛查,应与其他方法结合使用,例如结合计算机辅助定量检测功能,可显著提高 WLIC 和 PDD 检查的敏感性,并且能够提高 NBIC 对 CIS 早期诊断的特异性。临床研究表明 OCT 可以显著提高 WLIC 对 NMIBC,特别是对于 CIS 的诊断准确率。类似的研究显示,当 OCT 和 PDD 联合应用时,可将 PDD 的特异性从 62.5% 提高到 87.5%,且可降低 PDD 诊断的假阳性率。在 NBIC 引导下的 3D 光学相干断层分析成像技术在未来的临床 CIS 检测中具有潜力。交叉偏振光学相干断层扫描(cross-polarization optical coherence tomography,CPOCT)也可以用于区分膀胱癌和正常组织,对膀胱内扁平状恶性病变的检出率明显优于传统的 OCT。新开发的超高分辨率 OCT 可随时间推移,对下尿路尿路上皮癌成像进行实时分级,最大限度地减少诊断过程中的主观偏倚。

尽管 OCT 检查的优点众多,但也存在一些局限性,例如该检查能否成功被解读取决于操作者的经验;实时 OCT 的诊断效果鲜有报道,且检查结果实时分析的诊断准确性需相关研究进一步确认;经 OCT 引导下的 TURBT 术后复发率尚无定论,缺乏相关研究支持;目前仍缺乏 OCT 检查和随访的成本-效果与常规检查之间的比较;考虑到 OCT 检查的视野限制,该技术与其他临床常用诊断方法相结合的诊断效果仍需要更多临床研究探讨。

5. 其他　拉曼光谱(raman spectroscopy,RS)最初起源于分析化学,利用红外光(波长为 785~845nm)来激发固有化学键产生光学差异以分析化合物成分。RS 能够从各种分子键间检测出拉曼信号,从而分析出不同生物样品中的各种生化条件。例如在细胞、组织甚至器官等生物分子复杂的各类系统中,RS 能够检测到存在于各生物系统中不同组分的固有细节和信息。在体外实验中 RS 已被证明可以区分正常膀胱壁各层结构,并能评估肿瘤是否发生侵袭,鉴别低级别和高级别膀胱癌。

紫外自发荧光(ultraviolet autofluorescence)的原理是经标准膀胱镜的工作通道,使用紫外线探头发出激光激发尿路上皮、乳头状肿瘤和可疑的扁平状病变组织中一些固有的分子发出荧光,收集信号进行颜色编码,并进行结果的实时解读。

多光子显微镜(multiphoton microscopy)是一种激光扫描显微镜技术,通过激光激发并收集体内自发荧光物质(例如 NADH、结缔组织中的弹性蛋白、脂肪中的脂褐素)和二次谐波产生(胶原蛋白)发射的信号,将检测到的信号进行颜色编码,从而对正常膀胱组织与病变组织进行区分。

扫描纤维内镜(scanning fiber endoscopy)是一种包含光纤的超细软镜,可提供广角、全彩色的高分辨率图像。大大降低了检查设备对人体造成的侵袭性,既可作为独立的微型内镜使用,也可与其他成像技术联合使用。扫描纤维内镜可以使得"图像拼接"算法自动集成,并生成可用于肿瘤标准测量和膀胱纵向测量的尿路上皮全景图。

总而言之,随着众多新的成像技术陆续出现和投入使用,不断挑战普通白光膀胱镜在膀胱癌诊断中的重要地位,也为膀胱癌诊疗方式和方法带来革命性的变化,尤其很多新兴技术极大地提高了 CIS 的检出率和诊断的准确性。但是仍然存在临床研究较少、缺乏更多的可靠数据支持的问题,还需进一步明确这些新型技术在诊断和治疗 CIS 中的作用。

二、膀胱原位癌治疗的进展

1. BCG 膀胱灌注治疗新方案和新剂量　如前文所述,BCG 膀胱灌注免疫治疗是作为高危和一部分中危 NMIBC 的首选治疗方案。尽管如此,大约仍有 10%~20%BCG 完全应答的 NMIBC 患者最终会进展为 MIBC,而对于那些 BCG 治疗无应答的患者进展为 MIBC 的比例为 66%。

BCG 的灌注治疗方案:首先术后 2~4 周内开始进行 BCG 免疫治疗,一般采用 6~8 周(1 次 / 周)的灌注诱导免疫应答,再进行 1~3 年的维持 BCG 灌注治疗。维持治疗方案可采用术后第 3、6 个月分别进行维持 3 周的灌注治疗(1 次 / 周),之后每半年重复 1 次(每次仍为维持 3 周灌注,1 次 / 周)。为了获得最佳治疗效果,在后续治疗中进行 BCG 的维持灌注是必要的。

尽管 BCG 膀胱灌注免疫治疗对于完全应答的 NMIBC 患者来说是一种有效的治疗方案,并且相比 RC 有着较高的生活质量,但是毒副作用例如脓毒症、结核感染也不能被忽视。据统计,大约有 5% 的患者会在 BCG 膀胱灌注免疫治疗过程中出现严重的毒副作用。为了能够在不影响药物治疗效果的同时降低 BCG 的毒性,CUETO 研究将应用 1/3 剂量 BCG 与全量 BCG 的患者分组后进行了治疗效果的比较,发现两组患者总体疗效没有差异,但低剂量组患者复发率更高。当剂量进一步减少到 1/6 时,会导致 BCG 疗效下降,然而药物的毒性并没有降低。中国 NMIBC 治疗与监测循证临床实践指南(2018 年标准版)建议:对高危 NMIBC 患者建议行 3 年维持标准剂量 BCG 灌注治疗。而对于中危 NMIBC 患者,建议酌情考虑结合患者用药剂量给予 1~3 年 BCG 维持灌注治疗,即标准剂量 1 年 BCG 灌注或低剂量 3 年 BCG 灌注[7]。

2. 重复经尿道电切(repeat transurethral resection,re-TUR,亦称二次电切)　据流行病学统计,大约 75%~85% 新诊断的膀胱癌属于 NMIBC。普通 WLIC 引导下的 TURBT 是 NMIBC 首选的治疗方案。不幸的是,经治疗后 50%~70% 的患者在后期会出现肿瘤复发的情况,并且其中 10%~30% 患者的膀胱癌会进展到更高的分级和分期。在大多数情况下,膀胱肿瘤的复发是由于 WLIC 下 TURBT 术中肿瘤切除不完全所导致的。这种术中肿瘤切除不完全的情况使早期需再次进行 TURBT 的几率和首次膀胱镜复查发现膀胱癌复发的概率提高了 3 倍。尤其是对于高危的 NMIBC,EAU 指南推荐通过 re-TUR 消除残存的肿瘤,以提高分期的准确性和改善预后。因此,应于术后 2~6 周决定是否进行 re-TUR:当首次电切不完全,肿瘤有残留时;首次电切标本中未见膀胱壁肌层组织时(TaG_1 肿瘤和单纯性 CIS 除外);首次电切发现肿瘤为 T_1 期或 G_3/HG 肿瘤时;首次电切所收集到标本无法对肿瘤进行明确分期和分级时。国外一项回顾性研究发现:在初次电切后 2~42 天进行 reTUR 相比术后 43~90 天进行,前者有更长的无复发生存率和无进展生存率[8]。

一项纳入 2 451 名接受 BCG 治疗的高级别 T_1 期膀胱肿瘤患者的大型、多中心、回顾性队列研究显示,那些初次电切病理标本中没有肌层的患者,通过采取 re-TUR 改善了无复发生存时间、无进展生存时间和总生存期。然而,该研究同样指出,对于那些初次电切已经将肿瘤完全切除的高级别 T_1 期膀胱癌的患者,re-TUR 并没有延长其无复发生存时间、无进展生存时间和肿瘤特异性生存期[9]。考虑到患者再次手术将出现的不适感和会额外产生的医疗费用等问题,需要更多的多中心、随机对照、长期随访的临床研究对 re-TUR 的真实效果进行验证。

3. 基于光学诊断技术的 TURBT　WLIC 下进行 TURBT 作为 NMIBC 治疗的标准方案被广泛应用。但该治疗方案存在可能会导致不可见病变(微小、扁平肿瘤)被遗漏的风险,这也是为什么新的检测技术亟待开发。Chen 等[10]在一篇包括以 WLIC 为参考标准的 5-ALA-光动力诊断、HAL- 光动力诊断或 NBIC 研究的系统回顾和荟萃分析中发现,基于影像技术(NBIC、5-ALA 及 HAL 光动力学诊断)的 TURBT 与 WLIC 相比具有明显优势。除了检出率提高外,使用 PDD 的荧光引导 TURBT 可切除被标准 WLIC 漏诊的膀胱肿瘤,增加膀胱肿瘤完全切除率,进而更好地切除膀胱肿瘤,降低复发率。因此,当综合考虑手术费用、患者住院时间、荧光剂和 PDD 设备费用时,基于光学诊断技术的 TURBT 实际上能为每个患者每年节省更多的医疗费用。

NBIC 辅助经尿道电切术(NBIC-assisted transurethral resection,NBIC-TUR):由于 NBI 能更好地确定 CIS 病变的大小和边界,相比那些无法明确判断膀胱黏膜是否异常而采取广泛切除或电灼治疗的 CIS 来说,NBIC-TUR 具有明显优势。在匹配的队列研究中,NBIC-TUR 与 WLIC 辅助经尿道电切术(WLIC-TUR)相比,肿瘤残留率显著降低,首次随访时两组肿瘤残留率分别为 15.0% 和 30.5%[11],有效降低了 NMIBC 的复发风险。然而,Naito 等研究发现在 NMIBC 患者中,NBIC 辅助和 WLIC 辅助的 TURBT 治疗 12 个月后的总体复发率并无差异[12]。应用 NBIC 辅助 TURBT 对于膀胱癌的疾病进展问题,似乎没有达到预期的效果,仍然需要通过进一步的长期的随机对照研究来验证。

4. 根治性膀胱切除术(radical cystectomy,RC)治疗时机　高危 NMIBC 肿瘤包括 T_1 期肿瘤、G_3/HG 肿瘤和 CIS,对于这类患者建议全剂量膀胱内灌注 BCG1~3 年。对于那些具有进展高风险的 NMIBC 患者推荐立即行 RC。《中国非肌层浸润性膀胱癌治疗与监测循证临床实践指南》(2018 年标准版)[13]将疾病进展高风险的患者定义为:①高级别的 T_1 伴有组织学变异(微乳头型、肉瘤型、小细胞型);②高级别 T_1 肿瘤伴有淋巴、血管浸润,多发和 / 或较大的高级别 T_1,高级别 T_1 伴膀胱 / 前列腺部 CIS,再次经尿道切除术病检仍为高级别 T_1,3 个月内早期复发的高级别 NMIBC,累及膀胱憩室的 NMIBC;③BCG 治疗失败的,以及对 BCG 存在绝对或者相对禁忌证的高危 NMIBC 患者;④侵犯远端尿道或 / 和前列腺部尿道、肿瘤位于内窥镜视野解剖盲区。同时患者需理解保留和切除膀胱的利弊,提出明确治疗要求,尤其是在进行 RC 术前,手术医师应该对患者进行详尽且系统的评估。尽管 RC 消除了局部进展的风险,并可能提供最佳的肿瘤学结果,但对并无进展的疾病存在过度治疗的可能,容易出现术后短期和长期并发症,降低患者的生活质量。

随着第二代基因测序技术的发展与应用,很多研究发现一些生物分子标记物可以预测出 BCG 膀胱灌注免疫治疗的失败和疾病进展。例如,有研究发现表达 FGFR3 的基因突变、泌尿系肿瘤 DNA 水平升高、长链非编码 RNA H19 表达增加以及 ARID1A 基因突变等与 BCG 治疗后肿瘤复发风险的增加有关[14]。另外,其他许多肿瘤分子生物标记物如 Rb、Surviving Bcl-2、钙黏附蛋白 E、细胞骨架连接蛋白以及 Ki-67 等均能在预测 BCG 治疗效果中提供帮助。尿液荧光原位杂交通过对患者尿液中染色体异常的分子细胞遗传学检查,来预测 BCG 治疗是否失败。这些新兴技术的发展和应用极大帮助临床医师更早发现那些可能对 BCG 治疗失败的患者,从而更好地筛选出应该接受即刻 RC 的患者。因此,不能耐受 BCG 或不太可能从 BCG 治疗中获益的患者应该考虑接受即刻 RC。另外,对于高龄患者,在讨论选择即刻 RC 还是膀胱内 BCG 维持灌注时医师与患者均应该谨慎权衡。

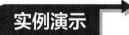
实例演示

第三节　膀胱原位癌诊疗实例演示

BCG 灌注

【适应证】

CIS,中高危 NMIBC。

【禁忌证】

1. 有症状的泌尿系统感染。

2. 膀胱手术后 2 周内。

3. 明显肉眼血尿;有尿道损伤者。

4. BCG 过敏史;伴有活动性结核。

5. 妊娠及哺乳期。

【所需器材清单】

1. 灌注人员需要的无菌手套,口罩,防护衣及面具等。

2. 膀胱灌注包,包括碘伏消毒球,一次性灌注尿管,镊子,无菌纱布。

3. 50ml 一次性注射器。

【团队要求】

1. 泌尿外科团队。

2. 影像放射科团队。

3. 病理科团队。

4. 肿瘤科团队。

【操作步骤】

患者,男,62 岁,6 年前无明显诱因出现尿频、尿急,无肉眼血尿就诊,门诊查尿常规示:尿隐血 +++,泌尿系统 B 超未见明显异常。完善尿脱落细胞检查示:3 次结果中 1 次可见肿瘤细胞。行膀胱镜检查示膀胱右侧壁近顶部淡红色扁平凸起,最大直径约 2cm。患者既往高血压病史 20 余年,口服药物控制,血压控制可,无糖尿病、冠心病史。入院行 TURBT,术中可见膀胱右侧壁近顶部苔藓样病变,范围约 2cm×1.5cm。术后病理回示:膀胱原位癌,侵及固有层。

术后立即行膀胱灌注化学药物治疗。治疗方案[15]:每周 1 次,8 次;4 周 1 次,8 次后患者自行中断。5 年前复查尿脱落细胞学示:3 次结果中 1 次可疑,2 次未见。复查膀胱镜未见明显异常。改用 BCG 行膀胱灌注治疗每周 1 次,6 次;2 周 1 次,2 次;每月 1 次 8 次,后期出现轻微膀胱刺激征及发热,无其他不良反应,此后患者间断门诊复查。

1. 给药前询问患者有无相关过敏史。嘱患者排空尿液,并与患者确认未在近 2h 内大量饮水、输液及服用利尿剂;药物清点和药品检查。

2. 患者平卧于治疗床上,铺防水垫,治疗师洗手,做好职业防护,戴无菌手套。

3. 患者会阴周围消毒 2 遍;无菌操作下置入尿管,将膀胱内尿液充分引出。

4. 将药物缓慢注入膀胱,如患者在灌药过程中出现疼痛,则立即停止灌注,好转后继续推注,如仍不能耐受,则停止本次灌注治疗。

5. 药物灌入膀胱后保留尿管;膀胱内保留药物 2h,不能耐受者可保留 30min。

6. 患者膀胱内药物存留期间嘱患者适当变换体位。

7. 灌注完毕经尿管排净药物及尿液后,拔除尿管,灌注治疗完毕嘱多饮水。

8. BCG 是活的牛型减毒结核杆菌,有一定传染性,因此治疗后 6h 内排尿后在马桶中倒入 2 杯漂白剂溶液,避免结核菌传染。

1 年前,患者无明显诱因出现肉眼血尿,B 超提示膀胱右侧壁、顶部多发占位性病变,膀胱镜检后病理提示:乳头状尿路上皮癌,高级别(2~3 级),检材可见肌层。经家属商议后行 RC+ 回肠膀胱术。术后病理:膀胱高级别尿路上皮癌(2~3 级),侵及肌层,伴广泛原位癌,$pT_2N_xM_x$。

【要点解析】

> 1. CIS 的传统诊断通常是依靠尿脱落细胞学、膀胱镜检查及膀胱内多处随机活检相结合。
>
> 2. 新型诊断方案包括:光动力学诊断,窄带成像膀胱镜,共聚焦激光内镜,光学相干断层扫描,拉曼光谱等。
>
> 3. CIS 的标准治疗方案是 TURBT,术后辅助 BCG 膀胱灌注治疗。
>
> 4. 其他方案包括:通过改变 BCG 剂量与方案的新型治疗,重复经尿道电切,光学诊断联合 TURBT,RC。
>
> 5. 对于单纯 CIS:推荐 TURBT 联合术后辅助 BCG 膀胱灌注治疗。治疗期间,定期进行膀胱镜及尿脱落细胞学检查。若治疗长时间未达到完全缓解,或发生肿瘤复发、进展,推荐行 RC。另外,当 CIS 合并有 MIBC 时,推荐行 RC。
>
> 6. 对于伴有 CIS 的高危 NMIBC:除上述选择外,如多次复发、进展推荐直接行 RC。

志谢:在本章节书写过程中,王准博士、常泰浩博士和连振鹏博士给予了诸多帮助,由衷地表示感谢。

(刘冉录)

专家述评

目前对于 CIS 的诊断,除了依靠传统尿脱落细胞学、膀胱镜检查及膀胱内多处随机活检的结合外,新型诊断方案包括光动力学诊断,窄带成像膀胱镜,共聚焦激光内镜,光学相干断层扫描,拉曼光谱等。通过与先进成像技术等的结合应用,可以大幅度提高诊断的敏感性与特异性。此外,随着基础医学与人工智能的飞速发展,更多、更精确的无创检测标志物被提出,如外泌体用于肿瘤诊断已成为研究的热点,亦为 CIS 的诊断提供了新思路。后续研究应更加关注不同领域的新技术带给临床检测应用的多样性与挑战性,不断结合各项领域的创新成果带动临床检测发展。

对于 CIS 的治疗,目前的标准治疗方案是 TURBT 联合术后辅助 BCG 膀胱灌注治疗。对于存在肿瘤复发、进展的患者,推荐行 RC。除此之外,我们还要进一步研究光学影像诊断联合 TURBT 等对 CIS 手术治疗的帮助,这些新技术在手术中所发挥的效果需要进一步大规模、多中心的临床试验去验证,不断总结新的经验,才能更好地将它们用于 CIS 的治疗。另外,近些年来肿瘤个体化治疗在临床应用中也取得了一定成效,对不同膀胱癌的患者进行精确肿瘤分子分型或许可以找更适合的药物,甚至能提供新的治疗途径,有可能是膀胱癌治疗的重大突破。

通过归纳总结传统及新型的 CIS 诊断、治疗方案,为今后的临床工作开展提供了更多选择。对于 CIS 的关注,一方面应该放在对现有技术、方法的总结提高上,更重要的是将临床诊断、治疗与最新基础医学、影像学、人工智能等方向的发展联合起来,充分利用学科间交叉弥补自身现有的不足,最终取得长远发展与提高。

(刘冉录)

参考文献

[1] BRAY F,FERLAY J,SOERJOMATARAM I,et al. Global cancer statistics 2018:GLOBOCAN estimates of incidence and mortality worldwide for 36 cancers in 185 countries[J]. CA Cancer J Clin,2018,68(6):394-424.

[2] COOKSON MS,HERR HW,ZHANG ZF,et al. The treated natural history of high risk superficial bladder cancer:15-year outcome[J]. J Urol,1997,158(1):62-67.

[3] FUKUHARA H,KUREISHI M,KHODA T,et al. The Utility of a Flexible Fluorescence-Cystoscope with a Twin Mode Monitor for the 5-Aminolevulinic Acid-Mediated Photodynamic Diagnosis of Bladder Cancer[J]. PLoS One,2015,10(9):e0136416.

[4] XIONG Y,LI J,MA S,et al. A meta-analysis of narrow band imaging for the diagnosis and therapeutic outcome of non-muscle invasive bladder cancer[J]. PLoS One,2017,12(2):e0170819.

[5] TSCHIRDEWAHN S,HARKE N N,HIRNER L,et al. Narrow-band imaging assisted cystoscopy in the follow-up of patients with transitional cell carcinoma of the bladder:a randomized study in comparison with white light cystoscopy[J]. World J Urol,2020,38(6):1509-1515.

[6] CHANG TC,LIU JJ,HSIAO ST,et al. Interobserver agreement of confocal laser endomicroscopy for bladder cancer[J]. J Endourol,2013,27(5):598-603.

[7] 靳英辉,曾宪涛. 中国非肌层浸润性膀胱癌治疗与监测循证临床实践指南(2018 年标准版)[J]. 现代泌尿外科杂志,2019,24(07):516-542.

[8] BALTACI S,BOZLU M,YıLDıRıM A,et al. Significance of the interval between first and second transurethral resection on recurrence and progression rates in patients with high-risk non-muscle-invasive bladder cancer treated with maintenance intravesical Bacillus Calmette-Guérin[J]. BJU Int,2015,116(5):721-726.

[9] GONTERO P,SYLVESTER R,PISANO F,et al. The impact of re-transurethral resection on clinical outcomes in a large multicentre cohort of patients with T1high-grade/Grade 3 bladder cancer treated with bacille Calmette-Guérin[J]. BJU Int,2016,118(1):44-52.

[10] CHEN C,HUANG H,ZHAO Y,et al. Diagnostic performance of image technique based transurethral resection for non-muscle invasive bladder cancer:systematic review and diagnostic meta-analysis[J]. BMJ Open,2019,9(10):e028173.

[11] CAUBERG EC,MAMOULAKIS C,DE LA ROSETTE JJ,et al. Narrow band imaging-assisted transurethral resection for non-muscle invasive bladder cancer significantly reduces residual tumour rate[J]. World J

Urol,2011,29(4):503-509.

［12］NAITO S,ALGABA F,BABJUK M,et al. The Clinical Research Office of the Endourological Society(CROES) Multicentre Randomised Trial of Narrow Band Imaging-Assisted Transurethral Resection of Bladder Tumour (TURBT) Versus Conventional White Light Imaging-Assisted TURBT in Primary Non-Muscle-invasive Bladder Cancer Patients:Trial Protocol and 1-year Results［J］. Eur Urol,2016,70(3):506-515.

［13］靳英辉,曾宪涛. 中国非肌层浸润性膀胱癌治疗与监测循证临床实践指南(2018年标准版)［J］. 现代泌尿外科杂志,2019,24(07):516-542.

［14］PIETZAK EJ,BAGRODIA A,CHA EK,et al. Next-generation Sequencing of Nonmuscle Invasive Bladder Cancer Reveals Potential Biomarkers and Rational Therapeutic Targets［J］. Eur Urol,2017,72(6):952-959.

［15］徐佩行,陆骁霖,沈益君,等. 高危非肌层浸润性膀胱癌卡介苗灌注的近期疗效与预测因素分析［J］. 中华泌尿外科杂志,2019,(01):20-24.

第七章

非肌层浸润性膀胱癌术后肿瘤复发和进展风险精准预测

临床问题

第一节 非肌层浸润性膀胱癌术后肿瘤复发和进展风险预测的目的

对于非肌层浸润性膀胱癌（non-muscle-invasive bladder cancer，NMIBC）患者，经尿道膀胱肿瘤电切（transurethral resection of bladder tumor，TURBT）术后的辅助灌注策略、随访策略以及后续是否进一步完成根治性膀胱切除术，这些问题都有赖于术后肿瘤复发和进展的风险评估。随着膀胱灌注药物的不断改进和手术理念的不断更新，预测量表也各有不同。对于各种量表如何选择，是临床医师面临的很大问题。

最新进展

第二节 NMIBC 术后肿瘤复发和进展的预测模型

膀胱灌注治疗的药物，从传统的化学药物（丝裂霉素 C/ 表柔比星 / 吡柔比星）到卡介苗（Bacillus Calmette-Guérin，BCG）的免疫治疗[1-2]。随着临床情景的不断变化，NMIBC 术后预后的预测工具也在不断变化。

Isharwal S 等[3]回顾了 2015 年以前所有关于 NMIBC 术后复发 / 进展的量表，使用最多的是 2006 年发表的 EORTC 量表（表 7-1，表 7-2）[4]。该量表针对的是未使用 BCG 的患者，且患者未经过二次电切(second TURBT)治疗。该量表对 EORTC 7 个试验中 2 928 名患者的临床资料进行了总结,将患者在复发和进展两个维度分别分了低、中、高危三级。量表仅包含了肿瘤个数、大小、既往复发频率、分期、分级以及是否包含原位癌(carcinoma in situ,CIS)这些一般病理信息,未包含进一步的特殊病理信息及分子病理的诊断结果。

表 7-1　EORTC 量表

因素	复发评分	进展评分	因素	复发评分	进展评分
肿瘤个数			分期		
单发	0	0	T_a	0	0
2~7 个	3	3	T_1	1	4
≥8	6	3	CIS		
肿瘤大小			无	0	0
<3cm	0	0	有	1	6
≥3cm	3	3	分级		
既往复发频率			G_1	0	0
初发	0	0	G_2	1	0
≤1 次 / 年	2	2	G_3	2	5
>1 次 / 年	4	2	总分	0~17	0~23

表 7-2　EORTC 量表预测复发及进展概率

复发评分	1 年复发率,%	5 年复发率,%	进展评分	1 年进展率,%	5 年进展率,%
0	15(10~19)	31(24~37)	0	0.2(0~0.7)	0.8(0~1.7)
1~4	24(21~26)	46(4~49)	2~6	1(0.4~1.6)	6(5~8)
5~9	38(35~41)	62(58~65)	7~13	5(4~7)	17(14~20)
10~17	61(55~67)	78(73~84)	14~23	17(10~24)	45(35~55)

自 1989 年第一次提出膀胱内灌注 BCG 可以预防 NMIBC 以后,BCG 在膀胱灌注中一直拥有重要地位。因为 EORTC 量表无法针对使用过 BCG 的患者进行准确预测,2009 年西班牙泌尿外科肿瘤协作组发表了 CUETO 量表(表 7-3,表 7-4),可针对短期使用 BCG 治疗的患者(第 1 次术后 1~2 周,后 2~7 次每周 1 次,第 8~13 次每 2 周 1 次)[5]。研究包含 3 个前瞻随机研究中的 1 062 个患者。CUETO 量表中包含性别、年龄、肿瘤个数、分级、分期以及是否包含 CIS。它较 EORTC 量表增加了性别和年龄因素,但去除了肿瘤大小的因素。文中还对比了 CUETO 量表和 EORTC 量表在复发和进展上的预测结果。在预测复发时,CUETO 量表较 EORTC 量表低;在预测进展时,仅在高危肿瘤时,CUETO 量表较 EORTC 量表低。但作者提出,无论是 CUETO 量表还是 EORTC 量表都仅包含少量的 T_1G_3 患者,对这部分患者的预测可能不够准确,存在局限性。而且两种量表均不包含详细的病理及进一步的分子病理信息。在临床上,患者是否进行二次电切、是否进行过术后即刻灌注也无法获知。

表 7-3　CUETO 量表

因素	复发得分	进展得分	因素	复发得分	进展得分
性别			分期		
男	0	0	T_a	0	0
女	3	0	T_1	0	2
年龄（岁）			CIS		
<60	0	0	无	0	0
60~70	1	0	有	2	1
>70	2	2	分级		
肿瘤个数			G_1	0	0
0~3	0	0	G_2	1	2
≥3	2	1	G_3	3	6
既往复发频率			总分	0~16	0~14
否	0	0			
是	4	2			

表 7-4　CUETO 量表预测复发及进展概率

复发评分	1 年复发率，%	5 年复发率，%	进展评分	1 年复发率，%	5 年复发率，%
0~4	8.24（5.91~10.57）	20.98（17.33~24.63）	0~4	1.17（0.15~2.19）	3.76（1.9~5.62）
5~6	12.07（7.95~16.19）	35.57（29.18~41.96）	5~6	3（0.82~5.18）	11.69（7.57~15.81）
7~9	25.36（19.56~31.16）	47.65（40.55~54.75）	7~9	5.55（2.73~8.37）	21.26（15.85~26.67）
10 以上	41.79（28.05~55.53）	67.61（53.67~81.55）	10 以上	13.97（6.64~21.3）	33.57（23.06~44.08）

CUETO 量表仅针对短期使用 BCG 的患者，未包含持续 BCG 灌注的患者。2015 年 EORTC 组织为持续行 BCG 维持治疗（1~3 年）的患者更新了 EORTC 列线图（详见参考文献）[6]。研究从 2 个试验中共纳入了 1 812 位患者。终点为早期复发（危险因素：$G_{1/2}$ 或 G_3，肿瘤是否多于 1 个），晚期复发（危险因素：既往多次复发，肿瘤是否多于 4 个），进展（危险因素：分级及分期）。文章较前两个模型进行内部验证，模型的稳定性有所提高。但因为 2 个试验均未包含 CIS 的患者，所以临床上对于这部分患者使用 BCG 维持性治疗的效果无法预测。

在临床实践中，也有各国的学者利用各中心数据对 EORTC 量表和 CUETO 量表进行了验证[7-10]。这些外部性验证发现，这两个量表均欠准确，尤其在 BCG 广泛应用的背景下，EORTC 量表会高估高危患者的复发率。新的分子标记物，如 FGFR3/MIB-1 或 MMP9,Bcl-2,CyclinD1,p21 的联合使用，可以提高预测的准确性[11]。但这些新分子标记物的研究结果，由于样本量相对较小，其结论有待进一步证实。

未来，将有更多的新型药物（如 PD-1、干扰素、生物制剂等）进入 NMIBC 的膀胱辅助灌注领域（药物试验编号：NCT03167151、NCT01162785、NCT00595088 等）。伴随着这些新的临床情景,我们还需要更多新的数据和工具来预测患者的预后,从而给患者传递更准确的生存信息,提高生活质量,并指导医疗工作者更精准地制定治疗计划。

第三节 NMIBC 术后临床实践的诊疗流程

不论是 EORTC 量表、CUETO 量表还是 EORTC 列线图,都无法为医务工作人员提供关于临床实践的直观的指导建议。在此,我们借鉴美国国家综合肿瘤网络(NCCN)2020 年第 1 版膀胱癌指南的 NMIBC 危险度分级,更清楚地指导临床操作。

1. 危险度分层 NCCN 指南中,借鉴美国泌尿外科学会(AUA)2016 年提出的危险度分级方法,分为低危、中危、高危 3 类(表 7-5)[12]

表 7-5 NMIBC 的 AUA 危险度分层表

危险度分层	具体类别
低危	低级别,单发,T_a,肿瘤直径≤3cm
	低度恶性潜能乳头状尿路上皮肿瘤
中危	1 年内复发,低级别,T_a
	单发,低级别,T_a、肿瘤直径 >3cm
	低级别,T_a,多发
	高级别,T_a,肿瘤直径≤3cm
	低级别,T_1
高危	高级别,T_1
	任何复发,高级别,T_a
	高级别,T_a,>3cm(或多发)
	任何 CIS
	高级别,BCG 失败
	任何其他组织类型 *
	任何淋巴血管浸润 *
	任何高级别前列腺尿道尿路上皮癌 *

*2016 版 AUA 指南中指出,此 3 个因素是专家组推荐的分类危险因素,没有文献支持。

所有患者术后 24 小时内均行膀胱术后即刻灌注 1 次。

2. 术后分层治疗及随访策略

cT_a,低级别:观察或后续化学膀胱灌注(表 7-6,按表 7-5 若符合中危标准进入中危的治疗策略)。

表 7-6　低危患者随访策略

检查	年						
	1	2	3	4	5	5~10	>10
膀胱镜	第 3 月,第 12 月		每年 1 次			视临床需要	
上尿路检查及腹盆影像	基线检查		视临床需要				
血液检查	无						
尿液检查	无						

cT_a,高级别:如果肿瘤未切完全或标本缺少肌层,应行二次电切。推荐进行 BCG 灌注,也可化学灌注或观察(表 7-7,按表 7-8 若符合高危标准进入中危的随访策略)。

表 7-7　中危患者随访策略

检查	年						
	1	2	3	4	5	5~10	>10
膀胱镜	3,6,12	每 6 个月	每年 1 次			视临床需要	
上尿路检查及腹盆影像	基线检查		视临床需要				
血液检查	无						
尿液检查	尿细胞学 3,6,12	尿细胞学 每 6 个月	每年 1 次			视临床需要	

表 7-8　高危患者随访策略

检查	年						
	1	2	3	4	5	5~10	>10
膀胱镜	每 3 个月检查 1 次		每半年 1 次			每年 1 次	视临床需要
上尿路检查及腹盆影像	基线检查,12		每 1~2 年 1 次				视临床需要
	基线检查		视临床需要				
血液检查	无						
尿液检查	尿细胞学,每 3 个月 1 次 考虑尿路上癌标志物检测		尿细胞学 每 6 个月 1 次			每年 1 次	视临床需要

cT_1:强烈建议二次电切,对于高级别病灶也可以考虑膀胱全切。如果二次电切有残留病灶,建议 BCG 灌注或膀胱全切;如果没有残留病灶,建议 BCG 灌注或膀胱化学灌注,极少数病例可以观察。对于还在维持阶段的 BCG 治疗,若行保留膀胱治疗,建议继续维持 BCG。如有复发建议换药。

任何 CIS:建议 BCG 灌注。

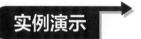

第四节 NMIBC 术后预测肿瘤复发和进展、 临床决策实例操作

【适应证】

1. 膀胱肿瘤行 TURBT。

2. 术中完全切除肿瘤。

3. 术后病理中包含肌层信息。

4. 患者既往膀胱肿瘤治疗史全部可以获知。

【禁忌证】

1. 膀胱肿瘤未行 TURBT 术,仅凭影像学诊断分期结合膀胱活检病理诊断。

2. 病理提示肌层浸润性膀胱癌。

3. 术中发现肿瘤残余,或术后病理提示基底可见癌。

【所需器材清单】

1. 完整的既往尿路上皮癌治疗病史,内容应包括:既往复发次数,复发频率,既往膀胱灌注辅助治疗的药物种类及使用时间。

2. 完整的手术记录,内容应包括:患者的性别、年龄、术中发现的肿瘤个数以及最大肿瘤大小,男性患者应汇报前列腺尿道是否有癌。

3. 完整的术后病理报告,内容应包括:尿路上皮癌的分级及分期,基底信息,是否浸润肌层,肌层浸润深度,是否包含其他组织类型(是否包含淋巴、血管浸润两项为非必须性报告)。

【团队要求】

1. 泌尿外科医师 应能在术中明确判断肿瘤是否完整切除,并单独留取基底部位组织送病理;对于基底有阳性的患者,应在第一次术后的 2~6 周内,进行二次电切。

2. 泌尿病理科医师 应该有统一的报告标准。

【操作步骤】

1. 病例资料 男性,68 岁,全程无痛肉眼血尿起病,B 超发现膀胱占位,泌尿系统增强 CT 上尿路未见异常。既往吸烟 30 年。

2. 手术资料 TURBT 术中见膀胱右侧壁多发肿物(4 处),最大者超过 3cm。予完全切除肿瘤,另送基底。前列腺尿道未见肿瘤。术后 3h 内予膀胱灌注吉西他滨 2g(入 100ml 盐水)。

3. 术后病理 膀胱尿路上皮癌,G_3 高级别,T_1。基底可见肌层,未见癌浸润。

4. 临床决策 依据 AUA 的分层因素,患者 T_1/G_3,伴膀胱内多发肿瘤,且最大径超过 3cm,属于高危组。患者术后应考虑:①术后 2~6 周行二次电切,确认膀胱内疾病状态;②进一步可考虑行根治性膀胱切除术,如果患者保留器官愿望强烈,可尝试 BCG 辅助灌注治疗。

该患者因顾虑根治性膀胱切除术后生理改变,要求保留膀胱行 BCG 灌注治疗。

5. 病例资料后续　患者术后 4 周行二次电切,病理结果阴性。遂于二次电切后 2 周开始 BCG 灌注治疗。术后 12 周未见明确复发,但术后 24 周复查膀胱镜时,可于左侧壁发现新生小肿物。经与临床医师商议,决定再行 TURBT 术。

6. 手术资料后续　TURBT 术中见膀胱左侧壁单发肿物,直径 0.6cm。予完全切除肿瘤,另送基底。前列腺尿道未见肿瘤。术后 3 小时内予膀胱灌注吉西他滨 2g(入 100ml 盐水)。

7. 术后病理后续　膀胱尿路上皮癌,G_1 低级别,T_1。基底可见肌层,未见癌浸润。

8. 临床决策后续　仅凭手术及病理信息,似乎该病例此次为中危病例。但患者是在 BCG 辅助治疗过程中再次发病,是 BCG 治疗失败案例,应属于高危。二次电切后确认病理阴性。再次予患者交待根治性膀胱切除术的选择,患者要求保留膀胱,对患者进行化学药物灌注治疗。

【要点解析】

1. NMIBC 的患者,通常面临多次复发,以及各种灌注药物的治疗。病程冗长复杂,应尽量详细采集。在我国,可能采用的膀胱灌注药物包括丝裂霉素 C,表柔比星,吡柔比星,羟基喜树碱,吉西他滨以及 BCG。进一步选择药物时,病史尤为关键。

2. 应严格执行二次电切的手术标准。对于高危患者,也应充分告知膀胱全切的必要性,供患者选择。

3. 一份规范的病理报告,对肿瘤的后续规范化治疗至关重要。临床医师应与病理科医师充分沟通,完善相关病理信息。

（范　宇）

专家述评

NMIBC 是泌尿外科的常见疾病,容易复发是它的特点之一。2013—2019 年,北京大学第一医院泌尿外科共行 TURBT 术 7 231 例,其中 3 115 例为复发病例。所以面对这一类疾病,如何去精准判断肿瘤复发的情况,对后续的治疗及随访都十分重要。当然,依据不同的临床情景,国际上先后有 EORTC 量表(无 BCG 治疗史)、CUETO 量表(20 周短期 BCG 治疗)以及 EORTC 列线图(1~3 年的持续 BCG 治疗)等工具来预测患者的术后复发及进展情况。总体来说,我们可以看到对于中、高危患者,使用 BCG 治疗后的复发率略低于一般化疗药物。

纷繁的预测工具有不同的数字结果,但 NCCN 指南依据 AUA 危险度分层将患者分为 3 类,从而指导临床决策。无论使用预测工具还是危险度分层表,完整的病例信息、手术信息和病理信息都是至关重要的。这不仅需要医师和患者之间,更需要临床医师和病理科医师之间充分沟通。对于 NMIBC 这种反复复发的慢性疾病来说,患者的要求可能也会随着病情而不断变化,此时医患的反复沟通就显得至关重要。

随着新药的不断研发和临床情景的不断改变,现有的预测工具将不能满足新的临床需求。对于 NMIBC 这样一个常见病,有待解决的问题还很多,都值得不断研究。

（金　杰）

参考文献

[1] BOCCON-GIBOD L,LELEU C,HERVE JM,et al. Bladder tumors invading the lamina propria(stage T1) influence of endovesical BCG therapy on recurrence and progression[J]. Prog Clin Biol Res,1989,310:161-169.

[2] EDWARD M,CATHERINE M,SETH P,et al. Effect of Intravesical Instillation of Gemcitabine vs Saline Immediately Following Resection of Suspected Low-Grade Non-Muscle-Invasive Bladder Cancer on Tumor Recurrence[J]. JAMA,2018,319(18):1880-1888.

[3] ISHARWAL S,KONETY B. Non-muscle invasive bladder cancer risk stratification[J]. Indian J Urol,2015, 31(4):289-296.

[4] SYLVESTER RJ,VAN DER MEIJDEN AP,OOSTERLINCK W,et al. Predicting recurrence and progression in individual patients with stage Ta T1 bladder cancer using EORTC risk tables:A combined analysis of 2 596 patients from seven EORTC trials[J]. Eur Urol,2006,49(3):465-466.

[5] FERNANDEZ-GOMEZ J,MADERO R,SOLSONA E,et al. Predicting nonmuscle invasive bladder cancer recurrence and progression in patients treated with bacillus Calmette-Guerin:The CUETO scoring model[J]. J Urol,2009,182(5):2195-2203.

[6] CAMBIER S,SYLVESTER RJ,COLLETTE L,et al. EORTC nomograms and risk groups for predicting recurrence,progression,and disease-specific and overall survival in non-muscle-invasive stage Ta-T1 urothelial bladder cancer patients treated with 1-3 years of maintenance Bacillus Calmette-Guérin[J]. Eur Urol,2016, 69(1):60-69.

[7] JESUS FERNANDEZ-GOMEZ,ROSARIO MADERO,EDUARDO SOLSONA,et al. The EORTC Tables Overestimate the Risk of Recurrence and Progression in Patients with Non-Muscle-Invasive Bladder Cancer Treated with Bacillus Calmette-Guérin:External Validation of the EORTC Risk Tables[J]. Eur Urol,2011,60 (3):423-430.

[8] MUHAMMET FATIH KILINÇ1,GÖKSEL BAYAR,AYHAN DALKILIÇ,et al. Applicability of the EORTC risk tables to predict outcomes in non-muscle-invasive bladder cancer in Turkish patients[J]. Turk J Urol, 2017,43(1):48-54.

[9] VEDDER MM,MÁRQUEZ M,DE BEKKER-GROB EW,et al. Risk Prediction Scores for Recurrence and Progression of Non-Muscle Invasive Bladder Cancer:An International Validation in Primary Tumours[J]. PLoS ONE,2014,9(6):e96849.

[10] E XYLINAS,M KENT,L KLUTH,et al. Accuracy of the EORTC risk tables and of the CUETO scoring model to predict outcomes in non-muscle-invasive urothelial carcinoma of the bladder[J]. British Journal of Cancer,2013,109(6):1460-1466.

[11] BAS W G VAN RHIJN,TAHLITA C M ZUIVERLOON,ANDRÉ N VIS,et al. Molecular Grade(FGFR3/MIB-1) and EORTC Risk Scores Are Predictive in Primary Non-Muscle-Invasive Bladder Cancer[J]. Eur Urol, 2010,58(3):433-441.

[12] CHANG SS,BOORJIAN SA,CHOU R,et al. Diagnosis and Treatment of Non-Muscle Invasive Bladder Cancer:AUA/SUO Guideline[J]. J Urol,2016,196(4):1021-1029.

第八章

膀胱肿瘤可见激光剜除术

临床问题

第一节　传统经尿道膀胱肿瘤电切术的局限性及相关解决方案

非肌层浸润性膀胱癌（non-muscle-invasive bladder cancer，NMIBC）电切术后复发率和进展率居高不下，尤其是病理为 T_1G_3 的患者。据报道，NMIBC 术后 5 年复发率、进展率和肿瘤特异性生存率分别为 42%、21% 和 87%。肿瘤进展或特异性死亡等事件多发生在术后 48 个月内，并且肿瘤进展后再行根治性膀胱全切术时患者术后生存率会降低[1]。

如此高的复发率和进展率，和膀胱肿瘤的诸多影响因素息息相关。一方面，肿瘤的一些高危特性会提示预后较差，比如 T_1G_3 肿瘤合并原位癌（carcinoma in situ，CIS）、多发和 / 或较大和 / 或复发的 T_1G_3 肿瘤、前列腺尿道部有癌浸润并伴有 CIS 的 T_1G_3 肿瘤、病理变异、淋巴血管浸润（lymphovascular invasion，LVI）等。对于这样的肿瘤，欧洲泌尿外科学会（European Association of Urology，EAU）膀胱癌指南将其定义为最高危肿瘤，并建议立即行根治性膀胱切除术，以期提高生存率。然而，对于那些高危肿瘤，如 T_1 或 G_3（高级别）或 CIS 或那些多发、复发并且体积较大（>3cm）的 T_a 低级别（G_1G_2）肿瘤，部分患者电切治疗效果较佳，无需行根治性膀胱切除术，避免过度治疗；而部分患者肿瘤具有高度浸润性，术后易复发或进展，需立即行根治性膀胱切除术，因此筛选出这部分易复发的患者极其重要。泌尿外科医师也致力于不断提高预测膀胱肿瘤预后的能力，以期更准确地预测肿瘤的预后，并提供适当的干预措施，防止过度治疗或治疗不足。另一方面，肿瘤的复发率和经尿道手术质量关系也十分密切。

经尿道膀胱肿瘤电切术（transurethral resection of bladder tumor，TURBT）是治疗 NMIBC 的金标准。TURBT 术是在电切镜下，利用 U 型电切环经尿道将膀胱肿瘤切除。然而这种手术方式并不能完全将肿瘤切除干净,因此会导致术后复发率较高。研究显示,电切术后 1 个月肿瘤残余率高达 75%。此外,若肿瘤体积较大,电切时会将较大的肿瘤组织切碎,再将破碎的组织冲洗出来。但是这样就破坏了肿瘤的完整性,不符合"无瘤原则",容易造成肿瘤细胞在手术区域种植,造成高复发率;另外,这种电切手术方式因将肿瘤组织切碎,可能降低病理分期的准确率,进而影响术后对肿瘤预后的判断,造成治疗措施选择不当。

因此,如何弥补常规电切术的不足成为泌尿外科医师面对的难点。近年来,泌尿外科医师进行了各方面尝试,比如光动力诊断(荧光膀胱镜)、窄带光膀胱镜,以及经尿道膀胱肿瘤二次电切术(re-TURBT)等。

光动力诊断(荧光膀胱镜)是指在膀胱内灌注 5- 氨基酮戊酸(5-aminolevulinic acid,5-ALA)等光敏剂后,利用紫光观察膀胱内部情况。其原理为光敏剂在膀胱癌组织聚集并产生荧光,从而与正常的黏膜组织形成对比,帮助术者发现微小癌病变和 CIS。多项临床研究已证实相比常规白光膀胱镜,荧光膀胱镜可以更加敏感地发现恶性肿瘤,尤其是 CIS 等癌变部分[2]。然而对于那些 TURBT 术前尿液细胞学阳性的患者,荧光膀胱镜与常规白光膀胱镜并无区别。此外,荧光膀胱镜较白光膀胱镜的特异性较差,假阳性较高,尤其是有炎症或者近期行 TURBT 或者卡介苗灌注后 3 个月内的患者。一项荟萃分析发现,荧光膀胱镜可较白光膀胱镜降低膀胱癌的短期和长期复发率,但对于进展和死亡率方面并无区别[3]。

窄带光成像(narrow band imaging,NBI)是近年来发展的一种新型光学增强显像技术,其原理是将普通的白光过滤成窄带的蓝光和绿光(波长分别为 415nm 和 540nm),窄带光具有较强的穿透能力,易被黏膜下的血红蛋白吸收,从而使黏膜表层的血管清晰显影,增强病变组织与正常黏膜组织之间的对比度,进而提高肿瘤的检出率。将此技术与膀胱镜相结合,发展成窄带光膀胱镜,窄带光膀胱镜下可区分正常上皮和高血管癌变组织。一些研究证实窄带光膀胱镜可提高膀胱肿瘤的识别率。然而一项随机对照研究评估了利用窄带光膀胱镜进行手术能否降低复发率,结果较为遗憾,复发率并无区别[4]。

二次电切是首次电切术后 2~6 周时再次行电切术,观察膀胱内部情况,将可见肿瘤、怀疑病变以及首次手术的瘢痕进行切除。首次电切后肿瘤残留是术后复发的重要原因之一。研究发现,约 51% 患者首次电切后会有肿瘤残留,且大多数残留的肿瘤仍位于原肿瘤位置。多项研究已证实,二次电切可提高患者的无复发生存率(recurrence-free survival,RFS)和卡介苗灌注治疗后的效果,并能提供可靠的预后信息。然而,一项大宗研究发现,二次电切只对那些首次电切标本中无肌层组织的患者有用,可提高其 RFS,无进展生存率(progression-free survival,PFS)和总生存率(overall survival,OS)等,对初次电切术后标本中有肌层组织的患者效果不大。此外,初次电切术后 2~6 周再次行电切术,无疑会增加患者的心理压力和经济负担。

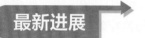

最新进展

第二节　激光在膀胱肿瘤手术中的应用现状

近几年来,激光的发展取得巨大进步,尤其在医疗领域。激光 1961 年首次被应用到医疗中(治疗视网膜脱落),到目前已近60年。目前临床中应用的激光种类很多,主要有钕激光、钬激光、铥激光、绿激光、半导体激光及 CO_2 激光等。这些激光的主要区别在于光波长、组织穿透深度以及激发器的发光方式(即脉冲波或连续波)等不同,进而达到不同的目的和治疗效果。

如今,激光已应用到各个系统疾病的治疗中。在泌尿系统中,激光主要应用于治疗前列腺增生、泌尿系统结石等疾病。同时,临床实践中对于将其用于治疗 NMIBC 也进行了初步探索,结果颇为乐观。早在1978年,慕尼黑大学泌尿外科医师就使用钕激光成功地破坏了膀胱肿瘤[5]。这是首次报道将激光技术应用到 NMIBC 治疗中。但是样本量太小,并且观察周期短,不足以得出任何结论。而且钕激光穿透深度较深,约为 4~18mm,可能会意外导致肠损伤,且不利于肿瘤的整块剜除,故目前已完全停止使用钕激光治疗膀胱肿瘤。临床中,以钬激光和铥激光应用最为广泛。1994年钬激光首次被用于治疗 NMIBC[6],4年后利用钬激光将膀胱肿瘤经尿道整块切除[7]。2008年铥激光首次被应用到复发的膀胱肿瘤治疗中[8];后绿激光应用逐渐兴起,2013年被应用于治疗膀胱肿瘤[9]。

激光治疗膀胱肿瘤主要有两种术式:经尿道膀胱肿瘤汽化术和经尿道膀胱肿瘤整块剜除术。在汽化术中,肿瘤组织将激光的能量吸收并转化为热能,当温度达到一定程度时肿瘤组织被汽化,从而达到切除肿瘤组织的目的。但是这种方式只适用于直径小于1cm的肿瘤[10],并且此术式会造成术后收集标本时无肿瘤组织或仅有较小的肿瘤组织,只有基底部和汽化边缘部分活检送病理检查,因此无法准确进行肿瘤分期分级。所以膀胱肿瘤汽化术已逐渐被淘汰,取而代之的是经尿道膀胱肿瘤激光整块剜除术(en-bloc resection)。

早在1997年,Kawada 等就描述了使用弓形电极进行肿瘤旋转切除术[10]。随后泌尿外科医师利用各种改装的电极对肿瘤进行切除,但电极,尤其是单极的精细切割效果差。

如上文所述,不管是荧光膀胱镜、窄带光膀胱镜,还是二次电切术,其目的均为将肿瘤完全切除,以降低复发率。EAU 指南指出术后肿瘤标本中有无肌层组织可以看作是判断肿瘤是否完全切除干净的标准(除 T_1G_1/低级别)。研究显示,整块剜除术后膀胱肿瘤标本中的肌层率可高达96%~100%,说明肿瘤几乎完全被切除。除此之外,相比于传统经尿道膀胱肿瘤电切术,激光膀胱肿瘤整块剜除还具有以下特点:

1. 围手术期及术后并发症发生率低　整块剜除的并发症发生率似乎比 TURBT 低。多数研究关注的闭孔神经反射和膀胱穿孔这两个并发症。研究显示,在整块剜除中没有闭孔神经反射的发生,而在电切中,其发生率波动于6%~25%之间。研究显示在传统电切和整块剜除术中,膀胱穿孔的发生率分别约为0%~9%和<1%,两者之间并无统计学差异。然而,这些研究均未给出膀胱穿孔的详细定义,因此泌尿外科医师对膀胱穿孔的诊断可能存在很大差异。我们也希望学者们在以后的研究中更加注意这一点。

只有少数研究根据公认的 Clavien-Dindo 分类系统对并发症发生率进行了分析,其中一项研究发现,在整块剜除术中,约5.1%的患者有 Clavien-Dindo Ⅰ类并发症[11],而其他研究发现 Clavien-Dindo Ⅰ类并发症在整块剜除与电切两种手术之间无显著差异[12]。

激光具有良好的止血功能,因此术中及术后出血较少。几项研究对比了患者术后与术前血红蛋白的丢失量,发现激光剜除患者血红蛋白丢失量少于传统电切患者,因而膀胱冲洗时间要比传统电切短[13]。整块剜除与传统电切的拔除导尿管时间分别为 1.4~4.5 天和 1.5~4.2 天,住院时间分别为 2.9~6.4 天和 2.9~6.6 天之间,这两种方式之间并无区别。另外,整块剜除的手术时间为 22~56min,而传统电切为 20~46min,两组时间无明显差异,仍需要通过更多的研究来比较单个肿瘤的切除时间。另外,报告的数据通常来自于泌尿外科医师的最初经验,可能存在学习曲线的偏差。

2. 可进行更精准的病理分期　整块剜除最主要的一个目的是提高膀胱肿瘤的切除效果。研究已证实,高质量的切除可降低二次电切的必要性。EAU 指南指出,术后标本中是否有肌层可以作为切除效果的判断标准,而在整块剜除中,肌层的存在率高达 96%~100%,普遍高于常规电切术。多数研究的结果似乎都支持以下假设:整块剜除术(无论使用何种能源或形式)可提高膀胱尿路上皮癌切除的质量。

此外,整块剜除术后大体标本以及内部组织结构完整,可为准确地进行病理学分期奠定基础。病理切片显示肿瘤组织结构层次分明,能清晰显示肿瘤细胞浸润层次,进而准确评估肿瘤分期,为预测肿瘤预后及术后进一步治疗提供可靠依据。不仅如此,整块剜除还可以提高标本中黏膜肌层的检出率,从而有助于进行更准确的 T_1 亚分层。T_1 亚分层是指根据 T_1 期肿瘤在固有层中的深度或范围等,将 T_1 期再次分组。分组的方式有多种,其中之一就是根据肿瘤与黏膜肌层(存在于膀胱壁固有层中,由一层不连续的平滑肌束组成)的关系,可将 T_1 期肿瘤分为 T_{1a}(肿瘤尚未超过黏膜肌层)、T_{1b}(肿瘤在黏膜肌层中)、T_{1c}(肿瘤已超过黏膜肌层)。研究已证实 $T_{1b/c}$ 的预后较差,但是这种分层系统实用性较低,尚未被广泛应用于临床工作中,原因之一为术中电切致标本被灼烧、损害等,导致标本中黏膜肌层无法识别,无法确定肿瘤与黏膜肌层的位置关系。然而一项回顾性研究发现,相比于传统电切,绿激光整块剜除可大大提高标本中黏膜肌层的检出率,因而可增高 T_1 亚分层的实用性。

3. 肿瘤预后可能更好　绝大多数研究提示,激光整块剜除术后 12 个月的总体复发率介于 8.8%~20.8% 之间。相比于传统电切,整块剜除可明显降低肿瘤复发率,但也有一些研究表示两者之间并无区别。因此关于预后方面,需要大宗长期的高质量随机对照研究(randomized controlled trial,RCT)进行研究比较。此外,除了标本中有无肌层外,判断切除是否完全的另一个参考标准就是原位复发还是异位复发。有两项研究均表明两种手术方式之间原位复发的概率并无区别。因此,基于以上结果,目前很难得出整块剜除术在肿瘤预后方面具有优势。

4. 其他优势　较传统电切手术,激光整块剜除术还具有其他优势。比如,激光手术无需全麻,条件允许的话可在门诊进行,成为日间手术,无需住院,这样可减少患者的诊疗时间和经济负担。此外,激光手术不会产生闭孔神经反射,膀胱穿孔风险小,安全性高;激光手术学习曲线更短,有利于年轻医师短期内掌握;且激光光纤具有可弯曲性,可克服传统 TURBT 的手术盲区。另外,激光手术出血量较少,更适合需要服用华法林或阿司匹林等抗凝药物的心脑血管病患者。

5. 激光整块剜除术的局限性　虽然目前尚无法得出激光整块剜除与传统电切之间的术后复发率有差别的结论,但激光剜除仍是一种有前途的方法,可以避免许多传统电切的缺点,如提高术后标本质量,准确进行病理学分期,降低围手术期并发症等,但仍有某些特定条件下不能进行此种手术。据报道,大约 30% 患者因为肿瘤的大小、位置等因素而不适合行剜除术。当肿瘤直径 >3cm,或位于前壁、后壁、颈部时,许多医师不会选择行肿瘤剜除术。因为肿瘤体积较大时,切除的肿瘤难以从尿道或鞘管中取出,尤其是男性患者。一些学者建议将肿瘤切成 2~4 块再取出,但这样就失去了整块剜除的最初目的。另有研究者建议使用网袋来维持肿瘤的完整性,同时避免提取过程中肿瘤细胞脱落等情况。不管怎样,如何取出的问题尚无妥善解决方法,因此限制了整块剜除术的应用。事实上,多数研究团队在分析整块剜除术疗效时,会将 >3cm 的肿瘤排除在外,因此关于体积较大肿瘤整块剜除的相关研究较少,希望以后能有研究多注意这一方面。

　　肿瘤位于前壁、后壁、颈部时亦无法行剜除术。将侧出绿激光纤维修改成直出绿激光纤维,即可行直出绿激光膀胱肿瘤整块剜除术[14]。此术式光纤具有直出特性,可适用于颈部、侧壁以及前壁肿瘤的剜除,而对位于后壁的肿瘤,由于光纤与肿瘤长轴平行,剜除仍具有一定的难度。

实例演示

第三节　经尿道直出绿激光膀胱肿瘤整块剜除术

【适应证】

1. 肿瘤直径≤2cm。

2. 肿瘤数量≤3 个。

3. 肿瘤形态呈乳头状,有蒂。

4. 肿瘤位于颈部、前壁、侧壁。

5. 可适用于服用阿司匹林或华法林等抗凝药物、不适合行传统电切的膀胱肿瘤患者。

【禁忌证】

1. 相对禁忌证　肿瘤数目 >3 个,直径 >2cm,位于后壁;基底较宽或面积较大的苔藓状肿瘤病变。

2. 绝对禁忌证　肌层浸润性肿瘤或已发生淋巴结或远处转移者;严重尿路梗阻无法经尿道手术者;有难以控制的泌尿系统感染者;有严重的全身疾病或慢性消耗性疾病不适宜手术者。

【所需器材清单】

1. 绿激光手术系统　半导体泵浦绿 Nd:YAG 激光头、激光控制器、激光内循环冷却系统、电子控制系统、激光操作手柄、脚踏开关、无散射直出光纤。

2. 膀胱肿瘤经尿道电切系统　高清显示屏、主机、目镜、目镜摄像头、外管鞘、内管鞘(含闭孔器)、电切手件、双极高频线、灌流器、冷光光源、导光索。

【团队要求】

1. 泌尿外科医师　能够熟练地进行手术,避免术中并发症;专人负责术后标本的固定及标记(大头针贯穿肿瘤冠部,穿过基底固定在泡沫板上送检,有利于剜除标本分期)。

2. 手术器械管理人员　分配专人负责手术器械以及相关耗材的管理,定期保养、维护手术器械;及时发现潜在问题并联系厂家进行维修;术中辅助术者共同完成手术,避免仪器的错误操作。

3. 术中麻醉人员及围手术期护理人员　术中麻醉医师能熟练进行全麻、腰麻、硬膜外联合麻醉等操作,熟知各种麻醉药品的应用;术后护理人员定时监测患者体温等生命体征,重点观察膀胱冲洗液颜色等情况,并实时记录,如发现异常,及时报告。

4. 病理医师　配备专门泌尿病理医师,详细准确地报告膀胱肿瘤的分级、分期等病理信息。

【操作步骤】

1. 检查　进入膀胱后仔细检查膀胱内各壁,明确肿瘤数目、大小及位置,辨认双侧输尿管开口。

2. 肿瘤周围标记　距肿瘤基底部约 1cm 处标记剜除范围,如伴有卫星灶,可扩大标记范围(图 8-1,视频 8-1)。

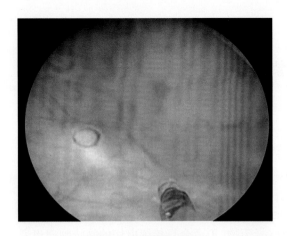

图 8-1　肿瘤周围标记

视频 8-1　肿瘤周围标记

3. 切割　沿标记,进行“掘地式”切割,深达肌层(图 8-2,视频 8-2)。

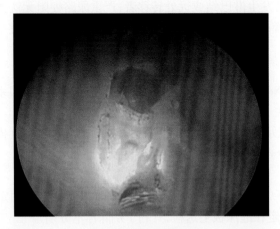

图 8-2　“掘地式”切割

视频 8-2　切割

4. 各方开工,形成切面,边切边推(图 8-3,视频 8-3)。

5. 各方向汇集,最后将肿瘤连根拔起,剜除肿瘤(图 8-4,视频 8-4)。

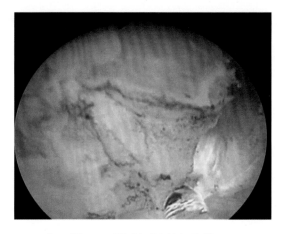

图 8-3　形成切面,边切边推

视频 8-3　各方开工,形成切面

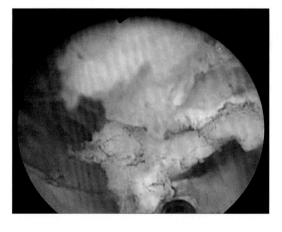

图 8-4　各方汇集,剜除肿瘤

视频 8-4　各方向汇集,剜除肿瘤

6. 检查　检查术后创面,灼烧周边黏膜(图 8-5,视频 8-5)。

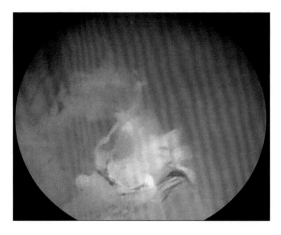

图 8-5　灼烧周围黏膜

视频 8-5　检查创面

7. 检查肿瘤完整性,使用 Ellik 膀胱冲洗器冲出肿瘤标本,或电切环于外鞘内勾出肿瘤标本。

【要点解析】

1. 肿瘤剜除时,直出绿激光功率设置于 30~40 瓦即可达到最佳效果。

2. 术中如出现小动脉出血,激光点对点止血效果较差,需要调整适当距离,先气化凝固周围组织,最后移至出血中心部位。

3. 光纤质较脆,注意轻柔操作,避免光纤在工作通道两端出口处折断。

4. 在一体化平台需将冷光源调至自动状态,仅根据亮度调节摄像头亮度,可达到最佳视觉效果,避免出光过亮不易辨别组织结构。

(范晋海)

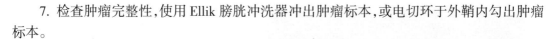

专家述评

经尿道膀胱肿瘤电切术(TURBT)是治疗非肌层浸润性膀胱肿瘤的主要手段。随着临床使用的广泛开展和临床研究的不断深入,TURBT 逐渐引起泌尿外科医师的注意。但电切术中需将肿瘤切碎,破坏肿瘤的完整性,这不但有可能增加肿瘤细胞种植的风险,且破碎的标本组织还会影响术后准确评估病理分期。另外,TURBT 切除侧壁肿瘤时极易引发闭孔神经反射,导致膀胱穿孔,因此不得不通过提高麻醉级别来预防严重并发症发生。加之技术要求高、学习曲线较长,使得该项技术推广,特别是面向低年资专科医师和广大县域医疗机构泌尿外科医师推广有一定难度。

激光在临床医学中的应用越来越广泛。应用激光能量切除膀胱肿瘤的临床实践和研究提示其具有很好的发展前景,比如:可以显著降低术中风险,切除侧壁肿瘤时不会出现闭孔神经反射,膀胱穿孔风险大大降低。以此为基础开展的膀胱肿瘤整块剜除术切割精准、层次分明,手术技术难度显著小于传统 TURBT,可以得到完整的肿瘤标本,并有利于病理诊断;激光切除同时的凝固止血功能还可以显著减少术中出血,手术视野更加清晰;且激光手术无需全麻,有望使得经尿道膀胱肿瘤切除手术在日间手术中心完成,降低手术花费等。相信随着多中心 RCT 研究的不断开展,将获得更多前瞻性临床研究证据,经尿道激光手术有望能替代传统 TURBT 手术,成为非肌层浸润性膀胱肿瘤手术治疗的"金标准"。

(贺大林)

参考文献

[1] VAN DEN BOSCH S, ALFRED WITJES J. Long-term cancer-specific survival in patients with high-risk, non-muscle-invasive bladder cancer and tumour progression: a systematic review[J]. Eur Urol, 2011, 60(3):493-500.

[2] MOWATT G, N'DOW J, VALE L, et al. Photodynamic diagnosis of bladder cancer compared with white light cystoscopy: Systematic review and meta-analysis[J]. Int J Technol Assess Health Care, 2011, 27(1):3-10.

[3] CHOU R, SELPH S, BUCKLEY DI, et al. Comparative Effectiveness of Fluorescent Versus White Light Cystoscopy for Initial Diagnosis or Surveillance of Bladder Cancer on Clinical Outcomes: Systematic Review

and Meta-Analysis[J]. J Urol,2017,197:548-558.

[4] NAITO S,ALGABA F,BABJUK M,et al. The Clinical Research Office of the Endourological Society(CROES) Multicentre Randomised Trial of Narrow Band Imaging-Assisted Transurethral Resection of Bladder Tumour (TURBT) Versus Conventional White Light Imaging-Assisted TURBT in Primary Non-Muscle-invasive Bladder Cancer Patients:Trial Protocol and 1-year Results[J]. Eur Urol,2016,70(3):506-515.

[5] STAEHLER G,SCHMIEDT E,HOFSTETTER A. Destruction of bladder neoplasms by means of transurethral neodym-YAG-laser coagulation[J]. Helv Chir Acta,1978,45(3):307-311.

[6] JOHNSON DE. Use of the holmium:YAG(Ho:YAG)laser for treatment of superficial bladder carcinoma[J]. Lasers Surg Med,1994,14(3):213-218.

[7] DAS A,GILLING P,FRAUNDORFER M. Holmium laser resection of bladder tumors(HoLRBT)[J]. Tech Urol,1998,4(1):12-14.

[8] GAO X,REN S,XU C,et al. Thulium laser resection via a flexible cystoscope for recurrent non-muscle-invasive bladder cancer:initial clinical experience[J]. BJU Int,2008,102(9):1115-1118.

[9] TAO W,YANG D,SHAN Y,et al. Safety and efficacy of 120W high performance system greenlight laser vaporization for non-muscle-invasive bladder cancer[J]. J Xray Sci Technol,2013,21(2):309-316.

[10] KAWADA T,EBIHARA K,SUZUKI T,et al. A new technique for transurethral resection of bladder tumors: rotational tumor resection using a new arched electrode[J]. J Urol,1997,157(6):2225-2226.

[11] HURLE R,CASALE P,LAZZERI M,et al. En bloc re-resection of high-risk NMIBC after en bloc resection: results of a multicenter observational study[J]. World J Urol,2020 Mar;38(3):703-708.

[12] KRAMER MW,ALTIERI V,HURLE R,et al. Current Evidence of Transurethral En-bloc Resection of Nonmuscle Invasive Bladder Cancer[J]. Eur Urol Focus,2017,3(6):567-576.

[13] KRAMER MW,RASSWEILER JJ,KLEIN J,et al. En bloc resection of urothelium carcinoma of the bladder (EBRUC):a European multicenter study to compare safety,efficacy,and outcome of laser and electrical en bloc transurethral resection of bladder tumor[J]. World J Urol,2015,33(12):1937-1943.

[14] HE D,FAN J,WU K,et al. Novel green-light KTP laser en bloc enucleation for nonmuscle-invasive bladder cancer:technique and initial clinical experience[J]. J Endourol,2014,28(8):975-979.

第九章

融合膀胱标准化影像报告系统评分的标准化整块切除手术

经尿道膀胱肿瘤切除术（transurethral resection of bladder tumor，TURBT）是诊断和治疗膀胱肿瘤最主要的手术方式[1]。随着手术装备和技术的进步，基于多种激光或水刀等能量平台的膀胱肿瘤整块切除术，即膀胱肿瘤整块切除技术（en-bloc resection of bladder tumor，ERBT）已在临床中逐渐开展。

临床问题

第一节　整块切除（en-bloc）手术现状与问题

经尿道膀胱肿瘤整块切除术，其核心内容是在距离肿瘤边缘一定距离的黏膜面做环形切开并在肌层面剜除，完整切除带有肌层的肿瘤。设计 en-bloc 手术的出发点，是认为 TURBT 不符合肿瘤根治原则，为了提高彻底切除肿瘤的可能性从而提高患者无瘤生存率，需要我们像做其他肿瘤的切除手术一样，将膀胱肿瘤完整切除。按照膀胱肿瘤切除边界可将手术分为：瘤体内（intralesional）切除，边缘性（marginal）切除，广泛性（wide）切除。既往 TURBT 就是从瘤体切除开始，到最后尽量扩大切除边界的手术；而我们设想的 en-bloc 手术是一种广泛性切除的手术。理论上广泛性切除应该比瘤体内切除的控瘤效果更好，但是目前的证据只提示，经尿道膀胱肿瘤整块切除术是安全可行的，整块切除在 96%~100% 的病例中提供了具有逼尿肌的高质量标本，没有证据显示整块切除术的控瘤效果比传统 TURBT 要好[2-3]，甚至在做 en-bloc 手术时还需要备好相关设备以便需改行 TURBT，一项多中心研究显示在行 en-bloc 术时有 19% 病例术中需改为传统 TURBT[4]。审视以往文献，我们发现对于 en-bloc 并没有提出标准化手术概念，甚至对 en-bloc 适应证的讨论也仅仅是关于肿瘤大小和数量[5]，欧洲泌尿外科学会相关指南也只是认为，在特定的外生性肿瘤中整块切除是可行（直径<10mm 的肿瘤）[6]。这样的研究结论没有显示出整块切除术的全部优点，影响了该技术的推广。

为此,我们尝试设计标准化的 en-bloc 手术,即在精准分层下设计不同的手术方案。

最新进展

第二节 En-bloc 标准化手术的探索

对于一种手术的标准化设计,要借助评估系统进行精准分层,将最适合的亚组及不适合的亚组以及可以探索性手术的亚组分出,这样根据亚组特征制定不同的手术对策,才能更好地完成手术目标,保证手术质量,给患者带来益处。既往在膀胱手术前需常规进行膀胱镜及活检确定肿瘤大小、数量及肿瘤性质,行 CT 检查了解肿瘤的浸润范围,但是 CT 对肿瘤术前分期预测准确率只有 54.9%,其中 39% 会出现分期偏低,膀胱镜活检也有 22.6% 分期偏低[7];MRI 的 DWI 序列受到重视后,我们一度把希望放在小视野 DWI 序列上,但是实践证明使用该序列对肿瘤术前的分期准确率也只能达到 60%~70%。所以既往 TURBT 手术的目标只能定为:一是切除肉眼可见的全部肿瘤,二是切除组织进行病理分级和分期。它并不是一种目标为根治性的手术,所以首次电切后肿瘤残余率可达 33.8%~36%[8]。近年来,多参数磁共振成像(multiparmetic MRI,mpMRI)技术迅速发展,已成为膀胱疾病的重要影像检查方法。2018 年,Panebianco 等制定了膀胱影像报告和数据系统(Vesical Imaging-Reporting And Data System,VI-RADS),并得到欧洲泌尿外科学会、欧洲泌尿影像学会和日本腹部放射学会的一致支持和认可。欧洲泌尿外科学会 2019 年版膀胱癌诊治指南建议对 VI-RADS 进行验证[9]。我们团队验证的数据表明,VI-RADS 对肿瘤分期,尤其是区分肌层浸润与否的准确性高达 93% 以上[10]。

对于 VI-RADS 的应用,目前主要集中在区别评分为 2 分与 3 分肿瘤的危险性。Francesco 等认为,VI-RADS 高分的非肌层浸润性膀胱癌(non-muscle-invasive bladder cancer,NMIBC)被判断为肌层浸润的敏感性 85%、特异性 93.6%,所以高分的 NMIBC 应该行二次电切[10]。基于 mpMRI 的 VI-RADS 可以提供肿瘤数量、大小、位置和浸润深度等多种信息,我们可以借助这个评分对患者是否适合行 en-bloc 进行预评估,同时对手术切除范围和深度进行规划,进而提高手术质量,最终达到提高治疗效果的目的。从 2019 年 1 月开始,我们对所有术前行 mpMRI 的膀胱肿瘤患者进行了 VI-RADS 指导下的 en-bloc 术,初步总结了该方法的应用经验,探讨了该术式的可行性及效果。

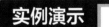

实例演示

第三节 标准化手术步骤

【适应证】

1. 可以耐受 mpMRI 检查的疑似膀胱肿瘤患者。

2. 患者术前最好已行膀胱镜检查明确肿瘤大小、位置。

3. VI-RADS 评分 1~2 分者为佳,3~4 分者须为单发且直径 ≤2cm。

【禁忌证】

1. 不能耐受全麻或者腰部阻滞麻醉者。

2. VI-RADS 评分 5 分,或预期肿瘤直径 >2cm 或多发的 VI-RADS 评分 3~4 分者。

3. 凝血功能明显异常者。

4. 尿道狭窄无法进镜,体位受限无法摆截石位者。

【所需器材清单】

1. 膀胱镜及激光工作手件。

2. 激光工作平台(以铥激光为例)。

3. 标本收集器。

4. 组织染色剂。

5. 若瘤体 >3cm,需准备组织粉碎器及相应工作鞘。

【团队要求】

1. 诊疗流程制定并优化流程。

2. 设定入组标准。

3. 泌尿外科、放射科、病理科三方工作讨论群:mpMRI 预约的绿色通道,手术标本的手术室处理,病理标本取样和结果沟通。

【操作步骤】

1. 麻醉成功后,患者摆截石位,常规消毒铺巾。

2. 膀胱镜进镜观察整个膀胱、后尿道、输尿管开口,与术前 mpMRI 数据及膀胱镜结果进行核对。

3. 以 VI-RADS 评分为分层,结合术中视检情况开始手术。

4. 基本操作步骤(图 9-1):

(1) 标记:使用激光(铥激光 12.5~37.5 瓦)距离肿瘤基底 0.5~1cm 标出切除范围;

(2) 环切:将标记点用激光连接成线,环形切开黏膜层至合适的肌层;

(3) 游离:沿该层肌肉平面向心性钝性游离;

(4) 离断:锐性切断穿插不同层面的结缔纤维、血管、基底;

(5) 取出:顺利取出标本;

(6) 检查:检查瘤床有无穿孔、出血、肿瘤残留,偶有出血点用激光止血。

5. 在此步骤基础上,将非标准手术通过处理,都分解为若干个标准手术的组合。根据 VI-RADS 评分和肿瘤大小、数量,预设手术目标,将 NMIBC 分为 5 个类型,每种类型的手术操作都有不同,具体操作细分见图 9-2。

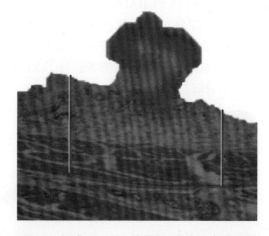

图 9-1　标准 en-bloc 的范围:边缘距离肿瘤基底不正常黏膜 0.5cm,深度达到浅肌层与深肌层交界,不要破坏该处的淋巴和血管

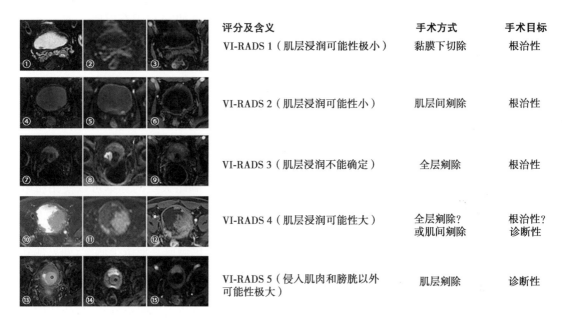

			评分及含义	手术方式	手术目标
			VI-RADS 1（肌层浸润可能性极小）	黏膜下切除	根治性
			VI-RADS 2（肌层浸润可能性小）	肌层间剜除	根治性
			VI-RADS 3（肌层浸润不能确定）	全层剜除	根治性
			VI-RADS 4（肌层浸润可能性大）	全层剜除？或肌间剜除	根治性？诊断性
			VI-RADS 5（侵入肌肉和膀胱以外可能性极大）	肌层剜除	诊断性

图 9-2　融合 VI-RADS 的 en-bloc 手术分型示意图：从评分及含义开始，选择合适的手术方式，按对应的手术目标进行手术

（1）VI-RADS 评分为 1 分，Ⅰ型。

解读：1 分肿瘤大小必须 <2cm，基底深度不超过固有层，一般为有蒂且分化良好的乳头状瘤。我们的数据显示，评为 1 分最后判定为肌层浸润的比例为 0[8]。手术目标：得到完整标本，基底包含完整的固有层（其中有黏膜下肌层），若病理示切缘阴性，则达到根治效果。

手术操作要点（视频 9-1）：①在标记基底范围时，距离不用太远，0.5cm 即可；②轻轻切开黏膜一圈，肿瘤及周围组织会自行收缩，浅肌层与固有层交界的层面很自然暴露出来，上面为黄色的黏膜下层，下面为白色的肌层，沿膀胱本身弧度向心性平推，将该平面以上所有组织一起推离即可，推行距离很短，操作难度很小；③一般仅蒂部有一根血管，用激光点凝或点断，止血效果极好；④该型取出标本最易，标本很容易通过操作鞘冲出。

视频 9-1　VI-RADS 评分为 1 分，Ⅰ型的手术视频

（2）VI-RADS 评分为 2 分，单发，2cm 内，Ⅱa 型。

解读：该型手术即为标准 en-bloc 手术。该型肿瘤基底可能侵犯固有层，但是肌层浸润可能性小，我们的数据显示，评为 2 分最后判定为肌层浸润的比例为 7.4%[8]。手术目标：得到完整标本，需要基底部不能烧焦，标本最好包含完整浅肌层，若病理提示切缘阴性，则表示达到最大程度根治效果，并需要避免所有并发症。

手术操作要点（视频 9-2）：①环绕肿瘤做黏膜标记点时，应距离不正常黏膜 0.5cm 远，应标记整圈后再做下一步；②连接各个标记点的操作时，控制激光头匀速移动，这个速度能让

视频9-2 VI-RADS评分为2分,单发,2cm内,Ⅱa型的手术视频

激光切到浅肌层和深肌层交界处,如果移动速度太快,可能烧的深度不够,还在肌层与固有层间。如果第一圈后觉得没到期望深度,再重复一次即可;③整圈全部切开到期望深度后,组织自行收缩,会暴露期望层次,再用操作鞘将切离处平行和多个方位向心方向推离;④在肌层平面操作时,注意推离弧度,不要迷失层次,向心性钝性分离,激光锐性切断中间穿梭的肌纤维和结缔纤维条索,操作时会看到平行存在于肌肉间血管,往往不用处理,也可以用激光多点凝固;⑤该型取出标本简单,组织剜除后基本就可以顺利从操作鞘冲出,碰到略大点的标本可以使用粗电切刀通过操作鞘钩出;⑥处理标本时,一定用组织染料把瘤床面染色,并在病理申请单上标注清楚。

另外一定要注意仔细观察周围黏膜,我们往往会发现原位癌或其他微小病变;如见他处黏膜可疑,按VI-RADS评分1分的手术要点操作,该过程要快速完成,减少操作时间。既往国内报道原位癌病例不多,推测与TURBT术标本质量不佳和手术后随机活检少有关,我们预计本术式会提高原位癌检出率,但目前结果并未出现原位癌检出率明显升高,具体原因还需进一步研究。

(3) VI-RADS评分为2分,单发,>2cm,或多发,Ⅱb型。

我们查阅文献,既往en-bloc的文献都有意无意地将该型全部或者部分剔除出统计纳入标准,而临床实践中,该型病例为最常见。该型手术过程如果选择与Ⅱa型一样则会碰见标本过大难以取出的问题。为了解决标本取出问题,既往试过经膀胱镜置入标本袋操作,但是成本极高,而且不易操作;后来又尝试采用剜除术中保留一点瘤体与膀胱的连接,再用电切刀或激光将瘤体切成小块取出。这种解决方案仍然很难操作,一是分割标本操作时间远长于剜除手术本身所需时间;二是电刀或者激光极易误伤膀胱,如输尿管口;三是违反肿瘤处理原则,没有保全肿瘤的完整性;四是最后得到的标本远非初衷。所以,对该型的处理没有好的解决方案,大大限制了en-bloc的适用。为此,我们提出,既然该型还是肌层浸润可能性小,就可以在浅肌层面以上预分割成多个范围,每块范围大小为刚好能顺利从操作鞘冲出,即每块操作可以重复标准en-bloc手术步骤(视频9-2),将每一块组织在深肌层平面以上做整块剜除,这样还是可以得到完整的肿瘤基底信息(包含完整固有层及浅肌层),如果肿瘤边缘及基底切缘阴性,仍可以得到根治性效果。同时我们发现这样的设计让手术变得简单,分成数个小块的剜除也比超大块完整剜除的手术风险要低。

解读:VI-RADS评分2分,肿瘤基底很少侵犯浅肌层,但是肿瘤瘤体较大或者基底较宽或多发,手术难度增加。手术目标:通过多个标准操作组合,得到的标本可以拼成完整结构,标本基底大部分不会烧焦,包含几乎完整浅肌层,期待病理提示切缘阴性,以达到根治效果,避免出现并发症。

手术操作要点(视频9-3):①在环绕肿瘤边缘用激光打点仔细标记完整肿瘤范围后,不要先作环形切,否

视频9-3 Ⅱb型瘤床大时如何处理

则整个基底挛缩影响后续操作。②在标记范围内,开始从最易操作处做小块的连续切割,这样每块会自行收缩,边界清楚,每块直径不超过1.5cm,环形或长方形,深度到浅肌层与深肌层间。这个大小剜除效率最高,切下即冲出,又能尽量保证结构完整。学习曲线最开始阶段,可以每次用操作鞘模拟比操作鞘略小的范围,即这块可以从操作鞘冲出;切除深度一定要到深肌层。③收起光纤头用操作鞘在深浅肌层间钝性分离,从两边往中间效率会高,再从下往上将整块掀起,这时将光纤头露出,一边镜鞘头掀组织并保护光纤,一边有结缔组织牵连时用激光汽化切断。这个过程以钝性分离为主,才不会迷失层面,提高效率。④将该块组织剜除后立刻冲出,再开始下一块组织剜除,不要到最后才取出所有组织,这样处理标本时可以把每块组织还原。

对于瘤体特别大,但瘤蒂明显的肿瘤,我们建议开始手术时即先选择瘤蒂部最细处用激光汽化横断,离断的瘤体部分可以直接用组织粉碎器粉碎取出,剩下的基底即可以按标准手术步骤(视频9-2)一个或多个组合操作(视频9-4)。使用组织粉碎器有争议,我们认为,实际操作时任何与瘤体的接触过程中就已经有肿瘤细胞脱落,不可避免。在使用组织粉碎器时,全程负压吸引,不会比其他操作更易引起肿瘤细胞扩散。有

视频9-4　Ⅱb型瘤体大的手术视频

文献报道类似思路,使用消化内镜黏膜切除术(EMR)的套环工具将瘤体套出,再行基底en-bloc[11]。瘤体切断后,基底再按标准操作(视频9-2):开始距离肿瘤基底边缘0.5cm环绕整圈打点标记,环形切开,在浅肌层与深肌层间钝性加锐性结合的方式剜除剩下的肿瘤基底。该型通过这样的手术设计,避免了较大的瘤体一接触即出血,以及过多挤压触碰瘤体造成大量脱落肿瘤细胞在膀胱里漂浮,手术视野非常干净;同时解决了大肿瘤标本取出难题,极大缩短了手术时间;能得到完整基底,并依据基底的病理决定后续治疗选择。

总的来说,Ⅱ型肿瘤en-bloc术整个过程第一难点是切割深度,引入VI-RADS后,2分意味着切到深肌层才能保证不会有肿瘤残留;第二是切割大小,以能通过操作鞘的大小最适;第三是一定不能迷失层面,钝性剥离是核心步骤,过多使用激光锐性切割汽化烧灼组织容易迷失层面,该术式的核心思想还包括要在完整层面操作,即把没有假包膜的肿瘤按一个假想的安全平面当成有假包膜行剜除术。

(4) VI-RADS评分为3~4分,单发,直径<2cm,Ⅲa型。

解读:既往该型行en-bloc术是有争议的。数据显示VI-RADS评分3分的肌层浸润可能为57.8%,VI-RADS评分4分的肌层浸润可能为90.8%[10]。如果是肌层浸润性膀胱癌则肿瘤是没有边界的,由经验丰富的手术医师行TURBT都无法保证切除干净,需要尽量扩大切除面积与深度,还会增加膀胱穿孔和出血的风险,建议应该选择二次电切或者在病理报告肌层浸润后选择做根治性膀胱切除。但该型多为T_{2a}期,有报道提示做根治性电切(MAX-TURBT),术后有40%患者可达T_0[12]。所以若该型患者不愿接受根治性膀胱切除术,选择做局部切除是可以接受的。如何用en-bloc达到根治性部分切除呢? 必须将肿瘤的瘤床范围内所有肌层全部切除,即切除深度达到膀胱浆膜层,但是实际上浆膜层仅覆盖在膀胱顶部,而且大部分情况下包裹膀胱的外膜是由疏松结缔组织构成的纤维膜,所以切除范围可以保留一点菲薄的肌层或者到纤维膜;切除范围要离肿瘤基底有一定距离,但是距离多远目前

没有研究,我们推测,肿瘤越大其浸润的范围越大,如果暂定该型肿瘤大小不超过 2cm,其浸润范围应该在可切除范围,那么距离肿瘤基底 1cm 应该有希望包含所有肿瘤细胞。这个结论还需要更多证据支持,但目前此型术后病理都会报出切缘阴性,而且没有出现严重并发症,故我们暂且如此定义。

视频 9-5　VI-RADS 评分为 3~4 分,单发,直径 <2cm,Ⅲa 型的手术视频

手术操作要点(视频 9-5):①标记肿瘤边缘应扩大到 1cm 远,环绕基底用激光做间隔标记。②连接标记点环形切除时,激光移动速度要更缓慢,前后左右四点需要短暂停留,这样才能尽量切到深肌层的层面,或者重复多圈环形切除动作到合适层面。③四周都到达深肌层平面后,用工作鞘尝试向心性钝性推离,若阻力较大,则用激光再向深处汽化到下一层,再尝试钝性推离,直到基本接近肌层外缘处则可以轻松推离,遂在该层面完全剜除所有组织。④取出标本过程可能会有麻烦,如果标本体量过大,处理会比较困难。我们现在采用两种方法:第一种,使用专用的膀胱镜用标本袋,但是标本袋昂贵且极难得到;第二种,当瘤体直径比操作鞘内芯略粗,比外鞘略小时,可以使用抓钳抓住标本同时退内芯,将标本抓入外鞘内冲出。总之,3~4 分肿瘤不能太大,太大则瘤床大,操作过多容易穿孔,且标本过大不易取出,增加风险,而且很可能肿瘤浸润已超出预想,无法切除干净。

(5) VI-RADS 评分为 3~4 分,多发或直径 >2cm,Ⅲb 型。

解读:该型若使用 en-bloc 术式,操作风险太大,很难达到根治效果,并且取出完整标本困难,在现有手术条件下不建议选择 en-bloc 术,也许以后会有新的手术设备可以安全地完成手术。如果术前评估不准确,麻醉后膀胱镜进入膀胱才最后评估为该型,则建议使用激光行诊断性切除术,或者改用 TURBT 术式。

该型的争议在于,是否把 3 分和 4 分区别开。我们认为,虽然 VI-RADS 评为 3 分预示肌层浸润的风险中等,即使浸润肌层,浸润深度可能也比较浅[13],如果存在这样 3cm 大小的Ⅲb 型,行保留一点深肌层的 en-bloc 术应该是可行的。但是应该看到手术的风险,并在术前充分说明,警惕膀胱穿孔,而且必须行二次电切。这型手术如果想达到根治效果,还有待手术设备的创新。

(6) VI-RADS 评分为 5 分,Ⅳ型。

解读:该型侵犯肌层可能性 96.6%,甚至可能侵犯到膀胱外,应该首选根治性膀胱切除术[8]。如果使用激光行经尿道手术,我们建议行诊断性切除,主要目标是明确诊断,封闭明显出血的血管,达到缓解临床症状的目的。

6. 标本取出后,彻底止血,多次冲洗,确定冲洗液清亮,再置尿管结束手术,尿管选择合适粗细的双腔尿管即可。术后是否冲洗存在争议,从促进患者快速康复角度来说,不冲洗是有利的。如果是Ⅰ~Ⅱb 型应在手术台上立刻予以化疗药物灌注,夹闭尿管 30 分钟再打开,术后出血少见;如果是Ⅲa 型,膀胱基本处于穿孔的边缘,行即刻灌注有穿孔及愈合慢的风险,不建议即刻灌注。

7. 标本处理　标本处理很关键,是该术式成功的一个重要环节。标本全部取出后,仔细检查组织,如Ⅱb 型的标本应拼还原貌,将基底层和四周切缘用组织染色剂进行染色,标本

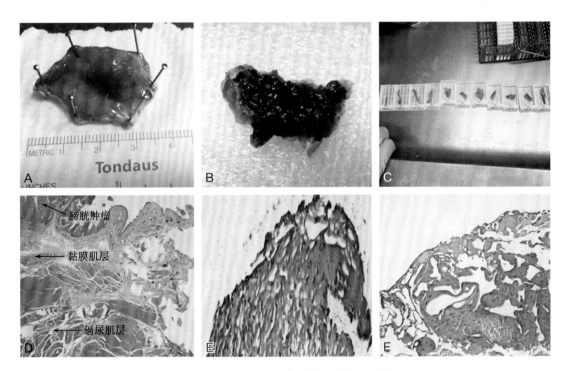

图 9-3　en-bloc 术后病理标本规范化处理

A. 将标本平铺、固定、边缘染色;B. 标本基底染色;C. 标本全部取材;D. 镜下观察肿瘤及膀胱壁各层结构 (HE 染色 ×40);E. 镜下观察水平切缘(HE 染色 ×200);F. 镜下观察垂直切缘(HE 染色 ×200)。

瓶及病理单做好标识及说明。标本规范化处理见图 9-3。

8. 尿管放置时间:

无尿潴留发生风险的患者,我们建议尿管放置 1~3 天。对于Ⅰ~Ⅱb 型患者,我们团队常规 3 天内拔除,没有发生过严重并发症。

9. 术后根据病理报告决定下一步治疗方案。

【要点解析】

1. 该术式一定要团队合作,磁共振数据解读需要有经验的医师,必要时勾画范围;病理科医师需要确保标本取材准确,并要理解外科医师的需求;外科医师需要把术中及术后病理情况向团队做说明。

2. 难点一,如何确定并标记范围? 标记点距离肿瘤基底距离,一定是到不正常黏膜距离算,不是简单的以肿瘤基底为准,往往仔细观察,在肿瘤基底瘤床外还有少量细小黏膜病变,所以应该距离这些细小黏膜病变 0.5cm 开始。手术开始尽量不要先触碰肿瘤避免出血影响视野;使用最小功率,避免过度烧毁黏膜;不要担心范围太大造成标本过大难以取出。

3. 难点二,如何确定最佳操作深度? 需要多实践操作,对膀胱肌层解剖有更深体会。钝性分离时动作要温柔,否则很容易戳深,横向分离时要沿弧度用力。一定要避免迷失层面。

4. 难点三,针对特殊部位的肿瘤,比如在前壁、憩室、前列腺突出于三角区的肿瘤,我们尝试使用了膀胱软镜下激光切除,手术可行,但是对软镜有很大的损伤风险,还需要新的手术设备。

5. 难点四,如何取出标本? 具体操作上文已叙述。

（刘　征）

专家述评

传统的 TURBT 是将肿瘤切成 1cm 左右大小的碎块取出,切除时无法判断是否达到肿瘤边界,只能凭经验做出最大范围切除或者切完后凭基底随机活检或者二次手术来验证是否切除干净。虽然各种能量设备已应用到该手术中,但是目前为止在肿瘤手术的最基本指标——控瘤效果上仍无法挑战这个手术金标准。作者提出 en-bloc 手术应该有标准化流程,并且应该有分型系统给标准化提供分层。在目前的技术下,作者用 VI-RADS 评分来设定这套分型系统,这是创新性思维,值得鼓励,希望能不断完善这个分型系统,不断完善 en-bloc 手术的标准化流程,从而更好地推广 en-bloc 手术的临床应用,更好地为膀胱肿瘤患者服务。

随着新的手术设备不断产生,新的手术思维不断成熟,我们希望最终能够看到,非肌层浸润性膀胱癌的手术金标准是站在时代前沿技术上,能够符合肿瘤手术基本原则的新方法,给患者带来更大好处。

（王少刚）

参考文献

[1] BABJUK M,BOHLE A,BURGER M,et al. EAU guidelines on non-muscle-invasive urothelial carcinoma of the bladder:update 2016[J]. Eur Urol,2017,71(3):447-461.

[2] UKAI R,HASHIMOTO K,IWASA T,et al. Transurethral resection in one piece (TURBO) is an accurate tool for pathological staging of bladder tumor[J]. Int J Urol,2010,17(8):708-714.

[3] 胡嘏,陈耀兵,杜飞龙,等.经尿道膀胱肿瘤整块切除术标本病理学规范化检查的临床意义[J].中华泌尿外科杂志,2019(7):490-495.

[4] KRAMER MW,RASSWEILER JJ,KLEIN J,et al.En bloc resection of urothelium carcinoma of the bladder (EBRUC):a European multicenter study to compare safety,efficacy,and outcome of laser and electrical en bloc transurethral resection of bladder tumor[J].World J Urol,2015,33(12):1937-1943.

[5] HURLE R,LAZZERI M,COLOMBO P,et al. "En Bloc" Resection of Nonmuscle Invasive Bladder Cancer:A Prospective Single-center Study[J].Urology,2016,90:126-130.

[6] BABJUK M,BÖHLE A,BURGER M,et al. EAU Guidelines on Non-Muscle-invasive Urothelial Carcinoma of the Bladder:Update 2016[J].Eur Urol,2017,71(3):447-461.

[7] 王冬彪,卢亮,刘征,等.膀胱癌病理分级低估的临床分析[J].现代泌尿生殖肿瘤杂志,2014,6(2):79-81.

[8] DIVRIK RT,YILDIRIM U,ZORLU F,et al.The effect of repeat transurethral resection on recurrence and progression rates in patients with T1 tumors of the bladder who received intravesical mitomycin:a prospective,

randomized clinical trial［J］. J Urol,2006,175(5):1641-1644.

［9］ PANEBIANCO V,NARUMI Y,ALTUN E,et al. Multiparametric Magnetic Resonance Imaging for Bladder Cancer:Development of VI-RADS(Vesical Imaging-Reporting And Data System)［J］. Eur Urol,2018,74(3):294-306.

［10］ 胡恒龙,李博亚,孟晓岩,等. 膀胱影像报告和数据系统对肌层浸润性膀胱癌的预测研究价值［J］. 中华泌尿外科杂志,2019,40(7):503-506.

［11］ DEL GIUDICE F,BARCHETTI G,DE BERARDINIS E,et al.Prospective Assessment of Vesical Imaging Reporting and Data System(VI-RADS)and Its Clinical Impact on the Management of High-risk Non-muscle-invasive Bladder Cancer Patients Candidate for Repeated Transurethral Resection［J］. Eur Urol,2020,77(1):101-109.

［12］ HAYASHIDA Y,MIYATA Y,MATSUO T,et al. A pilot study to assess the safety and usefulness of combined transurethral endoscopic mucosal resection and en-bloc resection for non-muscle invasive bladder cancer［J］. BMC Urol,2019,19(1):56.

［13］ 王良,Qiubai L,Vargas HA. 膀胱影像报告和数据系统解读［J］. 中华放射学杂志,2019,53(3):164-169.

第十章

膀胱肿瘤二次经尿道电切策略

临床问题

第一节　经尿道膀胱肿瘤电切术概述及难点

膀胱肿瘤（bladder cancer）是最常见的泌尿系统恶性肿瘤之一，男性发病率高于女性，在中国其发病率和死亡率在逐年增加[1-2]。根据膀胱肿瘤浸润深度分为肌层浸润性膀胱癌（muscle-invasive bladder cancer，MIBC）和非肌层浸润性膀胱癌（non-muscle-invasive bladder cancer，NMIBC），临床大约 70% 膀胱癌患者初次就诊被诊断为 NMIBC，包括 T_a 期（非浸润性乳头状癌）、T_{is} 期（原位癌）和 T_1 期（肿瘤侵入上皮下结缔组织）[3]。NMIBC 容易复发和进展，5%~30% 的患者在首次诊断 2~3 年后进展为 MIBC。虽然许多患者首次诊断为低级别恶性肿瘤，但大约 1/3 的患者在初次就诊时是高级别病变，并迅速发展为浸润和转移癌。

对于 NMIBC 而言，经尿道膀胱肿瘤电切术（transurethral resection of bladder tumor，TURBT）联合术后化学药物膀胱灌注是标准的治疗方法[4]。TURBT 不仅是 NMIBC 的首选治疗方法，而且还是一种重要的诊断方法。通过切除全部肉眼可见的肿瘤，可实现对膀胱癌的精确诊断、病理分期和预后评估，但是切除标本中需含有肌层组织才能准确评估肿瘤的分期。许多研究表明，由于 TURBT 术后标本中经常存在缺失肌层组织的情况，导致患者病理分期被低估。此外，由于肿瘤位置不佳、局部黏膜水肿和术者经验等因素，TURBT 术后常存在肿瘤残留。虽然膀胱内灌注可以降低部分患者复发率，但是对于高危患者效果仍不够满意，导致 TURBT 术后肿瘤复发率和进展率较高，因此如何有效地降低复发率和进展率是目前 NMIBC 研究的焦点。近些年，部分国内外学者提出对 NMIBC 行经尿道二次电切术（repeat transurethral resection，re-TUR），以利于减少 TURBT 的肿瘤残留，并对肿瘤重新分级、分期，从而进行精准治疗，改善患者预后。reTUR 的范围包括：原肿瘤基底部位和周围黏膜及其他的可疑肿瘤部位,必要时还应做随机活检,术中应特别注意切除至肌层。文献报道约有 75% 的 T_a 和 T_1 期患者在行 reTUR 过程中会发现残留肿瘤,因此对高危的患者行 reTUR 是有必要的。

reTUR 是对 TURBT 的重要补充,通过对 NMIBC 患者肿瘤精准分期、降低肿瘤残留率和进展率,精准治疗从而改善患者预后。值得注意的是,电切标本中含有肌层组织是对膀胱肿瘤进行精准分期的重要前提。

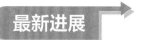

第二节　非肌层浸润性膀胱肿瘤二次电切术

TURBT 是治疗非浸润型膀胱肿瘤的金标准,术后辅助膀胱灌注治疗。ReTUR 是完整切除 T_1 膀胱肿瘤和获得最佳肿瘤分期的重要步骤。鉴于膀胱肿瘤电切后肿瘤残留率高及 reTUR 的临床意义,多项标准化的国内及国际指南推荐对 T_1 或高级别膀胱肿瘤行 reTUR 治疗。然而,专家们对此尚未达成统一共识,仍有部分学者认为在第一次 TURBT 比较充分时, reTUR 可能就起不到作用。随后,大量文献报道,首次 TURBT 术后标本是否包含肌层组织对膀胱肿瘤的重新分期具有重要的影响。我们通过回顾性分析发现:TURBT 在治疗高危 NMIBC 时仍存在术后复发率高等问题,reTUR 有助于发现并诊断残余的肿瘤,改善 T_1 期膀胱癌的预后。

一、首次 TURBT 术后肿瘤残留率

Gendy 等研究发现 NMIBC TURBT 术后肿瘤残余率较高,大部分需要进行 reTUR[5]。 Naselli 等通过回顾性分析近 30 年来 29 篇相关文献,进行荟萃分析发现约 50% NMIBC reTUR 术后肿瘤残留[6]。2018 年 Marcus 等对 31 篇文献进行荟萃分析发现:Ta 期膀胱癌 reTUR 术后肿瘤残留率 17%~67%,T_1 期膀胱癌 reTUR 术后残余率 20%~71%[7]。

二、reTUR 术后肿瘤分期

Fritsche 等提出 T_1 期 G_3(高级别)的患者 TURBT 术后具有较大的临床分期升高风险,约有 50% 患者根治性膀胱切除术后诊断为 MIBC[8]。此外,Herr 等研究发现 15% 高级别 T_a 期患者 reTUR 术后病理分级升高,对于 T_1 期肿瘤有 30% 的患者术后诊断为 MIBC[9]。Naselli 等指出 10% T_1 期肿瘤 reTUR 术后病理提示为 MIBC[6],然而 Gendy 等认为 T_1 肿瘤 reTUR 术后的病理分期并没有显著升高[5]。我们通过回顾性文献分析发现:T_a 期肿瘤 reTUR 术后临床分期升高率为 0~23%,T_1 期肿瘤为 0~32%。由此可见,reTUR 有助于 NMIBC 进行合理的临床病理分期。

三、reTUR 术后肿瘤复发与进展

肿瘤复发、进展是膀胱肿瘤电切术后最重要的并发症，也是评价预后的重要指标。许多因素影响着膀胱肿瘤的预后，包括 TURBT 术后膀胱肌层的状态、肿瘤的大小、肿瘤的多灶性等。Herr 等发现在首次 TURBT 未切及肌层时将显著增加肿瘤的复发率，降低 BCG（Bacillus Calmette-Guerin）膀胱灌注治疗的反应；对于肿瘤较大、多灶性、不能完全切除的患者可以于 6 周内行 reTUR[10]。Calo 等研究发现 reTUR 并不能显著改善 T_1 期膀胱肿瘤的预后[11]。然而，Divrik 等的一项前瞻性随机对照研究表明 reTUR 可以显著降低 T_1 期膀胱肿瘤的复发率和进展率[12]。Gontero 等回顾性分析了 2 451 名患者的临床资料，发现只有当首次 TURBT 未切及肌层时，reTUR 方可显著改善患者预后[13]。Marcus 等对 31 篇文献进行系统评价并分析发现：随访 12 个月，T_a 期膀胱肿瘤 reTUR 术后复发率为 16%，对照组（非 reTUR）为 58%；reTUR 组术后进展率为 7%~13%，对照组为 31%。T_1 期膀胱肿瘤 reTUR 术后复发率 17%、进展率为 21%，对照组 reTUR 术后复发率为 30%~71%，进展率为 17%。由此可见，reTUR 可明显降低 NMIBC 的复发及进展率，改善患者的预后[7]。

实例演示 ➡

第三节　非肌层浸润型膀胱癌二次电切术示例

【适应证】

1. 首次 TURBT 术切除不充分。

2. 首次电切标本中没有肌层组织。

3. T_1 期肿瘤。

4. G_3（高级别）肿瘤，单纯原位癌除外。

【禁忌证】

1. T_2 期及以上的膀胱肿瘤。

2. 合并严重的心、脑血管、肺部疾病等全身性疾病，凝血功能障碍及肝功能异常不能耐受手术。

3. 严重的尿路感染及糖尿病未能很好控制。

4. 复杂尿道狭窄，不能经尿道扩张或内镜尿道切开入镜。

【所需器材清单】

1. 电切镜显像系统。

2. 电切系统。

3. 膀胱持续冲洗装置。

【团队要求】

1. 一名主刀医师。

2. 一位助手医师。

3. 一位巡回护士。

4. 一名麻醉医师。

【操作步骤】

1. 首次 TURBT 术前准备：术前对膀胱肿瘤患者进行全面评估，术前完善相关血分析、凝血功能、血生化、胸片、心电图等检查排除手术禁忌证。

2. 麻醉与体位　术前 30 分钟静滴抗生素预防感染，气管插管，麻醉成功后取截石位，注意保护髋关节和膝关节。

3. 直视下进入电切镜，如合并尿道狭窄、重度前列腺增生时应仔细操作，切忌盲目进镜造成尿道出血，影响手术的正常进行。首先应全面仔细地进行膀胱镜检查，了解膀胱内肿瘤的大小、部位、数目、生长方式及其与膀胱颈和输尿管的关系，进而初步评估手术的难度、风险及可能的应对措施（图 10-1，视频 10-1）。设置电切功率 160W，电凝功率 80W。电切镜置入膀胱后应首先放出膀胱内尿液及冲洗液，重新冲入灌洗液。在进行膀胱肿瘤电切时，一般进行缓慢、持续地膀胱灌洗，整个过程中膀胱应保持在相对低压的状态下，膀胱内灌洗液的体积约为 150~200ml，特别是对于膀胱顶部等位置特殊的肿瘤，若膀胱过度充盈可能造成操作困难，膀胱内压力过大时，会导致膀胱壁厚度过薄，可能造成膀胱穿孔。

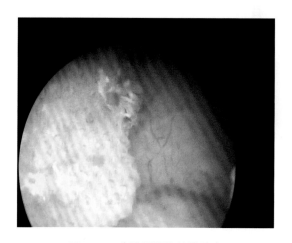

图 10-1　非肌层浸润性膀胱癌

视频 10-1　膀胱镜检查，了解膀胱内肿瘤的大小、部位、数目、生长方式

4. 膀胱肿瘤电切术的关键在于完整地切除膀胱肿瘤组织，其切除范围应包括肿瘤及周边 1cm 的正常膀胱组织，切除深度应达到深肌层（图 10-2，视频 10-2）。

5. 首次电切后 2~6 周行二次电切，同首次电切一样需评估手术的难度、风险及可能的应对措施，术前准备，麻醉后同取截石位，直视下进镜。

6. 全面仔细检查膀胱，观察有无新发肿瘤及首次漏切肿瘤，观察首次电切后创面。

7. 将首次电切后创面坏死物，用电切环刮下，并冲洗出膀胱（图 10-3）。

8. 观察创面基底情况，沿电切创面再切一层组织，直达深肌层（视频 10-3）。

9. 充分止血，反复观察膀胱及电切后创面，无异常后，退镜（视频 10-4）。

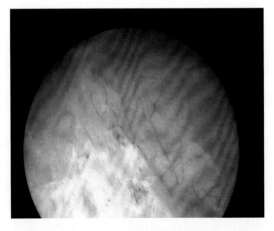

图 10-2　膀胱肿瘤电切至肌层

视频 10-2　膀胱肿瘤电切至肌层

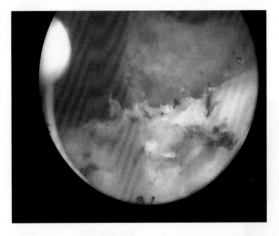

图 10-3　观察并将首次电切后创面坏死物清除

视频 10-3　沿电切创面再切一层组织，直达深肌层

视频 10-4　充分止血，反复观察膀胱及电切后创面

10. 等待病理再次决定下一步治疗方案。

11. 操作注意事项：

（1）对于直径 <2cm 且带蒂的膀胱肿瘤，可直接进行肿瘤整块切除，切除至深肌层，对肿瘤较大、基底广者，可选择从肿瘤一侧开始作逐层切除，显露基底部后，先切基底，减少出血。对多发性膀胱肿瘤，应先切除较小的、不易到达的肿瘤。

（2）对于膀胱两侧壁的肿瘤，术前应根据膀胱镜及 CT 的结果充分评估发生闭孔神经反射的风险，风险较大者可采用全身麻醉，必要时加用闭孔神经阻滞或应用 2μm 激光行手术治疗。

（3）对于膀胱顶部的肿瘤，首先应注意膀胱内压力勿过大，在电切时可左右或上下移动电切环切割，其移动弧度应与膀胱壁弧度相似；此处切割切忌过深，否则易造成腹膜内型膀胀破裂及腹腔内脏器伤等严重并发症。

（4）对于膀胱前壁的肿瘤，若角度过大会影响操作，助手可用手按住患者耻骨上方，使膀胱前壁的肿瘤下移，便于切除。

（5）对于与输尿管关系密切的膀胱肿瘤，为达到肿瘤完整切除的目的，可切除部分输尿管开口壁内段直至深肌层，但应注意不能损伤管腔，避免烧灼；对于经评估可能造成术后肾积水及输尿管狭窄的患者，应留置输尿管支架管。

【要点解析】

1. 电切时注意观察肿瘤基底部是否切除干净以及是否切至膀胱肌层，了解切除的深度和范围，既要防止术后肿瘤复发，又要防止膀胱穿孔。必要时将切除的基底部肌层组织单独送病理，以了解是否切除干净及明确术后病理分期。

2. 电切膀胱侧壁的肿瘤时，电刺激引起闭孔神经反射较常见，可引起腹膜外穿孔，严重时可导致周围组织损伤。为避免及减少闭孔神经反射引起的并发症，可采取以下措施：术前膀胱镜注意观察肿瘤的位置，如果肿瘤在侧壁则最好行全身麻醉加肌松，必要时加用闭孔神经阻滞或应用 $2\mu m$ 激光行手术治疗；术中应避免膀胱过度充盈，操作时术者要控制住电切镜，电切环不要伸出太长，采用点切及凝切的方式。

3. 预防膀胱穿孔　经尿道膀胱肿瘤电切时，电切环切透膀胱全层即发生膀胱穿孔。预防穿孔需注意：精细、熟练操作，按顺序切除肿瘤；切除肿瘤过程中避免膀胱过度充盈；手术过程中应该彻底止血，保持视野清晰。

4. 预防出血　预防术后出血最为重要的步骤是手术过程中确切止血，术后应常规行膀胱持续冲洗，应保持导尿管引流通畅，导尿管堵塞时应及时行膀胱冲洗疏通尿管。

5. 输尿管口损伤　当肿瘤与输尿管距离较近时，电切术后容易导致输尿管口梗阻并致肾积水。术中应注意保护输尿管口，如有损伤可术中放置输尿管支架管，避免术后输尿管梗阻。

6. TUR 综合征　对于肿瘤浸润深、范围广、手术时间较长的膀胱肿瘤，应注意控制膀胱内压力，尽量缩短手术时间，以避免 TUR 综合征的发生。

（龚彬彬）

专家述评

膀胱癌是最常见的泌尿系统肿瘤之一，据统计在发达国家每年男性发病率为 16.6/10万。我国的发病率低于发达国家，但是近年来逐年上升。膀胱癌最常见的临床症状是肉眼血尿，尤其是全程无痛性肉眼血尿。约 70% 膀胱癌患者首次诊断为非肌层浸润性膀胱癌。目前经尿道膀胱肿瘤电切术（TURBT）+ 术后膀胱灌注是非肌层浸润性膀胱癌的标准疗法。

由于首次电切术后复发率和进展率较高，国内外学者们尝试对非肌层浸润性膀胱肿瘤尤其是高级别 T_a/T_1 期膀胱癌患者在 TURBT 术后 2~6 周进行二次电切（re-TUR），切除残留肿瘤病灶并对肿瘤重新进行临床病理分期，降低肿瘤残留率。2019 年欧洲泌尿外科学会指南推荐对首次电切不充分、首次电切标本不含肌层组织和 T_1 期肿瘤推荐行二次电切术，并建议术后联合膀胱化学药物灌注，可明显降低肿瘤复发率，延长总生存期，改善患者预后。

目前关于二次电切间隔时间、二次电切的适应证等问题尚未达成专家统一共识,并且已有临床研究多为回顾性分析,样本量有限,随访时间较短,对膀胱肿瘤患者的预后评估可能存在一定偏倚,仍需多中心,大样本量的随机对照研究对 re-TUR 在非肌层浸润性膀胱癌中的临床意义进行深入研究。

(孙 庭)

参考文献

[1] SIEGEL R L,MILLER K D,JEMAL A. Cancer statistics,2019[J]. CA Cancer J Clin,2019,69(1):7-34.

[2] Chen W,Zheng R,Baade PD,et al. Cancer statistics in China,2015[J]. CA Cancer J Clin,2016,66(2):115-132.

[3] BABJUK M,BURGER M,COMPéRAT E M,et al. European Association of Urology Guidelines on Non-muscle-invasive Bladder Cancer(TaT1 and Carcinoma In Situ)- 2019 Update[J]. Eur Urol,2019,76(5):639-657.

[4] 靳英辉,曾宪涛. 中国非肌层浸润性膀胱癌治疗与监测循证临床实践指南(2018 年标准版)[J]. 现代泌尿外科杂志,2019,24(7):516-542.

[5] GENDY R,DELPRADO W,BRENNER P,et al. Repeat transurethral resection for non-muscle-invasive bladder cancer:a contemporary series[J]. BJU Int,2016,117:54-59.

[6] NASELLI A,HURLE R,PAPARELLA S,et al. Role of restaging transurethral resection for T1 non-muscle invasive bladder cancer:a systematic review and meta-analysis[J]. Eur Urol Focus,2018,4(4):558-567.

[7] CUMBERBATCH MGK,FOERSTER B,CATTO JWF,et al. Repeat transurethral resection in non-muscle-invasive bladder cancer:a systematic review[J]. Eur Urol,2018,73(6):925-933.

[8] FRITSCHE HM,BURGER M,SVATEK RS,et al. Characteristics and outcomes of patients with clinical T1grade 3 urothelial carcinoma treated with radical cystectomy:results from an international cohort[J]. Eur Urol,2010,57(2):300-309.

[9] HERR HW. Role of Repeat Resection in Non-Muscle-Invasive Bladder Cancer[J]. J Natl Compr Canc Netw,2015,13(8):1041-1046.

[10] HERR HW. Restaging transurethral resection of high risk superficial bladder cancer improves the initial response to bacillus CalmetteGuerin therapy[J]. J Urol,2005,174(6):2134-2137.

[11] CALO B,CHIRICO M,FORTUNATO F,et al. Is Repeat Transurethral Resection Always Needed in High-Grade T1 Bladder Cancer?[J]. Front Oncol,2019,9:465.

[12] DIVRIK RT,SAHIN AF,YILDIRIM U,et al. Impact of routine second transurethral resection on the long-term outcome of patients with newly diagnosed pT1 urothelial carcinoma with respect to recurrence,progression rate,and disease-specific survival:a prospective randomised clinical trial[J]. Eur Urol,2010,58:185-190.

[13] GONTERO P,SYLVESTER R,PISANO F,et al. The impact of re-transurethral resection on clinical outcomes in a large multicentre cohort of patients with T1high-grade/Grade 3 bladder cancer treated with bacille Calmette-Guerin[J]. BJU Int,2016,118:44-52.

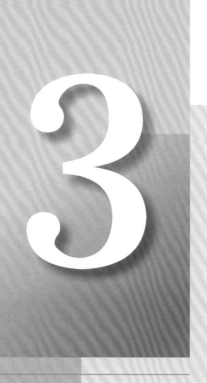

3

第三部分

肌层浸润膀胱癌
精准治疗

第十一章

解剖性根治性膀胱切除术——开放、腹腔镜、机器人辅助腹腔镜手术技术的演变及比较

膀胱癌是全球发病率总体居于第 10 位的肿瘤[1],年龄标化发病率男性约为 9.5/10 万,女性约 2.4/10 万。根治性膀胱切除术(radical cystectomy)是肌层浸润性膀胱癌的标准疗法,但围手术期并发症较多,包括出血、感染、肠梗阻、伤口裂开、肺栓塞等,是泌尿外科最具挑战性的术式之一。从 20 世纪开展的开放根治性膀胱切除术,20 世纪末开展的腹腔镜根治性膀胱切除术,到 2003 年首例机器人辅助腹腔镜根治性膀胱切除术,膀胱癌外科手术技术获得了长足的发展,外科出血、感染、围手术期死亡得到了有效控制,各种入路的根治性膀胱切除术应用越来越广泛。任何外科技术都是临床解剖的技术,其发展都是在原有技术上进行改进和创新的结果,开放、腹腔镜、机器人辅助腹腔镜根治性膀胱切除术也不例外,它们具有时间上的先后发展顺序,外科手术范围基本相同,但具体手术步骤、手术策略却存在差异。对不同术式技术细节进行解析将有助于探索和掌握根治性膀胱切除术的精髓,有利于安全和有效地完成手术。

临床问题

第一节　开放根治性膀胱切除术的血管解剖

对于根治性膀胱切除术这一具有挑战性的术式,20 世纪中叶开展时具有很大风险,具体表现在:围手术期感染控制,术中出血控制,术后胃肠道功能恢复等。因此,此时期开放手术策略的重点在于血管的控制。

一、围手术期感染控制

1989 年第 1 版《泌尿外科手术图谱》[2]中建议在根治性膀胱切除术前进行全胃肠灌洗,

口服及静脉使用抗生素预防围手术期感染。21世纪前10年,笔者单位仍坚持术前3天肠道准备(术前第3天半流食,术前第2天流食,术前第1天禁食不禁水,服用泻药并灌肠,术前连服3天不经肠道吸收的抗生素等)。21世纪第2个10年,随着手术技术的熟练化及进一步微创化,尤其是加速康复外科概念和实践的兴起,术前肠道准备及围手术期抗生素的应用越来越简化,强调术前仅1天无渣饮食即可,术前1天服用泻药,不用清洁灌肠,术前不使用抗生素,手术当天手术开始前半小时静脉输入抗生素等。以上措施并不影响术后肠道蠕动,并不带来围手术期感染率的增加。具体见本书相关章节,本章不详述。

二、以血管解剖为基础的外科手术策略

膀胱癌根治外科手术的目的是切除膀胱及周围脏器(男性包括前列腺、精囊等,女性包括内生殖器等)。由于盆底构造复杂,操作空间狭小,供应膀胱、前列腺、精囊或女性内生殖器的血管较为丰富,术中对血管精准控制的重要性首当其冲。血管控制的好坏决定了整台手术成功与否。因此,开放根治性膀胱切除术的重点在于外科血管解剖。

腹主动脉一般于第4腰椎下部至第5腰椎前方分叉为左、右髂总动脉,于骶髂关节上端再分为髂外动脉和髂内动脉。输尿管一般于髂总动脉分叉处上下1cm范围内横跨髂血管,有时略高或略低于此平面,但一般不会超出髂血管分叉处上下2cm范围。

髂外动脉从髂总动脉分出后,沿腰大肌内侧向下外方走行,最后在腹股沟韧带深面穿过股管延续为股动脉,总长度接近10cm。行根治性膀胱切除、淋巴结清扫术时,应将此10cm长度的髂外动脉"骨骼化"。乙状结肠系膜根部跨越左侧髂外动脉,因此在游离左侧输尿管下段和清扫左侧髂血管淋巴结之前,需要将乙状结肠系膜根部沿Toldt线游离,翻向中线以助于显露。髂外动脉走行过程中分支较少,只在远端分出腹壁下动脉和旋髂深动脉(女性多起自髂外动脉,男性多起自股动脉)。腹腔镜手术过程中,在穿刺脐部以下两侧套管时,需要避开腹壁下动脉。偶有穿刺时损伤腹壁下动脉,术中因套管压迫未有明显出血,但术后拔除套管后即发生出血。若为经腹膜外途径盆腔脏器手术,受空间限制,腹膜外血肿可能自行止血,同时腹壁肌肉具有良好的血肿吸收能力,血肿数天后即可好转;若为经腹腔途径盆腔脏器手术,腹壁下动脉出血直接进入腹腔,非外科手段不能止血。因此,盆腔手术结束后应在直视下拔除各套管,确认无腹壁血管出血。

髂内动脉长度仅为髂外动脉的一半,接近5cm。分为前干和后干:前干分出脐动脉,发出脏支营养盆腔脏器,前干终末延续为臀下动脉;后干发出分支营养盆壁,终末延续为臀上动脉。髂内动脉有6种分支类型,其中臀上动脉和臀下阴部干(即臀下动脉近端部分)由髂内动脉分叉而发出者占一半以上,是最常见的类型。

膀胱血供主要由膀胱上动脉、膀胱下动脉等供应(图11-1),这些动脉分别营养膀胱顶部和体部的

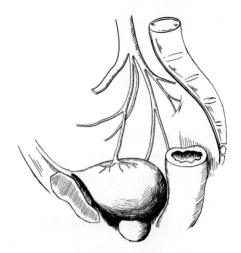

图11-1 髂动脉分支及膀胱的营养动脉

上面及下外侧面,膀胱前面下外侧部、精囊及前列腺。膀胱上动脉发自脐动脉,脐动脉远端闭锁,膀胱下动脉发自髂内动脉,走行于膀胱侧韧带中。

膀胱的静脉含有静脉瓣,形成静脉丛,不与动脉伴行:在男性,为膀胱前列腺静脉丛(图11-2);在女性,为膀胱阴道静脉丛,但不如前者发达。男性患者的膀胱前列腺静脉丛收集粗大的背深静脉复合体回流血液,形成密集和多变的静脉网,最后汇成左右各一的粗大膀胱收集静脉,走行于膀胱侧韧带中。

由于盆腔脏器的位置深在,在开放手术过程中有时术者不易观察清楚,需要借助手的触觉感知器官和血管的毗邻关系。因此,开放手术时期外科手术重点在于血管的解剖和控制,膀胱、前列腺、精囊等相关血管的精准控制是开放根治性膀胱切除术成败的关键。

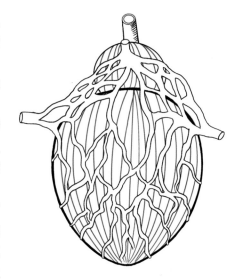

图 11-2 男性膀胱前列腺静脉丛

第二节 开放根治性膀胱切除术手术关键点

当患者有既往腹部手术史、腹盆部放疗史等影响腹腔镜或者机器人辅助腹腔镜操作时,仍需要开放途径行根治性膀胱全切术。掌握基本的开放手术技能是对外科医师的基本要求。因此,本节通过对开放根治性膀胱切除术手术步骤的解析,帮助广大医师掌握此基本术式,同时对开展腹腔镜、机器人辅助腹腔镜手术也不无裨益。

1. 体位 患者取平卧位,下肢稍外展,膝关节稍屈,下方垫圆柱形垫,便于术中助手行直肠指诊检查直肠完整性。

2. 切口 下腹正中左绕脐(因回肠造口通常位于右侧)切口至耻骨。

3. 切开皮肤、皮下组织、肌肉,进入腹腔。注意自脐部开始,需要沿闭锁的脐尿管行倒V形切除腹膜,直至膀胱上方。用 Allice 钳或 Kelly 钳钳夹脐尿管,提起膀胱。

4. 以往手术图谱均要求触摸肝脏、胃肠道、盆腔淋巴结,检查是否有转移。现代影像学检查技术的发展,术前基本已可以了解腹部脏器有无转移,目前用肉眼观察影像学不易发现的腹膜及脏器表面小结节,用手触诊胃肠道等空腔脏器即可。

5. 显露 良好的显露是外科手术成功的一半,对开放手术尤为重要。使用腹腔自动拉钩将腹腔撑开,将小肠翻向上腹部,用数个生理盐水预先浸湿、卷成圆筒状的纱布垫垫于小肠下方,防止小肠回落于下腹腔,助手用大 S 拉钩协助显露。

6. 游离输尿管 首先于右侧髂总动脉分叉处上下 1cm 范围内寻找并识别右输尿管,用两把血管钳或镊子钳夹、提起输尿管表面的后腹膜(注意不要钳夹输尿管),用电刀沿输尿管方向纵行切开后腹膜。用直角钳从输尿管后方挑起输尿管,保留输尿管周围有足够的血供,套入血管带或F8普通尿管牵拉输尿管。继续游离输尿管,向上至髂总动脉分叉以上,向下至输尿管、膀胱连接处予以切断。若输尿管较细,可以结扎近端,人工制造输尿管扩张以利于后续与回肠吻合。远端用缝线提起做标记。向下分离途径中会遇到膀胱上动脉，应予以结扎、切断。乙状结肠系膜根部一般横跨左侧髂外动脉，需要沿 Toldt 线游离乙状结肠，将其翻向正中，后续操作流程同右侧。

7. 游离膀胱前方 Retzius 间隙　左手用 Allice 钳或 Kelly 钳钳夹脐尿管，顺势牵拉膀胱，右手持电刀，锐性和钝性结合，大范围游离膀胱前方的 Retzius 间隙。并向侧方游离，遇输精管后予以结扎、切断，输精管远端用缝线提起。

8. 游离直肠前间隙　沿膀胱与直肠之间的最低处 Douglas 窝切开后腹膜，显露精囊。沿精囊后方与直肠之间游离。注意此处有 Denonvilliers 筋膜衬于精囊、输精管与直肠之间，分为前后两层：Denonvilliers 筋膜前层和 Denonvilliers 筋膜后层（又称直肠筋膜）。显露精囊时应尽量紧贴精囊后方。应于 Denonvilliers 筋膜的前层与后层之间进入，分离至前列腺基底平面时，可以从 Denonvilliers 筋膜前层与前列腺被膜（capsule）之间进入。若误入 Denonvilliers 筋膜后层与直肠表面之间，容易引起直肠损伤。

9. 切断膀胱侧后韧带　膀胱的大部分营养血管走行于膀胱侧后韧带中。当前方的 Retzius 间隙与后方的直肠前间隙显露好后，即可切断膀胱侧后韧带。方法一：用两把长 Kelly 钳平行集束钳夹、切断膀胱侧后韧带，再用 7 号不可吸收缝线由钳尖缝扎（图 11-3）。方法二：用 LigaSure 集束钳夹、切断膀胱侧后韧带。方法一需要操作空间稍大，为避免损伤直肠，有时需要左手示指和中指沿 Kelly 钳方向隔离直肠。方法二于狭小的空间亦可操作，但 LigaSure 钳有可能止血不确切，切断后需检查膀胱侧后韧带残端是否有出血。以上两种方法均需熟练掌握。

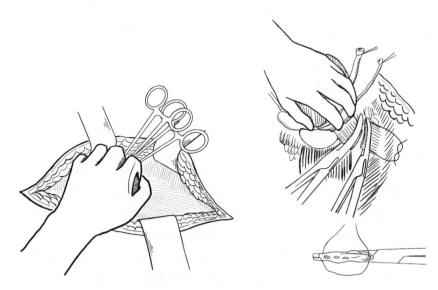

图 11-3　切断膀胱侧后韧带

10. 处理前列腺侧韧带　先切开盆筋膜，再用以上 2 种方法处理前列腺侧韧带，到达前列腺尖部时尤其需要注意 Kelly 钳或 LigaSure 钳的方向，防止损伤直肠。

11. 处理前列腺尖部及尿道　用 0 号线缝扎背深静脉复合体并于近端切断，游离出尿道，用直角钳夹闭尿道近端，防止尿液外溢，切断尿道，取出标本，缝合尿道远端。

12. 行盆腔淋巴结清扫(略),见本书相关章节。

13. 最后行尿流改道(略),见本书相关章节。

以上开放根治性膀胱切除术手术过程分析表明,开放手术由于观察视角的限制,很多时候需要用手牵拉协助显露、用手触摸脏器和血管以协助判断,开放手术的重点在于血管的控制。当外科手术向腹腔镜、机器人辅助腹腔镜方向发展时,更为精准的解剖性外科手术技术就提上了日程。最近30年的腹腔镜微创技术提供了更精准的观察视角,使更精准的操作成为可能。

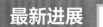
最新进展

第三节　腹腔镜及机器人辅助腹腔镜
解剖性根治性膀胱切除术

当腹腔镜、机器人辅助腹腔镜技术兴起后,腹腔镜的放大作用令手术医师与助手"大开眼界",能前所未有地观察到解剖细节。最初模仿开放手术的步骤,在此基础上,逐渐优化手术流程,巧妙利用气腹的作用、广阔的视角和精准的操作使腹腔镜手术向解剖性手术方向发展。本章将从解剖性手术的角度阐述腹腔镜、机器人辅助腹腔镜根治性膀胱切除术的手术要点。

解剖性手术包括血管、层面等的解剖。腹腔镜、机器人辅助腹腔镜可以"钻"进狭小盆腔,观察到更为精细的解剖结构和层面,同时可以利用腹腔镜气腹、腹腔镜牵引线、机器人辅助臂的悬吊作用,更为精准地解剖出血管和层面,高效、安全地完成根治性膀胱切除手术。综合目前文献进展[3-4],以男性为例,根治性膀胱切除术涉及到的血管和层面包括:

一、输尿管周围层面(periureteral space)

无论开放手术还是腹腔镜手术,输尿管均是手术开始的第一个解剖标志,输尿管周围层面(图11-4)的建立是手术的第一步。输尿管在髂总动脉分叉上下1cm处横跨髂血管,容易辨认,但左右有别:左侧被乙状结肠系膜根部覆盖,需要沿Toldt线切开,将乙状结肠翻向中线才能显露。术者和助手配合,用"鸭嘴钳"夹持输尿管前方的后腹膜,用超声刀或电剪刀纵行切开后腹膜,建立输尿管的前平面。再夹持输尿管筋膜(注意不要夹持输尿管本身),进入输尿管内侧平面和外侧平面。为减少对输尿管周围血管的损伤,可用血管带或F8普通尿管牵引输尿管,最后游离、建立输尿管后平面。输尿管远端方

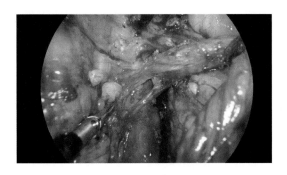
图11-4　输尿管周围层面

向需要游离至输尿管、膀胱连接处,原位膀胱手术时将输尿管游离至输尿管、输精管交叉处即可。

二、直肠前层面(anterior rectal space)

Denonvilliers 筋膜将膀胱、输精管、精囊、前列腺与直肠分隔,Denonvilliers 筋膜分为前层和后层。应在 Denonvilliers 筋膜前层和后层之间分离建立直肠前层面(图 11-5,图 11-6)。直肠前层面有两种建立方法。

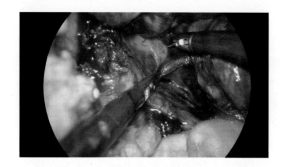

图 11-5　直肠前层面

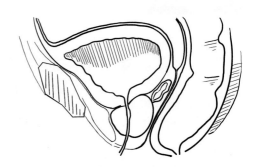

图 11-6　Denonvilliers 筋膜前层和后层(矢状面)

方法一:于膀胱与直肠交界的最低处,即 Douglas 窝处,横行切开后腹膜,寻找、辨认输精管、精囊与直肠,于 Denonvilliers 筋膜前层和后层之间进入直肠前层面,钝性扩大层面。从上至下游离至前列腺基底部时,Denonvilliers 筋膜前后层之间连接比较致密,不易分开,需要用超声刀或剪刀切开 Denonvilliers 筋膜,于 Denonvilliers 筋膜前层与前列腺包膜之间向下分离,最远处可达前列腺尖部后方。

方法二:顺着已经建立的输尿管周围层面向下游离,直至显露输精管、精囊,在 Denonvilliers 筋膜前层和后层之间建立直肠前层面并扩大层面。

三、盆外侧层面(lateral pelvic space)

盆外侧层面(图 11-7)建立起始点在脐内侧韧带(内含闭锁的脐动脉)外侧的腹膜,用超声刀或电剪刀切开此处腹膜后,随之进入的气体将此层面充盈,较为容易沿侧方向输尿管周围层面分离。此平面血管较少,向内侧的钝性分离较为安全。行程中遇到输精管应予以切断。直至最后显露闭孔肌及盆筋膜,锐性切开盆筋膜,将前列腺侧方从肛提肌上分离出来。

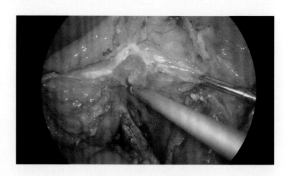

图 11-7　盆外侧平面

四、控制膀胱侧后韧带（内含血管）

盆外侧层面与直肠前层面之间为膀胱侧后韧带，含有膀胱下动脉等血管。处理膀胱侧后韧带后，盆外侧层面与直肠前层面即融会贯通。控制膀胱侧后韧带有两种方法（图 11-8）：

方法一：边分离边用 Hem-o-lok 结扎，可以清楚地观察到以上各个血管，采用的是冷切割的方式，适用于保留神经的根治性膀胱切除术。

方法二：使用能量平台 LigaSure 切割，操作较为简单、安全。但需检查残端是否渗血。

五、膀胱前层面（Retzius 间隙）

通过分离前腹壁与脐正中韧带（含有脐尿管）、膀胱之间的间隙建立膀胱前层面（anterior vesical space）（图 11-9），直至显露耻骨前列腺韧带、背深静脉复合体。开放手术中在前几步即进入此层面，腹腔镜、机器人辅助腹腔镜手术中应充分利用气腹的挤压作用，使膀胱悬吊于前腹壁上，利于直肠前层面的建立以及膀胱侧后韧带的控制，因此一般不过早分离膀胱前层面。

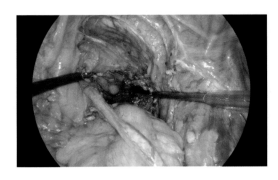

图 11-8　膀胱侧后韧带

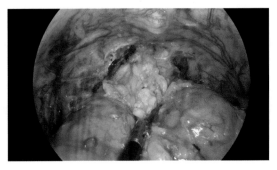

图 11-9　膀胱前层面

六、前列腺尖部的处理（apical dissection）

分离前列腺尖部（图 11-10）时需要注意背深静脉复合体与阴部内静脉之间的交通支位于尿道外侧缘。用超声刀切断双侧耻骨前列腺韧带。用 0 号倒刺线缝合背深静脉复合体 2 次。切断前纤维基质，切断耻骨尿道肌，直至显露尿道。用直角钳钳夹尿道近端防止尿液外溢，于直角钳远端切断尿道。完整取出膀胱、前列腺、精囊标本。后续盆腔淋巴结清扫和尿流改道见本书其他章节，此处不详述。

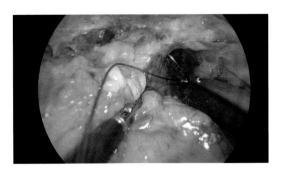

图 11-10　前列腺尖部

以上为腹腔镜、机器人辅助腹腔镜根治性膀胱切除术中主要血管和层面。腹腔镜、机器人辅助腹腔镜解剖性根治性膀胱切除术可以按照以上顺序,亦可以稍加调整。例如:

输尿管周围层面→直肠前层面→盆外侧层面→膀胱侧后韧带的处理→膀胱前层面→前列腺尖部的处理。

输尿管周围层面→盆外侧层面→直肠前层面→膀胱侧后韧带的处理→膀胱前层面→前列腺尖部的处理。

腹腔镜、机器人辅助腹腔镜解剖性根治性膀胱切除术总的原则是充分利用放大的视野、精准的解剖来显露血管和外科层面。需要合理安排手术顺序,充分利用气腹的挤压作用,将膀胱前层面的建立放在靠后的步骤,避免过早释放膀胱造成膀胱后坠,影响分离。而开放手术不必担心膀胱后坠,较早即分离出膀胱前层面。至于先行盆腔淋巴结清扫还是先行根治性膀胱切除,并无一定之规。

第四节 入路最小化的单孔机器人辅助腹腔镜根治性膀胱切除术

2018 年,美国克利夫兰诊所完成了 4 例单孔机器人辅助腹腔镜根治性膀胱切除术,取得了较好的手术效果[5]。患者取极度 Trendelenburg 体位(30°~45°),在脐部上方 5cm 处取 3cm 切口,置入专用套管(直径 25mm,内有 3 个 6mm 器械,1 个 8mm 的观察镜)。在脐部右侧有一 12mm 的助手套管,后续作为回肠膀胱的造瘘口。手术过程基本与开放手术过程类似。平均手术时间 454(420~496)分钟,平均失血量 312(100~750)ml。所有患者术后 5 天出院。

单孔机器人辅助腹腔镜根治性膀胱切除术提供了最小化的入路,但需要更多的病例证明其安全性和有效性。

第五节 开放、腹腔镜、机器人辅助腹腔镜根治性膀胱切除术围手术期数据及远期肿瘤控制的比较

开放根治性膀胱切除术是浸润性膀胱癌外科治疗的金标准。随着腹腔镜、机器人辅助腹腔镜根治性膀胱切除术的发展,其与开放手术比较的数据不断发表出来。比较此 3 种术式的优劣,需要从围手术期安全性、远期肿瘤控制等多指标考察,证据等级越高的数据,可信程度度越大。

大部分文献仅从围手术期数据方面比较以上几种术式。

2019 年发表的一篇系统综述和 Meta 分析是目前为止纳入研究数量最多的文章[6]。该文章在 Medline、Embase、Cochrane 数据库查询了截至 2018 年 6 月 30 日的文章,总共入选 54 篇(5 项随机对照研究、49 项观察性研究),包括机器人组 6 500 例患者,开放组 23 197 例患者。分析结果显示:对于轻度并发症(Clavien 1~2 级),机器人组低于开放组,当分为术后 30 天、90 天

亚组时仍有同样结果,但在随机对照研究中两组无差异;对于重度并发症(Clavien 3~5 级),机器人组仍低于开放组,术后 90 天亚组也是同样结果,但在术后 30 天亚组和随机对照研究中分析,两种术式重度并发症无差异。机器人组的输血率、估计出血量、住院时间、恢复正常饮食时间较开放组低。在随机对照研究中,估算出血量指标仍是机器人组低,但住院时间两组无差异。说明机器人组在围手术期数据方面稍有优势,但在随机对照研究中并未体现此优势。

对于远期肿瘤控制效果的研究,尤其是高质量的研究偏少。2019 年《欧洲泌尿外科》杂志发表一篇随机对照研究,比较开放、腹腔镜和机器人辅助腹腔镜根治性膀胱切除术的远期肿瘤控制效果[7]。总共有 59 例患者最终进入研究,5 年疾病无复发生存率、5 年疾病特异生存率和 5 年总生存率 3 组之间均没有差异。显示出腹腔镜、机器人辅助腹腔镜根治性膀胱切除术与金标准开放根治性膀胱切除术一致的肿瘤控制效果。但此研究样本量较小,结论需要更大数据的支撑。

《欧洲泌尿外科》杂志在 2018 年底还有一篇随机对照研究[8]。由美国纪念斯隆凯特琳癌症中心(Memorial Sloan Kettering Cancer Center,MSKCC)完成病例入组,时间为 2010 年 3 月至 2013 年 3 月,入组标准为:临床分期 T_a~T_3/N_{0-3}/M_0 的膀胱癌患者。118 例患者随机分成开放手术组、机器人辅助腹腔镜手术组。盆腔淋巴结清扫范围在随机前由术者根据患者情况决定,至少清扫髂内、髂外、闭孔淋巴结。患者术前的基线一致。结果:中位随访 4.9 年(IQR:3.9~5.9),两组无复发生存率和肿瘤特异生存率相同。肿瘤复发部位分为以下 3 种:①盆腔局部复发:手术野、盆腔、直肠、盆腔淋巴结区域;②腹部复发:腹壁、腹膜、腹腔内的种植;③远处复发:肺、肝、骨、盆腔外淋巴结。最终结果显示:机器人组 10 例出现局部复发,开放组 4 例(无统计学差异);机器人组 5 例出现腹部复发,开放组 2 例(无统计学差异);机器人组 1 例出现远处复发,开放组 9 例(无统计学差异)。

不过,两组患者显示出不同的肿瘤复发模式。如果将局部复发与腹部复发合并,则机器人组高于开放组。机器人组 3 例局部复发患者,软组织病灶直接侵犯结直肠,开放组未见此种复发类型。机器人组所有 5 例腹部复发患者均同时存在小肠种植(1 例 pT_2N_0,1 例 pTaN0),开放组未见此种复发类型。两组无复发生存率和肿瘤特异生存率相同,但复发类型存在一定差异。作者没有进一步讨论为何复发类型存在差异,但结果引起读者深思。

无独有偶,2018 年底《新英格兰医学杂志》在线发表了一篇有关宫颈癌的随机对照研究《宫颈癌微入路手术与开放根治性子宫切除术的比较》,引起妇科界医师的广泛关注(2018 年 10 月 31 日在线发表)[9]。这是一项三期、多中心(全球 33 个中心)的随机对照研究。入组时间为 2008 年 6 月至 2017 年 6 月,入选标准为:IA1、IA2、IB1 的宫颈癌(鳞癌,腺癌,腺鳞癌)。319 例入组微创组(84.4% 腹腔镜,15.6% 机器人手术),312 例入组开放组。两组患者基线一致:大多数为 IB1 肿瘤,肿瘤类型、肿瘤大小、肿瘤分级、淋巴血管浸润程度、辅助治疗比例等一致。主要终点为 4.5 年无病生存率(DFS),微创组非劣于开放组。3 年无病生存率:微创组91.2%,开放组97.1%(hazard ratio for disease recurrence or death from cervical cancer,3.74;95% CI,1.63~8.58),前者低于后者。微创组的 3 年总生存率、3 年肿瘤特异死亡率、3 年局部区域复发率均差于开放组。作者分析了上述结果的可能原因:①本研究的开放组和微创组是同一时期的手术,以往研究中两组手术的手术时期存在先后关系:即开放组的手术时期更早,彼时宫颈癌根治术的指证更宽(IB2 的患者也可能入选);②微创组术中举宫器的使用可能促进肿瘤播散;③CO_2 气腹可能促进肿瘤播散。

以上 2018 年两项高等级的随机对照研究,虽然分属不同学科领域,但所得结论却有惊人相似,即膀胱癌、宫颈癌微创手术并没有想象中更好的肿瘤控制效果,在肿瘤的局部复发方面反而表现不佳。对于膀胱癌,无论微创形式还是开放形式的根治性膀胱切除术,切除范围和手术流程并没有太大差异,微创手术离断尿道时同样需要先结扎、再离断,防止尿液外溢造成肿瘤播散。精细的微创手术在肿瘤控制方面与开放手术持平。对于宫颈癌,只有在微创手术过程中应用举宫器,是否是影响远期肿瘤控制的原因并没有确切证据。因此,我们在临床决策时,一方面不应忽视随机对照研究提供的Ⅰ级证据;另一方面,其结论能否外推到真实世界的诊疗过程还值得商榷。如何选择合适的病例进行合适的手术治疗,从而取得更佳的治疗效果,应该是外科医师需要深入思考的问题。

实例演示

第六节　腹腔镜解剖性根治性膀胱切除术实例演示

【适应证】

1. 肌层浸润性膀胱癌($T_2 \sim T_4$,N_0,M_0)。

2. 非肌层浸润性膀胱癌,肿瘤分化较差(高级别尿路上皮癌),或者对卡介苗不敏感。

3. 转移性膀胱癌为缓解膀胱大量出血症状行姑息性膀胱切除术。

【禁忌证】

1. 相对禁忌证:放疗史、腹部手术史。

2. 绝对禁忌证:心肺功能非常差,围手术期风险极大者;术前凝血功能异常者。

【所需器材清单】

1. 标准腹腔镜设备。

2. 0 号倒刺线缝扎背深静脉复合体用。

3. LigaSure。

4. 切开缝合器闭合肠道用。

【团队要求】

1. 开展根治性膀胱切除术手术例数较多的单位。

2. 麻醉团队、外科监护团队、胃肠外科团队。

3. 抗感染团队。

【操作步骤】

1. 体位(图 11-11):患者取平卧位,下肢稍外展,膝关节稍屈,下方垫圆垫,便于术中助手行直肠指诊检查直肠完整性(同开放根治性膀胱切除术体位)。

2. 套管分布(图 11-12):于脐上 2cm 处切开皮肤、皮下组织、肌肉、腹膜,置入套管,引入腹腔镜。直视下再按照扇形分布建立 4 个套管。

3. 游离输尿管周围层面(图 11-13,视频 11-1):于髂总动脉分叉上下 1cm 处寻找输尿管,游离输尿管周围平面。注意左侧需要切开 Toldt 线,将乙状结肠翻向中线协助显露。于输尿

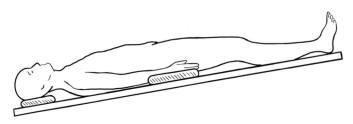

图 11-11　腹腔镜解剖性根治性膀胱切除术体位

管膀胱连接处切断输尿管,近端提前用 Hem-o-lok 结扎、人工制造输尿管扩张便于后续输尿管、回肠吻合。

4. 游离直肠前层面(图 11-14,视频 11-2):于膀胱与直肠交界的最低处,即 Douglas 窝处,横行切开后腹膜,寻找、辨认输精管、精囊与直肠,于 Denonvilliers 筋膜前层和后层之间进入直肠前层面。

5. 游离盆外侧层面(图 11-15,视频 11-3):于脐内侧韧带(内含闭锁的脐动脉)的外侧切开腹膜,随之进入的气体将此层面充盈,沿侧方向输尿管周围层面分离。此平面血管较少,向内侧的钝性分离较为安全。行程中遇到输精管应予以切断。直至最后显露闭孔肌及盆筋膜,锐性切开盆筋膜,将前列腺侧方从肛提肌上分离出来。

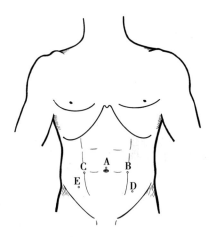

图 11-12　腹腔镜解剖性膀胱切除术套管分布

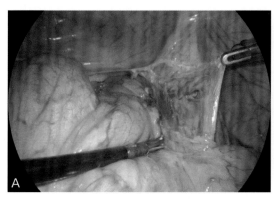

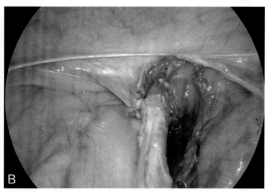

图 11-13　游离输尿管周围平面
A.夹持输尿管筋膜(不夹持输尿管自身);B.将输尿管游离至与膀胱连接处。

视频 11-1　游离输尿管周围层面

视频 11-2　游离直肠前层面

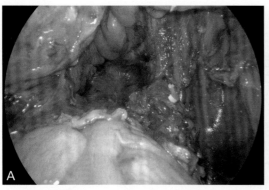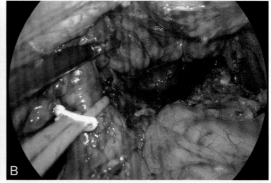

图 11-14　游离直肠前层面

A 于 Denonvilliers 筋膜前层和后层之间建立直肠前层面;B. 扩大直肠前层面(左侧为扩张的输尿管)。

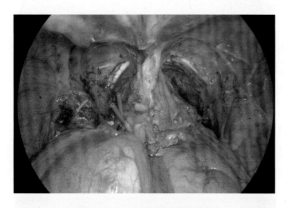

图 11-15　游离盆外侧层面

视频 11-3　游离盆外侧层面

6. 控制膀胱侧后韧带(图 11-16,视频 11-4):膀胱侧后韧带含有脐动脉(分出输精管动脉、膀胱上动脉)、膀胱下动脉等血管。使用能量平台 LigaSure 切断膀胱侧后韧带。注意刀头方向不要冲向直肠,切割完毕后检查侧后韧带残端止血是否确切。膀胱侧后韧带切断后,盆外侧层面与直肠前层面融合成一完整层面。

7. 游离膀胱前层面(图 11-17,视频 11-5):分离前腹壁与脐正中韧带(含有脐尿管)、膀胱

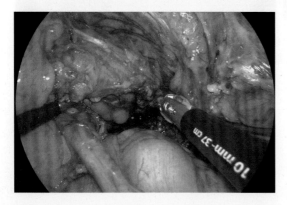

图 11-16　控制膀胱侧后韧带

视频 11-4　控制膀胱侧后韧带

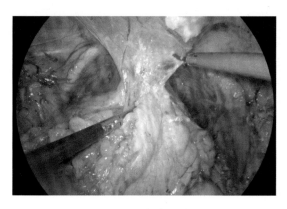

图 11-17　游离膀胱前层面

视频 11-5　游离膀胱前层面

之间的间隙建立膀胱前层面,直至显露耻骨前列腺韧带、背深静脉复合体。

8. 处理前列腺尖部(图 11-18,视频 11-6):注意背深静脉复合体与阴部内静脉之间的交通支位于尿道外侧缘。用超声刀切断双侧耻骨前列腺韧带。用 0 号倒刺线缝合背深静脉复合体两次。切断前纤维基质,切断耻骨尿道肌,直至显露尿道。用直角钳钳夹尿道近端,于直角钳远端切断尿道。完整取出膀胱、前列腺、

视频 11-6　处理前列腺尖部

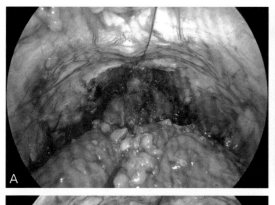

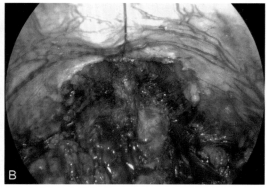

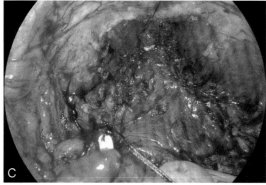

图 11-18　处理前列腺尖部
A. 0 号倒刺线缝合背深静脉复合体 2 次;B. 游离尿道周围;C. 切断尿道。

精囊标本。

9. 盆腔淋巴结清扫(见本书其他章节,此处不详述)。

10. 体外或体内行回肠膀胱术。将左侧输尿管从腹主动脉后方牵至右侧,取距回盲部15cm处长约15cm一段回肠行回肠膀胱术(见本书其他章节,此处不详述)。

11. 留置引流。

【要点解析】

> 1. 盆腔血管尤其是动脉的解剖对于根治性膀胱切除术至关重要。
> 2. 腹腔镜、机器人辅助腹腔镜解剖性根治性膀胱切除术要准确辨认和处理血管和外科层面。
> 3. 腹腔镜、机器人辅助腹腔镜根治性膀胱切除术要充分利用腹腔镜的放大作用、气腹的挤压作用建立层面,不要过早释放膀胱前层面(Retzius 间隙)。

志谢:李元元为本章图 11-1、图 11-2、图 11-3、图 11-6、图 11-12 绘制插图。

(宋　刚)

专家述评

根治性膀胱切除术是泌尿外科并发症较多和最具挑战的术式之一。腹腔镜、机器人辅助腹腔镜模拟开放手术的过程,但又与开放手术存在明显差异。开放手术以血管控制为重点,良好的血管控制是手术成功的关键;腹腔镜、机器人辅助腹腔镜手术更注重精细的解剖,包括血管和外科层面,对解剖层次的要求更为精细,操作更为准确。

腹腔镜、机器人辅助腹腔镜手术较开放手术是否具有优势一直是近些年讨论的热点。目前,基本结论是前者较后者出血更少、术后恢复较快。但两者对肿瘤的远期控制效果缺乏高等级的研究。近几年有少量随机对照研究,表明二者远期肿瘤控制效果基本一致,但仍需大样本的研究进一步证实。

单孔机器人辅助腹腔镜根治性膀胱切除术将手术入路进一步缩小,机械臂的协调运动克服了单孔腹腔镜手术的缺点。随着手术操作系统的进一步优化,会有更大的发展空间。近些年来,膀胱癌外科手术向着两个方向发展:一个方向是对局部晚期膀胱癌患者手术范围越做越大,包括切除范围、淋巴结清扫范围等;另一个方向是对局限期患者手术切除越来越精细,保留血管、神经和尿控肌肉,总之目的是保留更多的功能。无论是哪个方向,最终目的是使患者更多获益。解剖性根治性膀胱切除术式从开放到腹腔镜、机器人辅助腹腔镜,以及单孔机器人辅助腹腔镜的发展,体现了外科手术技术的进步,更体现了手术策略的演变。开放手术和腹腔镜手术、机器人辅助腹腔镜手术外科操作的本质相同,在顺序发展和相互借鉴的过程中不断向精准化方向发展,值得泌尿外科医师关注。

(何志嵩)

参考文献

[1] BRAY F,FERLAY J,SOERJOMATARAM I,et al. Global cancer statistics 2018:GLOBOCAN estimates of

incidence and mortality worldwide for 36 cancers in 185 countries[J]. CA Cancer J Clin,2018,68(6):394-424.

［2］FRANK HINMAN,JR. Atlas of Urologic Surgery[M]. Philadelphia:W.B. SAUNDERS COMPANY,1993.

［3］AHMED YOUSSEF E,HUSSEIN AHMED A,KOZLOWSKI JUSTEN,et al. Robot-Assisted Radical Cystectomy in Men:Technique of Spaces[J]. Journal of Endourology,2018,32:S44-S48.

［4］WILSON TIMOTHY G,GURU KHURSHID,ROSEN RAYMOND C,et al. Best practices in robot-assisted radical cystectomy and urinary reconstruction:recommendations of the Pasadena Consensus Panel[J]. Eur Urol,2015,67:363-375.

［5］KAOUK J,GARISTO J,ELTEMAMY M,et al. Step-by-step technique for single-port robot-assisted radical cystectomy and pelvic lymph nodes dissection using the da Vinci® SPTM surgical system[J]. BJU Int,2019,124:707-712.

［6］TZELVES LAZAROS,SKOLARIKOS ANDREAS,MOURMOURIS PANAGIOTIS,et al. Does the Use of a Robot Decrease the Complication Rate Adherent to Radical Cystectomy? A Systematic Review and Meta-Analysis of Studies Comparing Open with Robotic Counterparts[J]. J Endourol,2019,33:971-984.

［7］KHAN MUHAMMAD SHAMIM,OMAR KAWA,AHMED KAMRAN,et al. Long-term Oncological Outcomes from an Early Phase Randomised Controlled Three-arm Trial of Open,Robotic,and Laparoscopic Radical Cystectomy(CORAL)[J]. Eur Urol,2020,77:110-118.

［8］BOCHNER BERNARD H,DALBAGNI GUIDO,MARZOUK KARIM H,et al. Randomized Trial Comparing Open Radical Cystectomy and Robot-assisted Laparoscopic Radical Cystectomy:Oncologic Outcomes[J]. Eur Urol,2018,74:465-471.

［9］RAMIREZ PEDRO T,FRUMOVITZ MICHAEL,PAREJA RENE,et al. Minimally Invasive versus Abdominal Radical Hysterectomy for Cervical Cancer[J]. N Engl J Med,2018,379:1895-1904.

第十二章

机器人辅助腹腔镜根治性膀胱切除术

临床问题

第一节　传统腹腔镜根治性膀胱切除术的优势和不足

　　根治性膀胱切除术是治疗肌层浸润性膀胱癌和高危非肌层浸润性膀胱癌的主要治疗方法。手术步骤包括膀胱前列腺、精囊切除(女性患者则需切除膀胱、子宫、附件和部分阴道前壁)和盆腔淋巴清扫,在切除膀胱后还需要进行尿流改道,部分患者还需要同时行全尿道切除。由于该手术步骤繁多,而且涉及泌尿系统和消化系统,手术风险大、并发症较多,早期腹腔镜术式的手术时间多在 10 小时以上,这曾一度成为限制该术式在临床应用的主要原因。直到 21 世纪初,随着对局部解剖的深入认识、手术技术的探索提高、手术成像系统及手术器械的不断完善,腹腔镜根治性膀胱切除术的安全性和可行性得到了保证。在过去十多年时间里,随着腹腔镜技术的普及,微创观念的推广,腹腔镜术式已经体现出其优势,在有经验的医疗中心进行腹腔镜根治性膀胱切除及盆腔淋巴结清扫,几乎不需要输血。腹腔镜下切除膀胱、前列腺,有助于细致、精确地处理盆底深部的重要结构,术中出血较少,降低尿道括约肌损伤风险,也有助于保留神经血管束(nerve-vascular bundle,NVB),有利于采用新膀胱作为尿流改道方式患者的功能恢复[1]。因此,该手术正在逐渐被越来越多的泌尿外科医师和患者所接受。腹腔镜手术虽然减少了患者的创伤,但是手术耗时相对偏长,对医师的精力和体力要求高,而且完全在腹腔镜下进行尿流改道手术也存在一定的技术困难,客观上制约了腹腔镜技术在根治性膀胱切除术中的应用。

最新进展

第二节　机器人辅助腹腔镜根治性膀胱切除术的发展现状

　　机器人辅助腹腔镜手术系统平台由外科医师控制台(surgeon console)、床旁机械臂系统(patient cart)、成像系统(vision cart)三部分组成,整合了符合人体工学的操作杆、具有内镜腕技术的手术器械和 3D 高清腹腔镜视野,其操作的舒适性和精确性优于传统腹腔镜器械。

　　机器人辅助腹腔镜根治性膀胱切除术在 2003 年先后由美国学者 Menon 和德国学者 Beecken 等团队报道,经过 10 多年的发展,手术技术不断成熟,该式术也在临床上得到越来越多的认可[2]。近年来,多项对照研究的结果,进一步肯定了机器人手术的安全性和有效性:在围手术期指标方面,机器人辅助腹腔镜手术的微创切口和气腹压力有助于减少术中出血;从肿瘤学方面,机器人系统良好的视野和精细的微创手术器械有利于保证盆腔淋巴清扫和肿瘤完整切除。2010 年,一项旨在比较机器人辅助腹腔镜和开放根治性膀胱切除术的小规模随机对照研究结果显示,机器人辅助腹腔镜手术时间比传统开放手术长,但在出血量、肠道恢复时间和术后住院时间方面均有明显优势,而切缘阳性、淋巴结清扫个数等病理学指标和术后并发症发生率无明显差异,显示该式术是安全可行的[3]。近年来,又有多项大型随机对照研究结果陆续发布,发现总体围手术期结果与上述结果相似,机器人辅助腹腔镜手术出血量较少、严重手术并发症发生率较低、患者恢复较快[4-6]。通过随机对照研究的中期随访发现机器人辅助腹腔镜术后无复发生存率、肿瘤特异生存率和总生存率均不劣于开放手术,其中 RAZOR 研究显示 2 年无进展生存率的差异无统计学意义(机器人辅助腹腔镜手术 72.3% vs 开放手术 71.6%),另一项研究显示 5 年无复发生存率的差异无统计学意义(机器人辅助腹腔镜手术 36% vs 开放手术 41%)[7-8],这些数据显示机器人辅助腹腔镜根治性膀胱切除术能达到与开放性术式相近的肿瘤控制效果。目前我国由于设备条件所限,机器人辅助腹腔镜根治性膀胱切除术只在大型医疗中心开展。基于我国人群的对照研究显示机器人辅助腹腔镜手术较开放手术可以减少出血量和术后短期并发症,可以使手术更精细和高效,可以降低常规腹腔镜的手术操作难度[9-10]。除了更快速的围手术期恢复,近年来机器人辅助腹腔镜根治性膀胱切除术在扩大淋巴结清扫和保留性神经技术方面又有了新的发展,这对于提高肿瘤患者预后和改善患者术后生活质量方面起了推动作用。

　　在尿流改道方面,目前机器人辅助腹腔镜根治性膀胱切除术的术式尚未有统一的标准。各医疗中心的患者选择标准、尿流改道的构建方法不同,导致结果差异较大。文献报道在采用新膀胱作为尿流改道方式的患者中,12 个月的日间控尿率可以达到 59%~100%,夜间控尿率可以达到 66%~73%,采用保留神经或保留前列腺包膜术式的患者控尿率明显提高[11]。常规腹腔镜下完全腔内尿流改道 2000 年首见报道,但由于技术难度高,发展较缓慢。机器人辅助腹腔镜具有内镜腕技术的器械在缝合方面具有明显的优势,近年来国际机器人辅助腹腔镜膀胱切除联盟(International Robotic Cystectomy Consortium,IRCC)的大宗病例数据显示采用完全腔镜下尿流改道的比例有增加趋势,尽管手术时间较长以及围手术期并发症发生率与开放手术尿流改道相当,但完全腔镜下尿流改道的再入院率及死亡率较低,而且可能可以减少广泛游离输尿管而带来的远期并发症。但是由于该组数据患者年龄较大、肿瘤分期较晚,因此患者采用新膀胱的比例不高。值得注意的是,目前已经发布的有关机器人辅助腹腔镜根治性膀胱切除术的随机对照研究,都是采用腹腔外尿流改道。因此,完全腔内构建新膀胱的尿流改道方式尚欠缺大宗病例和远期功能学疗效数据支持。随着技术的不断改进和病例资料的积累,完全腔内尿流改道(特别是完全腔内构建新膀胱)可能成为未来的发展方向[12]。

进入 21 世纪 20 年代,机器人辅助腹腔镜根治性膀胱切除术已经在国内外得到较广泛的认可,高质量的循证医学证据显示其手术切缘阳性率、淋巴结清扫的范围和个数与开放和腹腔镜手术相当,机器人辅助腹腔镜术式的早期复发率、无复发生存率与传统开放手术相近。而且其微创的优势可以减少术中出血、输血率,缩短术后住院时间,有利于患者术后的早期恢复,使部分患者可以更早地接受辅助化疗以降低复发率。由于目前膀胱切除后尿流改道方式较多,没有统一的方式和评价标准,缺乏高质量的循证医学证据,笔者认为机器人辅助腹腔镜系统进行精细分离切除以及精准吻合方面的优势可以进一步改善原位新膀胱术式的功能恢复,可能是未来的发展方向。

实例演示

第三节 机器人辅助腹腔镜根治性膀胱切除 + 原位回肠新膀胱术

【适应证】[13]

1. 可手术切除的肌层浸润性膀胱癌。

2. 高危非肌层浸润性膀胱癌(包括反复复发、卡介苗治疗无效或广泛的乳头状病变难以切除的非肌层浸润性膀胱癌)。

3. 非尿路上皮来源的膀胱恶性肿瘤。

4. 选择原位新膀胱术作为尿流改道方式的患者还应符合以下条件:尿道无狭窄;男性患者肿瘤未侵及前列腺尿道;术中冰冻切片证实尿道断端无残留;肿瘤能彻底切除,局部复发可能性小;肝肾功能良好;没有伴随因腹压增加而加重的其他疾病,如腹壁疝、子宫脱垂、食管裂孔疝等。

【禁忌证】

1. 心肺情况不能耐受手术。

2. 腹部有广泛粘连和多发性、包裹性积液、中等量以上腹水的患者应慎重考虑机器人辅助腹腔镜手术。

3. 合并肝肾功能不全。

【所需器材清单】

1. 机器人辅助腹腔镜系统 单极电剪、双极电凝窗钳、持针器等。

2. 常规腹腔镜器械　30°镜头、分离钳、无创伤抓钳、持针器、血管夹（Hem-o-lok）以及施夹器、超声刀等。

3. 常规手术器械　止血钳、手术剪、持针器、手术镊、肠钳、Koch 钳、高频电刀,各类型缝线等。

4. 可选择器械　结扎速（LigaSure）、直线切割缝合器、自制切口保护套等。

【团队要求】

1. 主刀医师　应具有丰富的腹腔镜手术以及根治性膀胱切除术经验。

2. 手术助手　1~2 名,应熟悉机器人辅助腹腔镜手术器械的安装和使用,以及应急处理方法,具有较丰富的腹腔镜手术助手经验。

3. 手术室护士　应熟悉机器人辅助腹腔镜手术器械的安装和使用,以及应急处理方法,具有一定腹腔镜手术配合经验。

【操作步骤】

本手术较多应用于男性患者,因此以男性患者为例描述操作步骤。

1. 麻醉、体位、术者位置及套管分布

（1）麻醉:气管内插管全身麻醉。

（2）体位:头低脚高仰卧位,头低约 15~20°,双腿外展约成 70°,膝关节屈曲 15°。双上肢内收于躯体旁,大腿及肩部妥善固定。手术区皮肤常规消毒铺巾,留置导尿管,充盈球囊 20~30ml。

（3）助手位置:第一助手位于患者右侧,第二助手位于患者左侧,器械护士位于第一助手身旁、较靠近患者的脚侧。

（4）套管分布（图 12-1）:一般采用六孔法操作。首先确定镜头位置,应在正中线距离膀胱约 20cm 处（一般在脐部上方）。在拟定位置切一个小切口（C 点）,利用 Veress 气腹针穿刺腹腔后充入 CO_2 并保持腹腔内压力在 15mmHg。经切口穿刺置入 12mm 穿刺套管,放入 30°镜头,检查有无腹腔脏器损伤及粘连。机器人辅助腹腔镜操作臂（1 号臂、2 号臂）套管（8mm）位置（R1 点、R2 点）分别位于脐部水平两侧,距离镜头套管约 8~10cm;辅助套管 1（12mm）位于 1 号臂外侧约 8~10cm 处（A1 点）,辅助套管 2（5mm）位于 2 号臂外侧约 8~10cm 处（A2 点）,辅助套

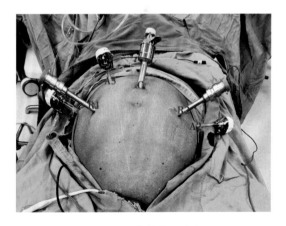

图 12-1　套管位置分布

管 3（5mm）位于镜头臂与 1 号臂连线垂直平分线上,距离两套管约 6~8cm（A3 点）。腹腔镜监视下在预定位置穿刺各套管,床旁机械臂系统从患者双腿间进入后对接机器人辅助腹腔镜套管,1 号臂置入单极电剪、2 号臂置入双极电凝窗钳。主刀医师在外科医师控制台操控机器人辅助腹腔镜手术系统。第一助手通过辅助套管 1、辅助套管 3 置入常规腹腔镜器械操作,第二助手通过辅助套管 2 置入常规腹腔镜器械操作。可以利用第 3 操作臂套管（8mm）取代第二助手及左侧辅助套管。

2. 盆腔淋巴结清扫 将镜头视野调整为30°向下,首先探查腹腔及盆腔,松解粘连并了解是否存在转移病灶,将回肠向头侧牵引以充分暴露盆腔,乙状结肠外侧常与壁层腹膜粘连,影响左侧输尿管暴露,应予松解。以标准盆腔淋巴结清扫为例:首先在左侧髂总动脉分叉水平处找到左侧输尿管,在此处将腹膜切开并将输尿管向远端游离至膀胱壁外,暂不离断。在输尿管跨越髂动脉分叉水平沿髂外动脉走行切开血管鞘,并沿髂外动脉外侧向远端游离至内环口处(图12-2),并向内侧游离,显露耻骨后沿耻骨向近端游离闭孔区淋巴脂肪组织,沿耻骨及髂外静脉内侧小心找到闭孔神经(图12-3),并将其完整游离,避免损伤。沿髂内动脉找到脐动脉,此时第一助手向右侧牵拉脐动脉以协助显露,将脐动脉外侧闭孔、髂内动脉区域淋巴脂肪组织整块切除(图12-4),装入标本袋中。在内环口处向近端游离髂外动脉外侧淋巴脂肪组织(外界为生殖股神经),上界至输尿管跨过髂血管处,将淋巴脂肪组织整块切除,装入标本袋中。第一助手向右侧游离牵引髂外动脉,暴露髂外动脉后方淋巴脂肪组织,将其完整切除并装入标本袋中。同法清扫右侧盆腔淋巴结。按照切除部位分别装入标本袋中。对于需要行扩大盆腔淋巴结清扫的患者,操作套管位置应再向头侧2cm。扩大盆腔淋巴结清扫,应同时清扫髂总血管周围、骶前区以及腹主动脉周围淋巴结(至肠系膜下动脉处)。一般可以在进行标准清扫的基础上继续采用从远端向近端逆行切除的方法进行:首先将左侧输尿管推向外侧避免损伤,沿左侧髂总动脉游离周围淋巴脂肪组织至腹主动脉分叉处。再将右侧输尿管推向外侧,游离右侧髂总动静脉周围淋巴脂肪组织,此处应特别注意避免损伤静脉。在右侧显露下腔静脉及腹主动脉后,继续上行清扫至肠系膜下动脉水平。最后显露骶骨前面,将骶骨前方淋巴组织清除,此处应注意腹主动脉分叉下方有左侧髂总静脉,避免损伤。

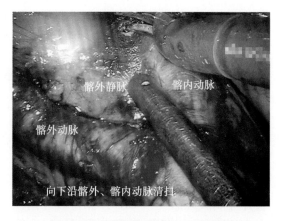

图 12-2 沿髂外动脉切开血管鞘

3. 游离输精管、精囊及前列腺后壁 由助手将膀胱向腹侧牵拉,显示膀胱直肠陷

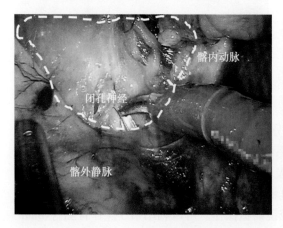

图 12-3 显露闭孔神经

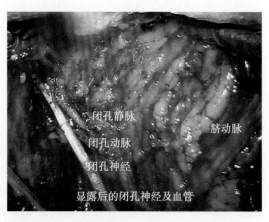

图 12-4 整块切除闭孔区域淋巴脂肪组织

窝,在较深处的腹膜返折线切开腹膜,游离输精管及精囊,切断输精管。由助手将已经游离的输精管和精囊向腹侧牵拉,使 Denovilliers 筋膜保持一定张力,用单极电剪在前列腺和精囊汇合处横行切开 Denonvilliers 筋膜,当看到直肠周围的脂肪组织时表明进入了正确的间隙,沿此间隙可钝性分离,一直分离至前列腺尖部,使前列腺与直肠前壁分离。如行保留神经的前列腺筋膜内切除,则不打开 Denonvilliers 筋膜,利用操作器械将筋膜与前列腺后壁分离。

　　4. 游离膀胱前壁,显露耻骨后间隙　将镜头视野调整为 30° 向上,于脐正中韧带及两侧旁正中韧带作倒 U 形腹膜高位切口,向盆腔游离,注意避免损伤膀胱。沿膀胱周围脂肪分离耻骨后间隙,沿中线向远侧分离至前列腺表面,将镜头视野调整为 30° 向下,显露并离断耻骨前列腺韧带和阴茎背深静脉浅支,而后分离前列腺两侧,显露盆内筋膜,在其返折线处切开,显露肛提肌,再向中线分离显露前列腺尖部,充分显露前列腺尖部是缝扎背深血管复合体(dorsal vascular complex,DVC)的关键。以 2-0 可吸收缝线缝扎背深血管复合体(图 12-5)。

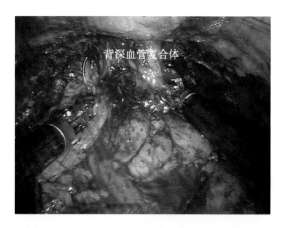

图 12-5　缝扎背深血管复合体

　　5. 游离膀胱侧血管蒂及前列腺侧血管蒂　提起输尿管下段,在膀胱壁外上用 Hem-o-lok 夹闭后切断。如行腹腔外尿流改道,可不切断输尿管,向对侧牵拉膀胱。用超声刀或 LigaSure 游离并切断膀胱侧血管蒂,亦可使用 Hem-o-lok 及剪刀切断膀胱侧血管蒂。到达前列腺部时,将精囊向内侧牵拉,紧贴前列腺包膜切断血管蒂直至前列腺尖部。若拟采用原位新膀胱作为尿流改道方式,患者希望更好保留控尿及性功能,可行筋膜内切除前列腺,用 Hem-o-lok 及剪刀离断前列腺侧血管蒂(图 12-6),应尽量少用能量器械,以免损伤性神经血管束。

　　6. 离断尿道　用单极电剪切断已缝扎的背深静脉复合体,向下分离至前列腺尖部,游离尿道后紧贴尖部用 Hem-o-lok 夹闭尿道,并在远端离断尿道(图 12-7),向头侧牵引前列腺

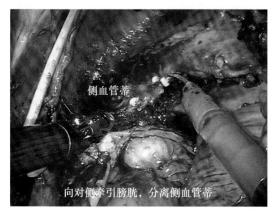

图 12-6　离断膀胱前列腺侧血管蒂

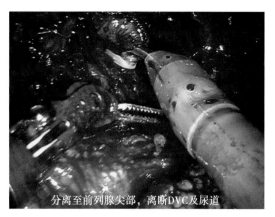

图 12-7　在前列腺尖部离断尿道

并紧贴前列腺切断尚未离断的尿道直肠肌。至此将膀胱及前列腺完整游离,将标本装入标本袋中,完成根治性膀胱切除术。为便于利用肠道进行尿道改道,可以在腔镜下找到回盲部,在距离回盲部约 20cm 处的回肠作一标记。

7. 标本取出 退出机器人辅助腹腔镜操作器械,解除床旁机械臂系统和套管的对接。取下腹部约 6cm 正中切口,逐层切开至进入腹腔,置入自制切口保护套后将手术标本经该切口取出。离断输尿管,暂不处理。

8. 构建回肠新膀胱 将回肠经该切口取出,找到标记点,向近端游离约 40cm 回肠段作为新膀胱所用肠段。离断所隔离的肠段,断端消毒后利用可吸收缝线(或直线切割缝合器)恢复肠道连续性,注意关闭肠系膜切口,避免术后内疝形成。用安尔碘冲洗所隔离的肠段,在对系膜缘切开肠管(图 12-8),标记去管化肠管中点后 W 型折叠肠管并利用 3-0 可吸收缝线缝合形成球型新膀胱(图 12-9)。

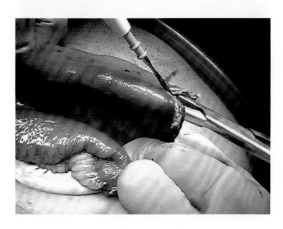

图 12-8 回肠去管化

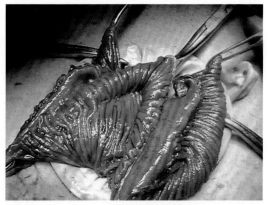

图 12-9 W 型折叠肠管

9. 输尿管 - 新膀胱吻合 将输尿管末端约 0.5cm 纵行剖开,置入单 J 管并固定,将输尿管末端外翻形成半乳头。在新膀胱顶部两侧分别切开 0.5cm,利用 4-0 可吸收缝线采用插入式吻合法进行输尿管新膀胱吻合(图 12-10),将单 J 管经新膀胱前壁引出。同法进行对侧输尿管 - 新膀胱吻合。

10. 新膀胱出口的加固 确定新膀胱最低点为新膀胱出口,横行切开约 0.8cm。为减少吻合时因为张力过大出现撕裂的风险,可用 3-0 可吸收缝线对新膀胱出口进行环形锁边缝合加固。吻合线可采用 2-0 单股可吸收缝线,将其先锚定在吻合口 3 点钟位置,

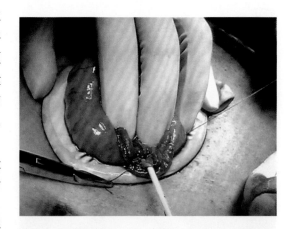

图 12-10 输尿管新膀胱吻合

准备利用机器人辅助腹腔镜手术系统进行腔内新膀胱尿道吻合。

11. 新膀胱 - 尿道吻合 将制作好的新膀胱还纳腹腔,封闭切口保护套,重新充入 CO_2

形成气腹。体位改为头低约 5~10°,床旁机械臂系统从患者双腿间进入后对接机器人辅助腹腔镜套管,1 号臂采用持针器,2 号臂可采用持针器或者双极电凝窗钳进行操作。镜头视野采用 30° 向下,首先探查腹腔,观察新膀胱、输尿管与肠管的解剖关系,明确无肠管内疝情况,助手将新膀胱牵引至盆腔,利用吻合线进行顺时针连续缝合吻合新膀胱与尿道(图 12-11),吻合后壁时吻合线暂不收紧,吻合至 9 点钟位置后再收紧缝线减少吻合口撕裂风险。继续完成前壁缝合后置入导尿管并充盈球囊,完成新膀胱尿道吻

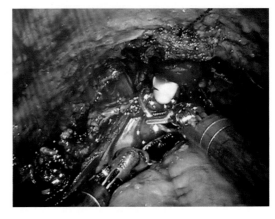

图 12-11 新膀胱尿道吻合

合。最后再次观察新膀胱、输尿管和肠管的解剖关系,确认肠系膜缺口已经充分关闭,避免术后内疝形成。在新膀胱两侧留置引流管,退出机器人辅助腹腔镜器械,解除床旁机械臂系统对接,撤除各套管,妥善固定引流管和单 J 管,关闭切口后结束手术。

【要点解析】

1. 套管位置应该根据患者体型和淋巴清扫范围决定,体型矮小者及需要进行扩大淋巴清扫者,套管位置可相应再向上移 1~2cm 以利于近端淋巴清扫。体型较瘦的患者可以采用 W 型套管布局,使机械臂活动度更大,减少机械臂套管和器械碰撞的风险。

2. 盆腔淋巴清扫时应首先显露输尿管,避免误伤,游离输尿管时应注意避免直接钳夹,注意保留良好的血供。盆腔淋巴清扫时应避免损伤髂血管、闭孔神经,特别是清扫髂总静脉分叉以及髂外动脉后方淋巴组织时容易造成损伤,助手应积极协助牵引血管、输尿管,保持良好的手术视野。如有血管破损可在腔镜下利用血管缝线修补,若考虑为静脉性出血,可暂时增加腹压至 18~20mmHg 以减少出血。若为髂内动脉及分支损伤可直接在其近端使用 Hem-o-lok 止血。若镜下无法止血,可压迫出血点后中转开放止血。

3. 利用原位新膀胱作为尿流改道方式的患者,应尽量行筋膜内前列腺切除,注意尽可能保留更多的神经血管束和盆腔周围支持结构;在离断尿道时,应尽量靠近前列腺尖端,可改善术后控尿功能。

4. 保留功能/器官的根治性膀胱切除术 男性患者若对保留性功能有较高要求,而且肿瘤分期较低,可以考虑行保留功能/器官的手术,具体方法包括保留前列腺、保留前列腺包膜、保留精囊腺的根治性膀胱切除术。保留功能/器官的术式在男性患者中目前尚未成为标准术式,术前应充分说明潜在风险并充分评估,警惕前列腺偶发癌。

5. 女性患者手术注意事项 术前准备:女性患者在会阴部及阴道消毒后应于阴道塞入碘伏纱,有助于术中辨认子宫颈和避免切开阴道前壁后 CO_2 经阴道流失。若患者肿瘤局限于膀胱,无女性生殖系统病变,可以根据患者年龄及生活质量要求,考虑保留内生殖器官。①盆腔淋巴清扫:若同时切除卵巢,应用 Hem-o-lok 夹闭并切断卵巢悬韧带,将输卵管、卵巢及阔韧带向内侧游离以显露输尿管;若保留卵巢,则首先在卵巢内侧将其与阔韧带游离,保留卵巢悬韧带及卵巢的血供,将卵巢向上外侧翻起,以显露输尿管。

②子宫切除：首先找到膀胱子宫陷窝并横行切开腹膜，沿子宫表面向远端游离直至阴道前壁，建立子宫前平面。在切除膀胱后，若不保留子宫，则将两侧的附件向前方牵拉，显露子宫后方空间。在阔韧带基底部切开腹膜，注意在子宫直肠陷窝底部切开腹膜反折，游离直肠前壁与子宫颈后面，建立子宫后平面。再分别先后将子宫拉向两侧以暴露切断主韧带，将子宫移向前方以暴露并切断骶韧带，最后通过术前阴道塞入的碘仿纱辨认子宫颈位置，环绕阴道穹隆切除子宫，用 2-0 可吸收线缝合阴道开口，完成子宫切除。

6. 尽管近年来完全腔镜下尿流改道的方法和报道越来越多，但该方法的优越性和必要性尚待更大宗病例数据的支持。笔者认为对于采用完全机器人辅助腹腔镜下回肠新膀胱术式的患者应注意以下几点：①为了减少肠管与尿道吻合时的张力，术前患者体位应调节为头低脚高 10°，也可减少因术中体位变动而耗费的时间；②为了减少肠管损伤风险，术中应注意避免使用器械直接钳夹肠管；③为了保证新膀胱容量，应首先测量截取肠管的长度并分段进行标记；④为了便于术中对肠管的去管化和新膀胱重建操作、保证合适的输尿管长度，应先行肠管 - 尿道吻合，再进行肠管去管化 - 新膀胱重建，最后裁剪输尿管并进行输尿管 - 新膀胱吻合；⑤缝合肠道重建新膀胱时可以首先分段标记，以保证缝合针距均匀。

（刘　皓）

专家述评

机器人辅助腹腔镜根治性膀胱切除术目前已经被证实可以与传统开放手术达到类似的中期肿瘤根治效果，而且具有微创腔镜手术的优势，例如可以减少术中出血、减轻术后疼痛等。相对于传统的腹腔镜手术，机器人辅助腹腔镜手术的优势在于可以通过视野及器械特点更加细致地处理盆底深部结构，并且可以减少术者的疲劳感，这对于此种手术时间长、步骤繁复、涉及重建的手术来说非常重要。由于膀胱切除后下尿路重建的方法多样，各中心的具体术式尚不统一，目前缺少高级别循证医学证据，故难以对机器人辅助腹腔镜下尿路改道方法的效果作出充分评价。但是随着手术技巧的提高和手术工具的改进，完全机器人辅助腹腔镜下尿路改道的应用近年在国外有增加趋势。这种完全腔镜下尿路改道理论上对保护输尿管功能和肠道功能有一定优势，但是总体的循证医学证据尚不充分，而且需要更长的手术时间、更高的手术技巧和更多的手术费用。相信这是未来的一个重要发展方向。

（黄　健）

参考文献

[1] LIN T, FAN X, ZHANG C, et al. A prospective randomised controlled trial of laparoscopic vs open radical cystectomy for bladder cancer: perioperative and oncologic outcomes with 5-year follow-up [J]. Br J Cancer, 2014, 110(4): 842-849.

[2] 黄健. 根治性膀胱切除术——从开放到腹腔镜到机器人 [J]. 中华泌尿外科杂志, 2017, 38(8): 564-567.

[3] NIX J, SMITH A, KURPAD R, et al. Prospective randomized controlled trial of robotic versus open radical cystectomy for bladder cancer: perioperative and pathologic results [J]. Eur Urol, 2010, 57(2): 196-201.

［4］BOCHNER BH，DALBAGNI G，SJOBERG DD，et al. Comparing Open Radical Cystectomy and Robot-assisted Laparoscopic Radical Cystectomy：A Randomized Clinical Trial［J］. Eur Urol，2015，67（6）：1042-1050.

［5］PAREKH DJ，REIS IM，CASTLE EP，et al. Robot-assisted radical cystectomy versus open radical cystectomy in patients with bladder cancer（RAZOR）：an open-label，randomised，phase 3，non-inferiority trial［J］. Lancet，2018，391（10139）：2525-2536.

［6］KHAN MS，GAN C，AHMED K，et al. A Single-centre Early Phase Randomised Controlled Three-arm Trial of Open，Robotic，and Laparoscopic Radical Cystectomy（CORAL）［J］. Eur Urol，2016，69（4）：613-621.

［7］BOCHNER BH，DALBAGNIA G，MARZOUK KH，et al. Randomized Trial Comparing Open Radical Cystectomy and Robot-assisted Laparoscopic Radical Cystectomy：Oncologic Outcomes［J］. Eur Urol，2018，74（4）：465-471.

［8］VENKATRAMANI V，REIS IM，CASTLE EP，et al. Predictors of Recurrence，and Progression-Free and Overall Survival following Open versus Robotic Radical Cystectomy：Analysis from the RAZOR Trial with a 3-Year Followup［J］. J Urol，2020，203（3）：522-529.

［9］瓦斯里江·瓦哈甫，马鑫，张旭，等. 机器人辅助完全腹腔镜下根治性膀胱全切加尿流改道术后短期随访结果（附 10 例报告）［J］. 微创泌尿外科杂志，2014（1）：12-16.

［10］徐金山，刘安伟，任乾，等. 机器人辅助与开放式根治性膀胱切除术后早期并发症的对比研究［J］. 中华泌尿外科杂志，2017，38（2）：99-102.

［11］HOSSEINI A，EBBING J，COLLINS J. Clinical outcomes of robot-assisted radical cystectomy and continent urinary diversion［J］. Scand J Urol，2019，53（2-3）：81-88.

［12］HUSSEIN AA，MAY PR，JING Z，et al. Outcomes of Intracorporeal Urinary Diversion after Robot-Assisted Radical Cystectomy：Results from the International Robotic Cystectomy Consortium［J］. J Urol，2018，199（5）：1302-1311.

［13］中国机器人辅助根治性膀胱切除术专家协作组. 中国机器人辅助根治性膀胱切除术专家共识［J］. 中华泌尿外科杂志，2018，39（1）：2-5.

第十三章

机器人辅助腹腔镜根治性膀胱切除术淋巴结清扫

临床问题

第一节　机器人辅助腹腔镜膀胱癌根治术盆腔淋巴结清扫现状

研究数据显示,肌层浸润性膀胱癌(muscle-invasive bladder cancer,MIBC)患者行膀胱癌根治术时发现近 25% 已出现淋巴结转移[1],并且淋巴结阳性率随着病理分期增加而增加,其中 pT_1 为 2%~5%,pT_2 为 16%~22%,pT_3 为 34%~51%,而 pT_4 为 41%~50%。淋巴转移是影响患者预后的重要因素,发生淋巴转移的患者 5 年总生存率仅为 15%~31%[2]。另外,在行根治性膀胱切除术及盆腔淋巴结清扫术后,相比没有淋巴转移的患者,已有淋巴转移患者术后复发的比例更高(70%~80% vs≤30%)。其中一项 SEER 数据库的研究发现,相比未接受盆腔淋巴结清扫的患者,接受盆腔淋巴结清扫的患者 5 年总死亡率显著降低(36% vs 45%),5 年癌症特异性死亡率显著降低(54% vs 65%)。多项相关研究证实盆腔淋巴结清扫可以带来显著的生存获益。但是盆腔淋巴结清扫显著增加了手术时间,增加了术后淋巴漏、淋巴水肿和神经损伤等风险,一些人也质疑盆腔淋巴结清扫在淋巴结阴性患者中的意义。但研究同样发现,即使对于淋巴结阴性的患者,盆腔淋巴结清扫仍可以带来生存获益。一项纳入1 291 例淋巴结阴性患者的研究发现,与清扫淋巴结数目为 1~5 个的患者相比,清扫淋巴结数目 >16 个的患者死亡率更低。这也许是由于清扫微转移的淋巴结也能带来生存获益。因此,不管是否有淋巴结转移,在根治性膀胱切除术同时加盆腔淋巴结清扫不仅可以提供准确的分期,减少肿瘤负荷,还可以提高患者的生存率,目前已经作为肌层浸润性膀胱癌和高危非肌层浸润性膀胱癌的标准治疗方式。

在手术方法上,传统开放淋巴结清扫手术仍是"金标准",但其切口大,术中出血及术后并发症较多。自1992年普通腹腔镜首次应用于根治性膀胱切除以来,膀胱癌的根治性微创手术得到迅猛的发展,但是普通腹腔镜对于术者来说,技术要求高,操作方法难度大,加上盆腔狭小的空间,仅有少数技术熟练的医师可以顺利开展。2003年,Menon[3]运用Da Vinci机器人手术系统完成了首例机器人辅助腹腔镜下根治性全膀胱切除术。Da Vinci机器人手术系统具有三维视觉效果,以及模仿外科医师手部动作的机器人手腕关节(EndoWrist)所提供的7个角度动作的自由度。该系统可以帮助术者在一个狭小的空间完成精细操作,如处理盆腔深部的、有大量血管和神经结构的前列腺和膀胱等器官。机器人辅助手术作为一种全新的微创技术,大大减小了普通腹腔镜技术上的挑战,学习曲线明显缩短,迅速在外科领域得到应用。随着近10多年的发展,以往只能通过开放或腹腔镜手术完成的泌尿外科手术几乎都可成功运用机器人辅助腹腔镜手术来实施。并且多项研究比较了围手术期结果、淋巴结清扫数量和手术切缘情况后发现,机器人手术与开放手术效果几乎接近,特别是在肿瘤学结果的回顾性研究中发现,机器人手术的中短期结果令人鼓舞,并且其术中出血及并发症少,恢复快,是一种安全、有效的手术方式。作为泌尿外科医师,如果打算学习该技术去开展淋巴结清扫术需考虑以下三个关键问题:①扩大区域淋巴结清扫范围的发展背景;②机器人辅助腹腔镜淋巴结清扫淋巴结解剖特点及清扫技能;③机器人辅助腹腔镜淋巴结清扫的彻底性。

最新进展

第二节　机器人辅助腹腔镜根治性膀胱切除术盆腔淋巴结清扫的范围与定义

一、膀胱肿瘤淋巴引流的解剖特点

淋巴转移是膀胱癌最常见的转移方式,在行淋巴结清扫术前必须对膀胱的盆腔淋巴引流通路和解剖特点有详细的了解。目前Leadbetter和Cooper教授[4]对膀胱淋巴引流通路总结得最全、最好,其引流途径主要包含以下六个区域:①膀胱壁内的淋巴管丛,起自黏膜下层和肌层;②前外侧周围淋巴结,淋巴液从膀胱汇入膀胱周围的淋巴结,主要位于膀胱周围脂肪,分布在膀胱前方、两侧以及后侧;③骨盆收集干淋巴结,属于髂外、髂内的内侧淋巴结,相当于闭孔淋巴结;④盆腔区域淋巴结,包括髂外、髂内和骶前淋巴结;⑤盆腔干,收集盆腔淋巴结;⑥髂总淋巴结及其髂血管表面的淋巴结。以上淋巴结引流再汇入腰淋巴干,最后经胸导管进入血液。

目前根治性膀胱切除术淋巴结清扫范围仍然存在争议,按照解剖范围主要分为局限性淋巴结清扫、标准淋巴结清扫、扩大淋巴结清扫和超扩大淋巴结清扫。

1. 局限性淋巴结清扫　主要包括闭孔淋巴结区域,清扫范围为内到闭孔神经的下后方,外界为髂静脉的内侧缘,上到髂血管分叉的起始端,远端到耻骨弓处的Cloquet淋巴结。

2. 标准淋巴结清扫　标准淋巴结清扫范围上至髂总动脉分叉处,下至腹股沟韧带及旋髂静脉,外至生殖股神经,内至膀胱壁,具体包括闭孔淋巴结区域,髂内、髂外区域淋巴结,髂总淋巴结含髂血管窝处的 Marcille 淋巴结。

3. 扩大淋巴结清扫　很多中心定义不尽相同,典型的主要包含标准淋巴结清扫区域,以及上至主动脉分叉处或者接近肠系膜下动脉的起始部,下腔静脉后方,后至骶前淋巴结。

4. 超扩大淋巴结清扫　一些学者将清扫范围上扩展到肠系膜下动脉分叉处称之为超扩大淋巴结清扫。

Leissner 等[5]以区域水平把膀胱癌相关的引流淋巴结分为 3 个级别(图 13-1),髂总动脉分叉以下的淋巴结为第 I 级淋巴结,髂总动脉分叉以上,主动脉分叉以下的淋巴结为第 II 级淋巴结,包括(骶骨前淋巴结),主动脉分叉以上,肠系膜上动脉水平以下则为第 III 级淋巴结。标准的淋巴清扫包括第 I 级淋巴结,或者扩充髂血管与输尿管交叉处。扩大的淋巴清扫就包括第 I、II 级淋巴结,或者扩充到第 III 级淋巴结。临床常说的淋巴跳跃转移即是在第 II 级或第 III 级淋巴结发生转移而第 I 级淋巴结却是阴性的,这种情况发生率相对较低,同时有定位研究指出,出现腹主动脉分叉以上跳跃性转移病变时,一般都会合并有更远处的转移。

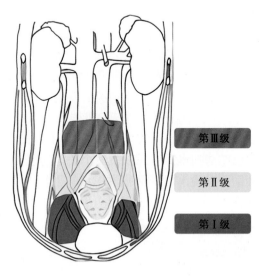

图 13-1　膀胱癌相关的引流淋巴结分为 3 个级别

第 III 级

第 II 级

第 I 级

二、盆腔淋巴清扫范围的选择

到底选择哪种淋巴结清扫方式能给患者带来最好的益处是我们外科医师重点考虑的内容。Smith 和 Whitmor[6]早期研究证实,闭孔区域淋巴结和髂外血管淋巴结区域是最常见的膀胱癌转移区域,分别为 74% 和 65%,同时伴有髂总血管链淋巴结阳性率达到 19%。因此,最早提出标准淋巴结清扫可以清除相关区域淋巴结的理论。随后 Skinner[7]在 1980 年代报道其通过仔细的淋巴结清扫可以将患者的 5 年生存率提升至 36%。该手术方式也就是目前绝大多数泌尿外科医师所采用的标准盆腔淋巴结清扫的原型。Leissner 等对 447 例患者行盆腔淋巴结清扫研究发现,扩大淋巴结清扫组可多清扫出 ≥16 个淋巴结,获得更高的生存率,并且发现在 pT_1 期肿瘤中,淋巴结清扫的数量与 5 年无疾病生存期明显相关。随后他们开展了一项多中心研究,共包含 290 例根治性膀胱切除患者,并行扩大淋巴结清扫,发现其中接近 28% 患者中淋巴结阳性,并且每个区域的发生率不相同。分析结果显示淋巴结转移中有 21% 发生在髂动脉分叉以下,18.6% 发生在髂总动脉和骶前淋巴结,16.5% 患者出现肠系膜下动脉和腹主动脉分叉处淋巴结阳性,提示有必要对此区域进行清扫,尤其是对于分期具有意义。但是,Zehnder 等[8]比较了南加州大学 Skinner 教授进行的扩大到肠系膜下动脉的淋巴清扫和瑞士伯尔尼大学淋巴结清扫上界为输尿管跨髂血管处的结果显示:南加州大学 Skinner 清扫的淋巴结数目明显更多(38 vs 22,$P<0.000\ 1$),并且转移的发生率也高(35%

vs 28 %，P=0.02），但是患者的生存率和复发率并无明显差别，这也证明超过输尿管跨髂血管段再往头侧清扫并不能增加生存率，因此扩大的淋巴结清扫仍然存在争议。但是有很多学者认为扩大淋巴结清扫可以提高术后的分期，对术后需辅助治疗的患者能带来一定的益处。如一些回顾性研究证实，淋巴结阳性患者接受化疗的生存期是未接受化疗患者的 6 倍。因此扩大淋巴结清扫对确定高危复发患者很重要，并且淋巴结阳性的患者，清除的淋巴结数目更多。南加州大学 Herr 等[9]提出了淋巴结密度这一概念（阳性淋巴结数量与总淋巴结数量的比例），认为淋巴结密度大于 20% 与生存率降低相关。但是扩大淋巴结清扫会增加手术并发症风险，如手术时间长，血栓风险大，血管损伤风险大，淋巴囊肿，下肢水肿等。

三、术前、术中淋巴结分期评估的意义

为避免盲目扩大淋巴结清扫范围，并做到提高术中淋巴结清扫数量，减少不必要的创伤，术前、术中淋巴结的分期评估就显得尤为重要，可以为制定淋巴结清扫方案提供指导意见，真正做到精准施策，为患者带来最大的益处。术前、术中对盆腔淋巴结评估、定位或示踪的方法较多，以下简要介绍几种在临床开展的项目[10]：

1. CT 和 MRI 检查 传统 CT 或 MRI 准确性并不高，在评估膀胱癌淋巴结分期的敏感性仅 31%~45%。因此有研究者试图寻找更为准确的方法来评估膀胱癌术前淋巴结转移状态，其中超微超顺磁氧化铁 MR（USPIO-MR）就是其中之一，USPIO 是一种嗜淋巴细胞纳米颗粒，静脉注射后能被正常淋巴结中的巨噬细胞摄取并积聚，从而降低正常淋巴结在 T2 加权像中的信号，而转移淋巴结中的巨噬细胞较少，只摄取极少的 USPIO，所以在给药前后，恶性淋巴结在 T2 加权像中信号基本不变，利用这个原理可鉴别淋巴结是良性或恶性的敏感性为 65%~75%，特异性为 93%~96%，提示 USPIO-MR 有一定的应用前景，但因其有创、费用高、并具有潜在的毒副作用，可能限制它的临床应用。

2. SPECT-CT 联合经尿道瘤体周围注射 研究显示该技术能更加准确地显示膀胱淋巴引流途径，识别阳性和阴性淋巴结，为术前、术中、术后淋巴结转移的诊断提供辅助依据，指导清除更多的淋巴结，减少遗漏。

3. 盆腔淋巴结示踪 术中淋巴结显像也是一种较有前景的辅助技术，吲哚菁绿（indocyanine green，ICG）是一种在近红外光谱范围内有较强吸收且无毒的荧光染料。多项研究显示膀胱癌患者在行机器人辅助根治性膀胱切除术过程中进行 ICG 淋巴显像获得成功，并且它还有助于分辨出计划清扫范围以外的潜在转移灶，从而指导更合理的淋巴清扫范围。

淋巴结定位、示踪技术逐渐引起泌尿外科医师的关注。但是由于淋巴结造影具有创伤性及不良反应，而放射性核素定位、荧光染料显像又存在放射性危害、操作复杂、费用高昂、剂量和给药部位存在争议等缺点，临床中难以普及。希望将来有更多、更好的淋巴结转移诊断技术，为淋巴结定位提供更好的技术支持。

总之，根治性膀胱切除术淋巴结清扫的范围，从早期的区域淋巴结清扫、传统盆腔标准淋巴结清扫，到扩大淋巴结清扫及最近提出的提高到肠系膜下动脉水平的超扩大淋巴结清扫，但至今尚没有明确的标准。欧洲泌尿外科学会（European Association of Urology，EAU）指南[11]推荐根治性膀胱切除术行区域淋巴结清扫，该处区域淋巴结清扫主要是指腹主动脉分叉以下的所有盆腔淋巴结，但具体的清扫范围标准目前还没有明确的规定。因此对术前或

术中怀疑淋巴转移者可考虑行扩大淋巴结清扫。换句话说,根据术前或术中对淋巴结分期的评估来决定淋巴清扫的范围。因此,如果术前或术中的淋巴结分期能达到更高的准确度,外科医师就可以针对个体来确定选择最佳清扫范围,从而使获益最大化。

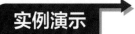

第三节　机器人辅助腹腔镜根治性膀胱切除术扩大盆腔淋巴结清扫实例演示

【适应证】

1. 临床分期为高危非肌层浸润性膀胱癌:如 T_1G_3 肿瘤、卡介苗治疗无效的原位癌、多次复发的肿瘤、腔内手术无法控制的广泛乳头状病变。以及 $T_2\sim T_{4a}N_0M_0$ 的浸润性膀胱,建议行标准淋巴结清扫。

2. 对术前或术中发现盆腔淋巴结阳性的患者,即临床分期为 N_xM_0 的建议行扩大淋巴结清扫。

3. 膀胱非尿路上皮癌,建议行标准淋巴结清扫。

【禁忌证】

1. 重要脏器疾病或功能不全,全身情况差,不能耐受手术。

2. 出血倾向尚未能纠正,短期内有使用抗凝药物者等。

3. 存在膀胱外的广泛转移,盆腔炎症或手术所致的冰冻骨盆,淋巴结区域粘连不能分离和暴露者。

4. 狭窄骨盆、病态肥胖患者的手术操作空间相对狭小,对这些患者施行机器人手术的技术相对要求较高,选择机器人辅助腹腔镜根治性膀胱切除术时需谨慎。

【所需器材清单】

1. 机器人辅助的单极剪刀、双极 Maryland、无损伤抓钳或者 Cautier。

2. 腹腔镜肠钳、吸引器、Hem-o-lok。

3. 其他常规腹腔镜器械,如淋巴活检钳等。

【团队要求】

1. 主刀医师应具有丰富的机器人辅助腹腔镜根治性膀胱切除术经验,具有丰富的盆腔或者腹膜后淋巴结清扫术经验。

2. 一助和二助接受过机器人手术培训,具有较为丰富的操作经验。

3. 麻醉医师应具有丰富的机器人辅助手术麻醉以及术中管理经验。

4. 器械护士和巡回护士应接受过机器人辅助手术培训和熟悉腹腔镜器械。

【操作步骤】

1. 体位和麻醉　患者气管内插管全身麻醉,用颈肩托,头低脚高(reverse Trendburg position),倾斜约 20°~25°,将腹腔内小肠尽量移向头侧,暴露盆腔以及骶前区域。双侧下肢外展并呈截石位,双上肢并拢于腰侧。助手位于患者的右侧,同机器人辅助腹腔镜根治性膀胱切除术。

2. Trocar 的布局 机器人辅助腹腔镜根治性膀胱切除术行淋巴结清扫不必更改 Trocar
的布局,直接行盆腔淋巴结清扫[12]。通常采用 6 个套件,包括 1 个镜头孔,3 个机械臂孔,2
个辅助孔。镜头孔一般位于脐部上方 2cm,脐下方 1~2cm 双侧腹直肌膀胱距离观察孔左右
各 8cm 处为 1、2 号机械臂孔,左右髂前上棘内上 3cm 做一皮肤切口作为第三机械臂孔和第
一辅助孔,脐上观察孔与第一机械臂孔道连线中点上方 2~3cm 为第二辅助孔。在进行扩大
淋巴结清扫,尤其是超扩大淋巴结清扫时,观察孔和机械臂的位置相对可以再高,这样便于
进行淋巴结的暴露以及清扫操作。

3. 淋巴结清扫的途径、清扫的顺序和术野的暴露 机器人辅助腹腔镜根治性膀胱切除
术淋巴结清扫常规采用经腹途径完成。淋巴结的清扫可以在切除膀胱之前或之后完成。如
果在之前完成,首先在道格拉斯窝处,沿输精管间脊打开腹膜,找到精囊与腹膜层面,贴精囊
后平面游离,尤其是在保留性神经手术中,分离出精囊后平面可作为保性神经的标志。开始
淋巴结清扫,首先沿膀胱侧韧带打开腹膜,遇到输精管或子宫圆韧带后向头侧一直分离并越
过髂血管到腰大肌,避免损伤输尿管,然后第三臂或者助手将膀胱和输尿管整体压拉向内
侧,暴露出清扫的手术区域。

4. 髂血管外组淋巴结清扫 首先从髂血管分叉处用单极剪刀切开血管鞘,然后沿髂外
动脉中线向下,一直切开到髂外动脉入股骨管处(图 13-2),或者直到能看见旋髂动脉。然后
在髂血管分叉平面的外后方,腰大肌的位置找到生殖股神经,双极和单极交替使用在生殖股
神经内侧分离淋巴结脂肪组织与腰大肌之间的间隙(图 13-3),然后对近端淋巴管进行分离、
结扎和离断。然后提起脂肪结缔组织沿着髂外动脉外膜,腰大肌或盆壁表面和生殖股神经
内侧向远端分离至股骨管处,远端 Hem-o-lok 或钛夹离断。

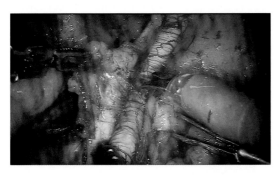
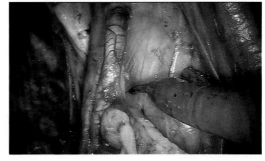

图 13-2 用单极剪刀切开血管鞘,然后沿髂外动脉中线向下,一直切开到髂外动脉入股骨管处

图 13-3 在生殖股神经内侧分离淋巴结脂肪组织与腰大肌之间的间隙

5. 髂血管表面及周围淋巴结清扫 从髂血管分叉处开始沿髂内动脉向下分离,在遇到
脐动脉后沿其外侧和膀胱壁的外侧钝性分离直至盆侧筋膜,然后在脐动脉的起始部将其离
断,在这个部位通常能看到膀胱上动脉,可一同离断,这样膀胱侧壁就彻底与盆腔壁分开,并
清楚地显露出闭孔窝(图 13-4)。随后将髂血管表面的和髂外动、静脉脉之间的淋巴结缔组
织钝锐性分离,直至向下分离至 Cloquet 淋巴结并远端用 Hem-o-lok 或钛夹离断,全面清除
髂血管表面及周围淋巴结(图 13-5)。

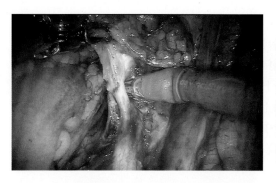

图 13-4　在遇到脐动脉后沿其外侧和膀胱壁的外侧钝性分离直至盆侧筋膜,然后在脐动脉的起始部将其离断,使膀胱侧壁与盆腔壁分开,显露出闭孔窝

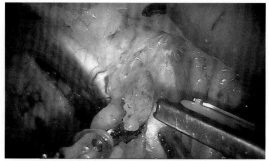

图 13-5　分离至 Cloquet 淋巴结并远端用 Hem-o-lok 或钛夹离断,全部清除髂血管表面及周围淋巴结

6. 闭孔淋巴结清扫　闭孔淋巴结清扫一般采用整块切除的方法。在上步的基础上,第三臂或者助手将膀胱拉向内,观察镜稍微对侧转向,这样闭孔区域淋巴结就在良好的视野下。第二臂或者助手贴着髂外静脉下壁把闭孔淋巴结脂肪组织向内侧牵拉,单极沿着髂外静脉下壁分离直到盆壁肌肉,然后沿着髂外静脉、贴着盆壁肌肉上下游离,将闭孔淋巴结的外侧充分分离开来(图 13-6)。向下分离过程中常遇到旋髂静脉,可以离断,分离到耻骨后沿其下缘向下分离就能看到闭孔神经和血管的远端,贴着闭孔神经由远端向头端逆行分离,直至闭孔神经入盆腔处,完成闭孔淋巴结的整体清扫。其近端和远端分别用 Hem-o-lok 或者钛夹离断。

7. 髂总和骶前淋巴结清扫　首先在髂血管分叉的地方找到输尿管,然后向上充分打开后腹膜,在这个分离过程中,常常需要将结肠后腹膜打开,分离和牵拉向对侧,然后从髂血管分叉沿着髂总动脉将血管鞘打开至主动脉分叉处,将髂总血管挡向对侧并沿血管表面剥除和分离外侧周围组织(图 13-7)。将乙状结肠往上内方提起,可显露髂总动脉血管之间组织,一旦这些组织沿腹主动脉胯部被分离剥除后就能看到左侧髂外静脉,仔细轻柔地将淋巴脂肪组织从髂外静脉剥除并向下分离就能看到骶骨以及连向髂内动脉的淋巴结缔组织,分离剥除后视野转向左边,乙状结肠拉向右侧上方,显露与清除左侧区域,清除中应避免损伤骶

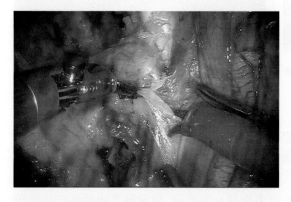

图 13-6　沿着髂外静脉下壁分离直到盆壁肌肉,然后沿着髂外静脉、贴着盆壁肌肉上下游离,将闭孔淋巴结的外侧充分分离开来

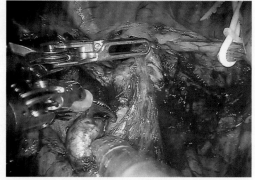

图 13-7　从髂血管分叉沿着髂总动脉将血管鞘打开至主动脉分叉处,将髂总血管挡向对侧并沿血管表面剥除和分离外侧周围组织

正中静脉。需注意的是,在该位置分离必须小心,仔细,一旦有细小的髂外动、静脉分支损伤,处理起来会相对比较棘手。

8. 淋巴结的取出　淋巴结的取出通常采用分区、分块取出。可以用指套或者目前常用的腹腔镜下淋巴活检钳,也可随膀胱组织标本一块取出。避免直接从 Trocar 取出未加以保护的淋巴结,减少肿瘤种植转移的风险。

9. 血管 / 神经损伤的预防与处理措施　盆腔淋巴结清扫范围大,要求清扫比较彻底,容易引起血管神经损伤。髂血管相对比较坚韧和富有弹性,在分离的牵拉过程中损伤可能比较小,但是机器人的单极或者双极操作不当的话,其头部容易损伤血管。在分离血管时要用适当的压力去挑挡血管,尽量避免钳夹血管。小的静脉裂伤可用 3-0 薇乔缝线行 "8" 字缝合,动脉损伤用 4-0 血管缝线行 "8" 字缝合。严重的髂外血管损伤建议请血管外科专家完成修补。最常见的血管损伤主要发生在闭孔动静脉血管,如果该区域淋巴结黏连比较紧或者出现损伤,可以在闭孔动静脉血管的远、近端分别结扎离断。闭孔神经断裂或者撕脱修复困难,术后可能会出现下肢内收障碍。

【要点解析】

1. 掌握好膀胱癌淋巴转移的途径和分布解剖特点,并对淋巴结进行合适的分区,是进行机器人辅助腹腔镜淋巴结清扫的前提。

2. 常规选择标准清扫的治疗方式。如在术前或者术中发现淋巴结转移征象,或者通过其他的定位方式怀疑存在转移,根据患者的一般情况和术者的技术水平可选择行扩大淋巴结清扫。

3. 机器人辅助腹腔镜根治性膀胱切除 + 淋巴结清扫 Trocar 的布局可以稍微靠近头侧。因为机械臂长,手术切除时活动范围大,因此 Trocar 置位高能提供更好的活动度,尤其是在扩大淋巴结清扫时。

4. 机器人的单极和双极能有效分离和电凝 <2~3mm 的淋巴组织或血管,但是对于 >5mm 的建议使用 Hem-o-lok 或者钛夹,尤其是在淋巴管的远端和近端使用,避免术后的淋巴漏。

5. 提供良好的暴露和掌握好淋巴分区和清扫的顺序。术中充分利用好第三臂和助手,助手的"拉、压、挑、吸"可为主刀医师提供良好的视野。同时分区域清扫,可减少手术难度。清扫中分离要讲究顺序和方法。

6. 淋巴结清扫时紧贴层面血管、神经和层面分离。机器手臂稳,准,在清扫时紧贴血管和神经分离,反而相对安全,比如在清扫闭孔淋巴结区域开始时,在髂外静脉的下缘进行分离看到盆壁肌肉,然后紧贴肌肉层面进行分离,该平面相对无血管区,可以减少出血。但是如果贴着闭孔神经分离,建议麻醉医师给与适当的肌松药物,避免闭孔反射。

(王辉清)

专家述评

目前,随着科学技术的发展,机器人辅助腹腔镜盆腔淋巴结清扫术将成为膀胱癌治疗的趋势。详尽完全的淋巴结清扫可以使 30%~40% 的膀胱肿瘤达到治愈,因此如何掌握好机器人辅助系统从而充分地完成淋巴结清扫十分关键。目前已有的文献报道显示,机器人辅助腹腔镜手术和开放手术比较,淋巴结清扫的数目和肿瘤的中位生存期相当。为了达到此肿瘤学结果,就要像上文中描述的那样,提供良好的暴露,掌握好清扫的顺序和关键性步骤。如显露髂外血管后方的 Marcille 空间,以及闭孔窝处淋巴结,达到淋巴结的整块彻底切除。

有研究显示,扩大淋巴结清扫能为一部分患者带来生存益处,但是手术时间相对较长,难度较大,因此在行该手术时还需考虑其存在的潜在风险和并发症。我们前期开展的扩大手术同样遇到此问题,相对来讲暴露比较困难,尤其是下腔静脉左侧和骶前区域的暴露,并且在暴露过程中容易导致血管的撕拉,容易损伤出血。因此在选择扩大淋巴结清扫时必须考虑患者的病情,术前的检查以及手术医师的技术水平,综合考虑选择合适的患者,做到精准切除,真正为患者带来益处。

机器人辅助腹腔镜盆腔淋巴结清扫术,具有清晰的三维高清视野和灵活机械手臂,具有“精、准、稳”的优势,并且术中在气腹的作用下,淋巴、血液的渗出少,能提供良好的手术视野,有利于局部血管神经的保护,术后恢复也更加有优势。由于机器人手术系统具有三维高清视野和灵活精细的机械手臂,以及学习曲线明显较短的优势,越来越受到外科医师推崇。

(许传亮)

参考文献

[1] VAZINA A, DUGI D, SHARIAT SF, et al. Stage specific lymph node metastasis mapping in radical cystectomy specimens [J]. J Urol, 2004, 171 (5): 1830-1834.

[2] STEIN JP, LIESKOVSKY G, COTE R, et al. Radical cystectomy in the treatment of invasive bladder cancer: long-term results in 1,054 patients [J]. J Clin Oncol, 2001, 19 (3): 666-675.

[3] M MENON, A K HEMAL, A TEWARI, et al. Nerve-sparing Robot-Assisted Radical Cystoprostatectomy and Urinary Diversion [J]. BJU Int, 2003, 92 (3): 232-236.

[4] LEADBETTER WF, COOPER JF. Regional gland dissection for carcinoma of the bladder, a technique of one-stage cystectomy, gland dissection and bilateral ureteroenterostomy [J]. J Urol, 1950, 63: 242-260.

[5] LEISSNER J, GHONEIM MA, ABOL-ENEIN H, et al. Extended radical lymphadenectomy in patients with urothelial bladder cancer: results of a prospective multicenter study [J]. J Urol, 2004, 171: 139-144.

[6] SMITH JR JA, WHITMORE JR WF. Regional lymph node metastasis from bladder cancer [J]. J Urol, 1981, 126 (5): 591-593.

[7] SKINNER DG. Management of invasive bladder cancer: a meticulous pelvic node dissection can make a difference [J]. J Urol, 1982, 128 (1): 34-36.

[8] ZEHNDER P, STUDER UE, SKINNER EC, et al. Super extended versus extended pelviclymph node dissection in patients undergoing radicalcystectomy for bladder cancer: a comparative study [J]. J Urol, 2011, 186 (4): 1261-1268.

[9] HERR HW, BOCHNER BH, DALBAGNI G, et al. Impact of the number of lymph nodes retrieved on outcome in patients with muscle invasive bladder cancer [J]. J Urol, 2002, 167 (3): 1295-1298.

[10] BADRINATH R. KONETY, SAM S. CHANG. Management of Bladder Cancer [M]. New York: Springe, 2015.

[11] J. ALFRED WITJES, HARMAN MAX BRUINS, RICHARD CATHOMAS, et al. European Association of Urology Guidelines on Muscle-invasive and Metastatic Bladder Cancer: Summary of the 2020 Guidelines, European Urology, 2020, 79 (1): 82-104.

[12] 孙颖浩. 机器人泌尿外科手术学 [M]. 北京: 人民卫生出版社, 2015: 435-436.

第十四章

尿流改道术式选择策略

第一节 尿流改道术

膀胱癌是泌尿系统最常见的恶性肿瘤之一,男女比例约为 4∶1。2018 年的全球数据显示,膀胱癌发病率居恶性肿瘤第 10 位,男性恶性肿瘤第 6 位。在中国,2014 年新发病例数约为 7.81 万,发病率和死亡率均居恶性肿瘤第 13 位,分别为 5.71/10 万和 2.35/10 万,其中发病率居男性恶性肿瘤第 7 位,仅次于前列腺癌。

根治性膀胱切除术(radical cystectomy,RC)+ 盆腔淋巴结清扫术是治疗肌层浸润性膀胱癌和高危非肌层浸润性膀胱癌(T_1G_3,T_{is},肿瘤多发或反复复发)的金标准。尿流改道是 RC 手术的重要部分,泌尿外科医师尝试过各种不同的术式,使用过各种不同的材料,如胃、回肠、结肠、直肠、阑尾等,在探索中逐渐总结经验,规范术式和流程。根据能否自主控尿,尿流改道术分为非可控尿流改道、可控尿流改道和原位新膀胱 3 种方式;根据流出道解剖学,分为经腹壁尿流改道、经尿道尿流改道和经肛门尿流改道 3 类。

1811 年 Hayes 最早报道了输尿管皮肤造口术,是有史以来最简单的尿流改道术式。1852 年 Simon 对 1 例膀胱外翻的患者施行输尿管乙状结肠吻合术,这是首例于膀胱切除术后利用肠道进行尿流改道的报道,虽然后来经过抗反流输尿管再植等技术改良,该术式仍有较高的并发症发生率,包括高氯性酸中毒、逆行性尿路感染、上尿路梗阻及继发肿瘤等,其后很长时间内尿流改道技术发展缓慢,1950 年代以前该术式一直是尿流改道的首选。1911 年 Zaayer 报道了回肠通道术,1950 年 Bricker 对回肠通道术进行了改良和推广,该术式在尿流改道史上具有重要意义,由于其操作简单和安全有效,1980 年代以前是尿流改道的金标准,直到现在仍然是应用最为广泛的尿流改道术之一。

1950 年 Gilchrist 报道首例经皮可控膀胱,以盲肠作为储尿囊,利用回盲瓣作为括约机制,末端回肠为输出襻,不过这一创新性的术式在当时并没有得到广泛关注和认同,后美国印第安纳大学的 Rowland 在本术式基础上进行改良,于 1987 年报道 Indiana 可控膀胱。1982 年 Kock 在经皮可控回肠膀胱基础上通过肠套叠的方式构建乳头瓣控尿机制,并首次采用去管化和双折叠技术构建高顺应性低压球形储尿囊,奠定了现代可控膀胱和原位新膀胱术的基石。经皮可控膀胱使患者摘掉了集尿器,但其技术难度高,需要手术矫正的可控输出道相关的晚期并发症较多,限制了本类术式的临床广泛应用。

早在 1913 年,Lemonie 在人体上完成了第一例原位新膀胱术,将一例输尿管乙状结肠吻合术后失败的病例改造为原位直肠膀胱,并将乙状结肠吻合于肛门用于排便。此后构建原位新膀胱逐渐引起关注。1979 年 Camey 首先采用一段完整的回肠作为新膀胱吻合至尿道。随后陆续出现 Camey Ⅱ 去管化新膀胱(Camey,1990),Hautmann W 形原位新膀胱(Hautmann,1988),Studer 原位新膀胱(Studer,1989),半 Kock 原位新膀胱(Skinner,1991),浆膜包裹的输尿管隧道原位新膀胱(Abol-Enein,1993),T 形原位新膀胱(Stein,1998),胃代新膀胱(Hauri,1998),盲肠与回盲肠原位新膀胱(Light,1986;Mansson,1990),乙状结肠原位新膀胱(Reddy,1987)等各种形式的原位新膀胱术[1]。其中一些原位新膀胱易于构建,能够最大程度地模拟自然排尿,需要手术矫正的晚期并发症较少,经长期随访尿控和肾功能保持良好,因此原位新膀胱术的临床应用很快超过了经皮可控膀胱。但直到 20 世纪 90 年代后,原位新膀胱才逐渐应用于女性患者,并论证了在尿控和肿瘤学方面的临床效果。

随着腹腔镜等微创手术的发展,RC 加尿流改道也逐步进入微创时代。1992 年 Parra 报道首例腹腔镜下单纯膀胱切除术,之后,Gill 分别于 2000 年和 2002 年报道完全腹腔镜下回肠通道术和原位回肠新膀胱术。2004 年 Balaji 报道机器人辅助腹腔镜完全体内构建回肠通道术,2010 年 Pruthi 则完成机器人辅助腹腔镜体内原位回肠膀胱重建。尽管近年微创技术突飞猛进,但是作为泌尿外科难度最大的手术,根治性膀胱切除加尿流改道术,尤其是完全腔镜体内完成尿流改道,对术者的体力、心理、经验和技术的要求仍然非常高,选择术式应根据患者和医师的具体情况进行仔细考量。

尿流改道术的发展经历了几个阶段,呈现出如下趋势:从开放到微创,从不可控到可控,从异位到原位,以及越来越注重患者术后生活质量的提升。经过长期基础研究与临床实践的检验,多种术式因为效果不甚理想而被逐渐淘汰,而一些经典的术式由于其操作简单,安全可行,效果良好,一直沿用至今。然而,对于如何选择尿流改道术式仍然没有统一的标准。本文将针对不同的尿流改道术式作比较分析,并结合自身经验,对如何选择和实施尿流改道术进行讨论,希望能够帮助泌尿外科医师为不同的患者选择最佳的尿流改道术式和手术实施方式。

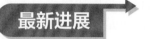

第二节　非可控尿流改道术

非可控尿流改道术,临床应用广泛,绝大多数泌尿外科医师比较熟悉此类术式。该类术式优势在于操作简单,耗时较短,安全性高,疗效可靠,尤其适用于身体条件较差的患者。该类术式采用输尿管皮肤造口,或者截取较短的肠襻,近端与输尿管吻合后远端行皮肤造口,避免或者减轻了由肠道分泌与重吸收所导致的水电解质、酸碱和代谢方面的紊乱,减轻了肾脏等重要脏器的压力。非可控尿流改道的缺点是需终身佩戴集尿袋,并可发生造口相关的并发症。集尿袋漏尿产生异味有损患者生活质量,影响患者回归工作岗位和重新融入社会。该类术式主要包括输尿管皮肤造口术,回肠通道术和结肠通道术。

一、输尿管皮肤造口术

输尿管皮肤造口术是最简单的尿流改道方式,其优点为创伤小、操作简单、安全性高、不影响肠道功能、不会发生肠道相关并发症等。术中游离双侧输尿管,将远端牵出,末端切开并缝合于腹壁切口。本术式需要尽量保留输尿管长度,尤其是左侧输尿管,需要从乙状结肠系膜后方牵引至右侧。分离过程中需要保留输尿管血运,避免造成输尿管缺血,纤维化,僵硬和狭窄。输尿管腹壁皮肤造口狭窄发生率较高,很多患者需要定期更换输尿管支架管,最终因逆行尿路感染导致肾脏功能损害。笔者团队对该术式做了一些改良,经皮肤切口建立侧腹膜外隧道,将双侧输尿管经隧道牵出腹壁切口,闭合侧后腹膜,将输尿管完全隔离于腹膜外,预防发生内疝,减少肠粘连。此外,将输尿管口劈开外翻缝合为乳头样,使更换输尿管支架管变得更加便利,甚至可能撤除输尿管支架管。该术式适应证为:①因肠道问题不能采用肠道行尿流改道者;②年龄大和体质差,不能耐受较长时间麻醉与手术者;③恶性盆腔肿瘤无法切除或者伴远处转移者;④预期寿命较短者。

二、回肠通道术

回肠通道术是利用肠襻构建的最简单的通道式尿流改道术,通常需要用到部分远端回肠。该术式临床应用较广,安全可行,围手术期并发症发生率较低。但不适用于短肠综合征、小肠炎性疾病、下腹部与盆腔接受过放疗的患者。术中距回盲瓣10~15cm截取10~15cm回肠段作为输出襻,所截取肠襻的系膜基底部应尽可能留置,并且肠系膜窗不宜过大(通常约5cm长),以免肠段缺血。回肠襻近端封闭,双侧输尿管于对系膜缘与肠襻行端侧吻合术,肠襻远端于腹壁切口牵出并缝合于腹壁皮肤。本术式采用肠襻较短,通过肠襻顺行蠕动排尿而没有储尿功能,由此引发的水电解质、酸碱平衡及营养代谢紊乱较轻,对患者肾脏滤过、转运、酸化、浓缩稀释功能要求相对较低。由于顺蠕动襻的存在,可行非抗反流的输尿管肠襻吻合,降低吻合口狭窄率,较好地保护上尿路的形态及功能。回肠通道的顺向蠕动还可以预防逆行感染,研究表明通道远端细菌繁殖活跃,而近端细菌培养阳性率较低。长期随访发现的并发症有造口旁疝、造口狭窄、肾结石、肾盂肾炎、输尿管梗阻,60%的患者肾功能下降,7%需要透析治疗。在生活质量方面,由于需要终身佩戴集尿袋,对患者心理和生活会造成一定影响。

首都医科大学附属北京朝阳医院团队对手术步骤进行调整,对关键技术进行改良,使之更适合全程腹腔镜下于体腔内完成(具体步骤见所附实例演示)。主要改良如下:其一,术中于光源透射下选择并离断肠襻血管弓,尽可能保留血供,有利于术后肠道功能恢复,避免肠瘘发生,也能避免通道缺血导致的狭窄;其二,由腹壁切口建立侧腹膜外隧道,将肠襻通过隧道牵出腹壁切口,在输出襻固定状态下行输尿管肠襻非抗反流式端端吻合,简化操作,降低吻合口狭窄发生率;其三,关闭后腹膜缺口,将输尿管、回肠输出襻及吻合口完全隔离于腹膜外,避免内疝,减少尿漏及继发感染,方便后期定位和并发症处理。自 2014 年以来,笔者[2]单位实施完全腹腔镜改良回肠通道术 45 例,其中男性 36 例,女性 9 例,年龄 62.9±9.0 岁,手术时间 365.3±135.6min,失血量 222.7±184.9ml,排气时间 2.9±1.6 天,术后住院天数 11.0±4.2 天,近期缩短为 7 天,20 例(44.4%)出现围手术期并发症,Clavien-Dindo Ⅰ~Ⅱ级 18 例,为低蛋白血症、术后暂时麻痹性肠梗阻及尿路感染等,Ⅲ~Ⅴ级并发症仅 2 例。术后随访 10.0(6.5~17.0)个月,有影像学检查的 33 例,其中 27 例上尿路形态和功能保持良好,6 例 (18.8%)出现不同程度肾盂扩张,轻度 3 例、中度 1 例、重度 2 例;32 例随访肾功能变化,肾功能正常 16 例、轻度损害 13 例、中度 2 例、重度 1 例。通过上述步骤的调整和技术改良,并结合加速康复外科,明显加快术后恢复,减轻疼痛,减少围手术期并发症,缩短住院天数,降低费用,取得了良好的经济效益和社会效益。

三、结肠通道术

结肠通道术临床应用较少,手术步骤与回肠通道术相似,根据截取肠襻的部位不同,分为回盲肠通道术、横结肠通道术、乙状结肠通道术,每种结肠通道术都有其特殊的适应证及优缺点。回盲肠通道术用结肠腹壁造口,回肠与输尿管吻合,其优点是,需要时可以提供长段回肠替代长段输尿管缺损,回盲瓣可以起到一定的抗返流作用。横结肠通道术适用于曾经接受广泛盆腔照射的患者。此外,横结肠也是施行肾盂肠管吻合术的理想肠段。对于盆腔脏器切除术后需行结肠造口的患者,乙状结肠通道术是一种很好的选择,无需进行肠吻合,可以行黏膜下隧道输尿管抗反流吻合,也便于行左侧腹壁造口。结肠通道术的禁忌证包括大肠炎性疾病和严重的慢性腹泻。

与回肠相比,结肠内径较宽,肌层较厚,顺行蠕动的收缩力强于回肠,尿液反流少,逆行的细菌也随之减少,有利于上尿路的保护。Pycha 等[3]报告结肠通道术和回肠通道术早期并发症发生率相仿,但远期并发症发生率前者(26.5%)低于后者(74.5%),肾积水、输尿管吻合口狭窄、肾盂肾炎等并发症在结肠通道术中较少出现。Matsuura 等[4]报道回盲肠通道术与回肠通道术相比,两组术后早期和晚期并发症发生率无差异,对上尿路形态和功能的保护作用相似。值得注意的是,在低压状态下,回盲肠通道只发生轻微尿液反流或者无反流,但在高压状态下大部分也会出现尿液反流。由于回盲瓣缺失,可能出现大量细菌由结肠反流入回肠,导致小肠内细菌过度繁殖。还可能干扰脂肪酸的重吸收和胆盐相互作用,以及维生素 A、维生素 D 的吸收,导致营养异常。

第三节　可控性尿流改道术

采用肠襻构建的通道术解决了尿粪合流的问题,但是并没有还原膀胱的储尿功能,为了还原这一功能便出现了可控性尿流改道术。可控尿流改道术包括两大类,分别是经皮造口和经肛门可控尿流改道。与通道术相比,可控性尿流改道术临床应用较少,需要截取更长的肠襻,手术步骤更复杂,并发症更高。可控性尿流改道术适用于拒绝佩戴集尿袋,也不能施行原位新膀胱术,但又对术后自行控制排尿有要求的患者。这些患者需要具备良好的自我管理能力,术后进行造口护理、储尿囊冲洗和间歇自家导尿。患有多发性硬化症、四肢瘫痪、体质羸弱或有精神问题的患者不适合行可控性尿流改道术。进行结直肠可控性尿流改道之前,需要检查确认结肠全长处于正常状态。关于可控性尿流改道,争论的焦点在于采用哪段肠道构建储尿囊,哪种控尿技术的效果更好,哪种方法能更好地预防尿液输尿管反流,以及哪种抗反流机制可能导致吻合口狭窄的可能更大,是否能够达到长期保护肾功能的效果。

经皮可控尿流改道术主要由输尿管抗反流吻合、有一定容量的高顺应性低压储尿囊和可控输出道三部分组成。该术式与原位新膀胱术不同的是,以人工构建的可控输出道替代了人体天然的括约机制来防止尿液外溢,患者通过可控输出道进行间歇导尿。可控输出道的构建方式包括阑尾隧道技术,裁剪或者折叠的末端回肠技术,回盲瓣技术,回肠套叠乳头瓣和T形臂技术等。经皮可控膀胱的代表术式有可控回肠膀胱术(Kock pouch),可控回结肠膀胱术(Indiana pouch,Mainz pouch Ⅰ),以及阑尾输出道可控尿流改道(Penn pouch)。该类术式与原位新膀胱术一样,需要截取较长的肠襻构建储尿囊,构成储尿囊的肠道上皮具有分泌与重吸收功能,可导致水电解质平衡、酸碱平衡、代谢等各方面的紊乱,由此对肾脏、肝脏等重要器官功能有一定的要求。与回肠通道相比,可控膀胱会分泌更多的钙、镁和磷离子,形成结石的风险更高。当控尿机制出现问题时,可出现尿失禁、尿潴留甚至储尿囊破裂。储尿囊内存在肠道细菌,加上反复导尿,可能会发生储尿囊炎,甚至肾盂肾炎。本术式不适用于肾功能受损、肠道活动性疾病或者短肠综合征的患者。

经肛门可控尿流改道术,也可以称为直肠膀胱尿流改道,该术式的理论基础是直肠和乙状结肠均位于盆腔内,神经支配与膀胱相近,患者术后排尿反射接近正常,在生理和心理上易于接受。本类术式仍然按照输尿管乙状结肠吻合术的基本原则,采用各种新的外科技术进行改良,有的进行输尿管直肠浆膜下隧道吻合术,并折叠乙状结肠扩大储尿囊容积;有的以乙状结肠套叠方式减少尿液与结直肠黏膜接触面积;有的采用回肠襻扩大直肠储尿囊容积,并以小肠套叠或者T型输入襻预防尿液反流。Fisch 和 Hohenfellner 对输尿管乙状结肠吻合术进行了改良,设计了可控直肠乙状结肠膀胱术(也称 Sigma-Rectum pouch 或 Mainz pouch Ⅱ)。该类术式可以采用尿粪合流的方式,也可以将近端乙状结肠经腹壁造口用以排便,或采用经会阴造口,利用肛门括约肌同时达到控尿与控便。由于后者可能发生两便同时失禁的严重并发症,限制了其临床应用。直肠膀胱尿流改道术前需要评价肛门括约肌状态,行结肠镜检查排除结直肠病变。术后需要监测高氯低钾性酸中毒,输尿管肠吻合口狭窄,逆行感染,上尿路形态与功能变化及继发性肿瘤,各种尿流改道术式中输尿管乙状结肠吻合术后继发性肿瘤的发生率最高,约为 2%~15%。部分患者术后需要服用枸橼酸钾等来控制高氯性酸中毒,并补充钾离子,有些患者需要夜间置入肛管持续导尿。本术式不适用于存在严重的输尿管扩张、有广泛盆腔放疗史、肾功能不全的患者。

一、可控性回肠膀胱术

1982 年由 Kock 首次报道的经皮可控回肠膀胱,构建回肠套叠乳头瓣作为控尿机制和抗反流机制,并采用去管化和双折叠技术构建高顺应性低压球形储尿囊,Skinner 等对本术式进行了改良。1999 年,Stein 等在 Kock 可控膀胱基础上报道了双 T 形臂经皮可控膀胱,T 形臂的作用如同 Kock 膀胱的回肠套叠乳头瓣,起到控尿和预防反流的双重作用。Kock 膀胱和 T 形膀胱构建过程中都保留了回盲瓣,前者在距离回盲瓣 15cm 处截取带蒂回肠襻,最远端 15cm 肠襻用于构建控尿机制即套叠式乳头瓣。Kock 膀胱的关键在于构建有效和耐用的套叠式乳头瓣,一方面乳头瓣需要用金属钉固定,其基底部需要 2.5cm 宽的可吸收网条缝合加固,防止套叠脱落;另一方面要求术中小心分离肠系膜,保护好乳头瓣的血供,避免术后发生乳头瓣缺血、挛缩和坏死,导致狭窄或漏尿。该术式操作复杂,难度高,对术者的技术和经验要求很高,术后并发症发生率高,即使是经验丰富的外科医师,也有 10%~15% 患者术后出现套叠式乳头瓣松脱或者失效,需要手术矫正。与回肠通道术相比,本术式也有更高的结石发病率。目前临床上已经很少采用本术式。

二、Mainz I 可控膀胱(Mainz pouch I)

Mainz pouch I 术中截取 50~75cm 肠襻,其中包括 10~15cm 回盲部和升结肠。与 Kock 膀胱方法相同,近端 20cm 回肠用于构建回肠套叠乳头瓣作为控尿机制,随后多数技术改良也主要是针对乳头瓣构建中遇到的问题。目前术式中保留完整的回盲瓣,将套叠乳头瓣穿过回盲瓣,采用吻合器将乳头瓣固定于回盲瓣。远端回肠和盲结肠去管化构建低压大容量尿囊,但其内压要高于完全用回肠制作的储尿囊。这种套叠式乳头瓣控尿机制将尿失禁发生率降低到 10%,效果令人满意。也可以采用阑尾,或按照 Mitrofanoff 原则采用结肠壁瓣或者末端回肠制作管状结构作为可控输出道,可能会减少酸碱平衡紊乱和维生素 B12 缺乏等营养问题,且阑尾可控输出道尿失禁发生率和结石发生率均低于乳头瓣,但造口狭窄发生率高于乳头瓣。2006 年 Wiesner[5] 报道 800 例 Mainz pouch I 患者,术中采用了回肠套叠乳头瓣和阑尾输出道两种控尿机制,随访近 8 年的结果显示,控尿率分别为 89.5% 和 93%,结石发生率为 10.8% 和 5.6%,造口狭窄发生率为 15.3% 和 23.5%。

三、印第安纳可控膀胱(Indiana pouch)

美国印第安纳大学的 Rowland 于 1987 年报道 Indiana pouch,该术式基于 1950 年 Gilchrist 提出的经皮可控膀胱,采用全部升结肠(或再加上部分横结肠),将肠管剖开折叠缝合构建尿囊,容量达 400~500ml 以上;将 10~12cm 末端回肠作为输出襻,对回盲连接部 3~4cm 进行双重 Lembert 缝合加固回盲瓣,近端回肠以直线切割器裁细,将末端开口缝合于皮肤,患者术后获得可靠的控尿,并能耐受间歇导尿带来的损伤。对于经验丰富的外科医师,患者术后每 4 小时或更长间隔进行间歇导尿,日间和夜间控尿率达到 98%。Indiana 膀胱易于构建,是一种最可靠的经皮可控膀胱术式,短期和长期并发症极低,但有报道某些改良术式的长期并发症,尤其是与输出道相关的并发症,发生率相对较高。回盲瓣缺失可能导致脂肪泻和营养异常,影响脂肪酸的重吸收和胆盐相互作用,以及维生素 A、维生素 D 的吸收。

四、阑尾输出道可控尿流改道（Penn pouch）

1980 年 Mitrofanoff 报道了利用翻转的阑尾作为输出道，Penn pouch 是第一个应用 Mitrofanoff 原则的可控性尿流改道。术中由回盲部向上，在回结肠动脉和结肠中动脉供应区域交界处截取一段升结肠和相同长度的末端回肠，将肠管剖开，拼合缝制成储尿囊。仔细分离阑尾，保护血运，切断阑尾并切取其根部的一小块盲肠壁，将游离的阑尾翻转，阑尾末端切开以黏膜下隧道法缝合至储尿囊，阑尾根部开口牵出腹壁与皮肤切口缝合。该技术操作简单，成功率较高，控尿率可达 91%~96%，但长期随访发现 10.6% 的患者发生导尿困难。有报道称尿流改道相关并发症发生率较高（23%~40%），最常见的是造口狭窄（6%~19.1%）和阑尾通道相关并发症（6%~20%）[1,6-7]。Riedmiller 于 1990 年报道了另外一种利用阑尾作为输出道的技术，即于阑尾基底部开始，将邻近阑尾的结肠带切开形成浆肌层沟槽，长度约 5~6cm，将阑尾向头侧翻转包埋进隧道中，穿过阑尾系膜窗将切开的浆肌层缝合，阑尾尖部切开与腹壁皮肤切口缝合。Burns 和 Mitchell 于 1990 年报道用切割吻合器将部分盲肠连同阑尾一起切割下来，可形成一段较长管状结构作为控尿机制，适用于阑尾较短的患者。阑尾控尿机制具有技术简单，控尿效果可靠，并发症较少等特点，可以在临床实践中推荐使用。

五、直肠乙状结肠膀胱术

该术式是在输尿管乙状结肠吻合术的基础上加以改良，术中取直肠乙状结肠交界处远端和近端各 10~12cm 肠管，于对系膜缘切开去管化，将后壁对边缝合，采用 Goodwin 抗反流技术将输尿管潜行于黏膜下 4~5cm 吻合于储尿囊后壁，然后关闭储尿囊前壁，构建大容量低压储尿囊。该术式操作相对简单，可重复性高，并发症较少，患者术后通过肛门控制排尿排便，据报道术后控尿效果良好，控尿率可达 95%~100%。由于相对的尿粪分流，并结合输尿管和储尿囊之间的抗反流吻合，可降低尿路感染的发生率。然而采用结肠进行尿流改道的固有代谢问题如高氯性酸中毒，并没有明显改善。国内一项持续 10 年纳入 248 例患者的研究[8]显示，该术式近期和远期并发症发生率分别为 26.6% 和 29.4%，常见的远期并发症包括输尿管吻合口狭窄（20 例，9.8%），复发性肾盂肾炎（12 例，5.9%），有症状的代谢性酸中毒（11 例，5.4%）；24 小时控尿率可达 79.3%；术后随访发现 1 例肠道恶性肿瘤。直肠乙状结肠膀胱术跟采用结直肠实施的其他尿流改道一样，术后有继发恶性肿瘤的可能性，建议患者在术后进行规律结肠镜检查。本术式中尿粪合流这一问题仍然没有完全解决，部分患者还会出现腹泻，会有一定程度的生活质量下降和心理负担。

第四节 原位新膀胱术

自 1852 年有记载的尿流改道史以来，外科医师一直在探索，试图找到理想的替代膀胱，原位新膀胱术的出现和广泛应用可以说是必然的结果。原位新膀胱在位置和功能上最大程度地模拟了天然的膀胱,利用人体固有的尿道外括约肌作为控尿机制,通过增加腹压(瓦氏动作,Valsalva maneuver)和放松盆底肌肉自由排尿,很少需要间歇导尿,也克服了与经皮可控膀胱输出道相关的各种并发症,患者术后不用佩戴集尿袋,也无需造口,无论是生理还是心理上,都能帮助患者尽快回归社会,提高生活质量。目前,在很多医院原位新膀胱术已迅速替代了回肠通道术和可控膀胱,成为尿流改道的标准术式。

在临床实践中外科医师逐渐摸索出构建原位新膀胱应该遵循的原则[1]:①具有健全的外扩约肌和尿道,能够自由控制排尿;②通过肠道去管折叠,构建高顺应性球形储尿囊,能够在灌注过程中维持低压;③新膀胱有足够的容量(300~500ml),排尿间隔时间适当;④应当尽量减少尿液反流和输尿管吻合口狭窄发生率,维持良好的上尿路形态及功能。

原位新膀胱术适用于多数行根治性膀胱切除术的患者,绝对禁忌证较少,但选择该术式要考虑下列因素,跟患者充分沟通,选择最适合患者的尿流改道方式:①术中快速病理检查提示尿道切缘阳性或者标本切缘阳性为原位新膀胱的禁忌证,男性患者前列腺部尿道肿瘤阳性提示术后尿道肿瘤复发风险较高,其中肿瘤侵犯前列腺间质更有提示意义;女性患者膀胱颈阳性和侵犯阴道壁是尿道肿瘤复发的高危因素,膀胱颈部肿瘤阳性的患者约半数术后会有尿道肿瘤复发;②肾功能损害是另外一项禁忌证,一般来讲,血浆肌酐要小于150~200μmol/L,或者估算的肾小球滤过率(estimated glomerular filtration rate,eGFR)大于35~40ml/min。肠道上皮重吸收尿素氮、钾离子、氯离子,排泌钠离子和碳酸氢根,而肾脏功能不能代偿,会产生高氯性代谢性酸中毒、脱水及尿毒症等;③严重的尿道狭窄和外括约肌功能损害是原位新膀胱禁忌证,但对于意愿强烈的患者,可采用尿道悬吊和人工括约肌植入纠正术后尿失禁;④高龄或者肥胖并不是原位新膀胱的禁忌证,对于腹壁较厚的肥胖患者,原位新膀胱术可能比回肠通道术更容易完成;⑤患者要有自理能力,在需要的情况下愿意做自家导尿或者佩戴集尿器;⑥盆腔放疗病史是原位新膀胱术的相对禁忌证,需要详细评价,谨慎选择,术中检查评价尿道、输尿管和肠道条件,对于选择原位新膀胱术非常重要;⑦既往根治性前列腺切除术和肠切除术患者为相对禁忌证。此外,还要综合考虑身体状态,社会环境,对尿失禁、自家导尿的态度等各种因素。原位新膀胱术步骤繁琐,手术时间长,对于年老体弱以及合并症较多的患者,需要全面评估心肺功能,能否耐受长时间麻醉和手术,避免患者术后因伴随疾病引起的各种并发症。另外需要注意,由于原位新膀胱依赖腹压排尿,对于术前存在膈肌、盆底肌和腹壁肌薄弱,存在各种疝和子宫等器官脱垂的患者,需要谨慎选择,必要时可术中一并处理。

目前应用最广泛的是回肠原位新膀胱,通常采用60~75cm末端回肠,通过去管折叠构建球形储尿囊,输尿管采用反流性或者抗反流吻合方式,最常用术式包括Hautmann回肠原位新膀胱术和Studer回肠原位新膀胱术,如果需要构建抗反流机制,则可以考虑浆膜包裹隧道法、T形回肠原位新膀胱等术式,常用的结肠和回结肠新膀胱包括Mainz回结肠原位新膀胱(Mainz Ⅲ),Le Bag回结肠原位新膀胱,乙状结肠原位新膀胱等。国内泌尿外科医师也在不断创新和改良原位新膀胱术,如中国医学科学院肿瘤医院的邢念增等在Studer回肠原位新膀胱基础上设计的顺蠕动双输入襻回肠原位新膀胱术,北京大学第一医院李学松等开展的北京大学泌尿外科研究所(Institute of Urology,Peking University,IUPU)回肠原位新膀胱术,南方医科大学珠江医院的刘春晓等改良去结肠带乙状结肠原位新膀胱术等。首都医科大学附属北京朝阳医院团队近年一直在探索全腹腔镜下尿流改道术,为了让Studer回肠原位新膀胱术更适合于全腔镜下体内实施,首都医科大学附属北京朝阳医院牛亦农团队对该术式进行了步骤调整和关键技术改良。

一、Hautmann 回肠原位新膀胱术

Hautmann 等最早报道此术式,术中截取 70cm 末端回肠,排列成 W 或 M 形,标记肠襻最低点作为与尿道吻合处,去管折叠构建储尿囊,远端与尿道吻合,两侧输尿管吻合新膀胱。Hautmann 新膀胱起始容量比 Studer 新膀胱大,可能会减少术后早期尿失禁,尤其是夜间尿失禁。但其缺点是尿潴留发生率可能会升高,尿液中电解质重吸收可能会增加。早期 Hautmann 新膀胱采用 Le Duc 抗反流输尿管吻合,后改良为反流性直接吻合,或将输尿管直接吻合于肠襻的两端开口,输尿管肠襻吻合口狭窄率从 9.5% 降低到 1%。Hautmann 等[9]报道,采用 Le Duc 和 Wallace 吻合方式,术后 10 年肾积水发生率分别为 20.6% 和 7.0%。Shaaban 等报道一项前瞻性随机临床试验,比较浆膜包裹输尿管抗反流吻合和输尿管直接吻合于 Hautmann 膀胱两端肠襻开口,发现后者避免了吻合口狭窄,对肾功能的保护优于前者。Hautmann 等认为,去管化的肠壁失去了协同收缩的能力,新膀胱本身已呈低压状态,无需采用抗反流吻合;腹压增加时,新膀胱内压力超过尿道外括约肌闭合压,患者能够自动排尿;排尿时腹压均匀分布于肾盂、输尿管和新膀胱,虽然是非抗反流吻合,但不会发生尿液反流;如果采用输尿管抗反流吻合,容易发生吻合口狭窄,影响上尿路形态和功能。Hautmann 报道了单中心 1 000 余例回肠原位新膀胱的结果,显示术后短期和远期并发症发生率分别为 58% 和 41%。随访发现,术后 12 个月日间和夜间控尿率分别为 92% 和 80%[10]。

二、Studer 回肠原位新膀胱术

Studer 于 1989 年最早报道此术式,术中距离回盲部 15~20cm 截取 54~56cm 末端回肠,保留近端 14~16cm 肠管作为顺蠕动输入襻,远端 40~44cm 肠管排列成 U 形,去管化双折叠形成球形新膀胱,新膀胱底部开口与尿道吻合,输尿管肠襻行反流性吻合,远期输尿管狭窄率仅为 3%。该术式优势在于设计简单,易于实施,利用 15cm 左右的回肠作为顺行蠕动输入襻,防止腹压排尿时发生新膀胱输尿管尿液反流,可以通过调整输入襻的长度来弥补输尿管长度的不足。新膀胱采用 Kock 储尿囊的构建方式,具有一定初始容积,为高顺应性低压球形新膀胱,能够很好地保护上尿路形态与功能。在腹压排尿模式下,压力会均匀地分布在新膀胱和泌尿系统的其他部分,理论上讲不会发生尿液反流,但是膀胱造影发现,膀胱内灌注 300ml 造影剂,会发生尿液反流,也就是说在膀胱充盈的情况下排尿,尿液时常会发生反流;但长期随访表明高达 95% 的患者能够保持上尿路的正常形态和功能。2015 年 Skinner[11]报道一项随机对照研究,纳入 237 例 T 形回肠原位新膀胱和 247 例 Studer 回肠原位新膀胱,术后随访 3 年,结果显示两者在保护肾功能方面和感染方面没有差异,但 T 形新膀胱组患者接受改道相关二次手术的风险更高。

北京朝阳医院牛亦农团队近年一直在探索全腹腔镜下实施尿流改道术,认为 Studer 回肠原位新膀胱术最适合在全腹腔镜下进行。为了使该术式更适合全程在常规腹腔镜下实施,该团队借鉴了机器人辅助腹腔镜 Studer 回肠原位新膀胱术,对该术式进行手术步骤调整

和关键技术改良,简述如下。首先将末端回肠向盆腔牵引,标记肠襻最低点;根据最低点与回盲部的距离关系,将肠系膜置于双光源透射下选择适当的截取位置,打断系膜但暂不切断肠管,最大程度保护血运;于肠襻最低点切口与尿道残端行无张力吻合;以直线切割器打断肠管,向盆腔左下方排成 U 形,U 形的顶点在尿道吻合口的左侧 5~8cm 处;于对系膜缘剖开肠管,先以 2-0 倒刺线缝合新膀胱后壁,但不闭合新膀胱前壁;将输尿管支架管与三腔尿管经尿道引入;输尿管末端剖开,与新膀胱输入襻行反流性对端吻合(Wallace 或者笔者团队改良的方法),首先缝合后壁;将输尿管支架管分别置入双侧输尿管,然后闭合输尿管与肠襻前壁;折叠新膀胱前壁,最近段向左下方折叠,与 U 形顶点缝合,闭合前壁,并将新膀胱颈部缝合固定于背深静脉复合体(dorsal vein complex,DVC)或腹前壁。腹壁仅保留引流管,不再留置耻骨上膀胱造瘘管,减少创伤,便于术后膀胱冲洗和输尿管支架管的拔除。具体步骤见实例演示。完全腹腔镜下根治性膀胱切除加改良 Studer 回肠原位新膀胱术安全可行,医师面临体力、心理和技术方面的挑战,围手术期采用加速康复外科流程管理,出血少,恢复快,疼痛轻,美容效果好,并发症发生率降低,住院天数缩短,生活质量提高,经济效益和社会效益提高。

三、Kock 回肠原位新膀胱术和 T 形回肠原位新膀胱术

Kock 回肠原位新膀胱是由 Kock 可控膀胱演化而来,保留输入襻乳头瓣抗反流机制,近端开口与输尿管吻合,将新膀胱最低点与尿道吻合。Skinner 报道完成 500 余例,输尿管肠吻合口狭窄率仅为 3%,但是随着时间延长,会出现输入襻结石、乳头瓣狭窄、套叠脱落等并发症。由于该术式的技术难度较大及并发症较高,加上新术式的不断涌现,目前临床上很少应用 Kock 回肠原位新膀胱。1998 年,Stein 和 Skinner 报道 T 形回肠原位新膀胱,该术式对浆膜隧道包裹输尿管抗反流机制(Abol-Enein,1993)进行改良,构建 T 形输入襻抗反流机制,避免发生与 Kock 原位新膀胱输入襻回肠套叠乳头瓣相关的并发症,如狭窄、脱垂、结石等。术中截取 44cm 回肠去管折叠构建新膀胱,并单独截取一段 15cm 的肠管作为输入襻,将输入襻的远端 3~4cm 缩窄,包裹于新膀胱壁形成的浆膜隧道中,形似漏斗状,在新膀胱内压力升高时,该结构被挤压缩窄,起到抗反流作用。新膀胱构建过程中无需使用吻合器,不会有裸露的金属钉暴露于尿液中,因而降低了新膀胱内的结石发生率。据报道[12],术后早期和远期并发症发生率分别为 30% 和 32%,经过 33 个月随访,90% 以上的患者上尿路形态与功能保持良好,仅有 2% 发生输入襻狭窄,96% 的患者肾功能没有变化或有所改善,日间和夜间控尿率分别为 87% 和 72%。但是 25% 的患者不能完全排空膀胱,需要间歇性导尿。近年已不再对输入襻末端进行缩窄,以避免组织缺血导致远期 T 形输入襻狭窄。

四、乙状结肠原位新膀胱术

1987 年 Reddy 等首先报道乙状结肠原位新膀胱术,术中截取 35cm 降结肠和乙状结肠,头侧大部分去管折叠构建球形新膀胱,远端数厘米结肠壁未行剖开,于低位另行切口与尿道吻合,以抗反流吻合方式将输尿管吻合于新膀胱后壁。1994 年 Da Pozzo 报道改良术式,将肠襻完全剖开,彻底去管化,构建更接近球形的新膀胱,降低内压,提高顺应性,保护上尿路,

减少压力性尿失禁。乙状结肠用于构建新膀胱有诸多优势,如与膀胱同为盆腔器官,支配神经相近,患者在生理和心理上易于接受;位置与正常膀胱相近,肠系膜较长,可轻易移至理想位置,与尿道残端吻合张力小;肌层较厚,与输尿管行抗反流吻合效果良好,排尿时收缩力强且均匀,排空效果好;保留了绝大部分的结肠,完整的回肠及回盲瓣等重要结构,对患者的消化和吸收功能影响小,营养障碍少见。相比小肠,结肠黏膜分泌黏液多,结肠壁延展性差,平滑肌更有力量,蠕动波可能产生更大的压力,可能影响上尿路形态与功能,并产生急迫性尿失禁,因此,构建乙状结肠新膀胱需要完全剖开肠壁去管化,新膀胱需要具有一定的初始容量,以减小膀胱内压力,提高顺应性。

五、去结肠带乙状结肠原位新膀胱术

2002 年刘春晓等报道了去结肠带乙状结肠新膀胱,该术式基于 1993 年 Alcini 所报告的结肠带间断横行切开技术,进行设计与改良。术中截取 15~25cm 乙状结肠,不做肠管剖开去管化,而是剔除肠管的两条对系膜缘结肠带,并且分离黏膜下层和肌层之间的层面,去除浆膜和肌层,只保留黏膜和黏膜下层,与 Alcini 报告的技术相比,更加彻底地去除结肠带和浆肌层,减低肠壁张力,扩大新膀胱起始容量,降低新膀胱内压,改善顺应性。术中保留肠管中央及两端各 2~3cm 结肠带,分别用于尿道吻合,并以黏膜下隧道技术将输尿管肠管行抗反流吻合。该术式易于实施,省却了大量的缝合操作,节省手术时间。刘春晓团队[13]于 2013 年报道了 210 例接受该手术治疗患者的情况,平均随访 48 个月,近期和远期并发症发生率为 31% 和 21.5%,新膀胱的平均最大容量达到 328.8ml,残余尿 22.2ml,最大尿流率 18.5ml/s,尿流动力学显示灌注末压力 35cmH$_2$O,最大容量压力 55cmH$_2$O,随访 5 年时日间和夜间尿控率为 74.6% 和 57.1%。仅有 3 例肾积水,所有患者肌酐正常,上尿路保护效果良好。从以上结果分析,与回肠新膀胱相比,去结肠带乙状结肠新膀胱内压偏高,排尿有力,排空好,残尿少;但同时会给上尿路施加较高的压力,术后尿失禁发生率偏高;对上尿路形态与功能的保护作用需要更加长期的密切随访才能最终确定。

原位新膀胱术后生活质量的主要影响因素是术后并发症。研究表明,与回肠通道术相比,可控膀胱术总的并发症发生率、住院日和二次手术率没有差别。与原位新膀胱术直接相关的远期并发症包括尿失禁、尿路感染、输尿管肠吻合或输入襻狭窄、尿道狭窄、结石等,除了尿失禁,其他并发症发生率似乎都低于经皮可控膀胱,多数可以腔内处理,很少需要开放手术矫正。

对尿失禁的评价跟年龄、性别、放疗史或前列腺手术史、选用肠襻及术式、外科经验与技术、调查时间与方法等很多因素相关,需要持谨慎态度比较不同系列原位新膀胱术后尿失禁发生率。术中保留完整的尿道外括约肌及支配该肌肉的阴部神经血管对恢复术后控尿尤为重要,术中保留前列腺神经血管束可能也有助于尿控恢复。有研究指出,选择性进行保留子宫的原位新膀胱术对女性患者术后控尿恢复有积极意义。尿道敏感性(尿液漏至尿道膜部时会触发反射或随意收缩,提高尿道括约肌张力)降低也是尿失禁的原因之一,手术可能损害尿道敏感性,尿道敏感性也会随着年龄增加逐渐降低。

日间尿失禁一般会在术后 1 年内逐渐恢复,3~6 个月 80%~90% 可达到满意控尿;20%~50% 患者可出现持续性夜间尿失禁,夜间尿失禁恢复较慢,甚至可长达 2 年。有研究

收集 2 238 例各种术式原位新膀胱病例资料进行分析,发现仅有 13% 发生日间尿失禁;但同时多数研究提示 7%~70% 存在不同程度夜间尿失禁,尤其是女性患者。原因包括:术后缺乏神经反馈和括约肌逼尿肌反射;夜间括约肌张力降低;由于肾脏浓缩能力不足或因术后早期肠黏膜排泄水分,产生尿量过多;老年患者生理性夜间多尿;另外跟术后新膀胱训练相关,鼓励患者尽量排空,夜间定时排尿,能够有效减少夜间尿失禁。

原位新膀胱术后 4%~10% 的男性患者和 20%~60% 的女性患者经历过排空不全,甚至发生尿潴留,这种情况在女性患者中更为明显,甚至高达 61% 的患者需要偶尔导尿,39% 需要常规间歇性自家导尿。排空不全和导尿也是泌尿系统感染的危险因素。可能导致排空不全和尿潴留的原因包括截取了过长的回肠襻(>60cm)构建新膀胱,容量过大;采用了保留前列腺或者保留神经的术式;尿道狭窄比较少见,需要时行膀胱尿道镜检查;切口疝和腹壁疝导致腹压减弱,也是不能有效排尿的原因之一,需要手术修补。对女性来讲,新膀胱在盆腔内后倾,可导致与尿道锐性成角,同时新膀胱壁可能疝入阴道残端,导致尿潴留。术中可采用于新膀胱后方填塞大网膜,或者将阴道残端悬吊于骶骨前等方法加强对新膀胱的支持,避免尿潴留;保留子宫及其支持组织的术式,不仅可以避免尿失禁,也可以降低尿潴留发生率。

尿流改道患者的生活质量受到越来越多的关注,生活质量的评价对于尿流改道方式的选择变得越来越重要。受限于患者选择,方法学等因素,对于各类改道方式目前尚未得出有说服力的结论。近年来对此有了一些新的认识,2016 年 Yang 等[14]发表了基于 29 项研究(3 754 例患者)的荟萃分析,对生活质量评分量化分析显示,原位新膀胱在情绪状况和身体外观方面优于经腹壁造口的尿流改道术。同年 Cerruto 等[15]发表了一项荟萃分析,纳入 18 项研究(1 553 例患者),结果显示接受回肠原位新膀胱术的患者,术后生活质量明显优于回肠通道术,其中男性患者术后生活质量更高。

实例演示

第五节　完全腹腔镜体内改良 Studer 回肠原位新膀胱术

【适应证】

1. 肌层浸润性尿路上皮癌:T_2~T_{4a},N_{0-x},M_0。

2. 高危的非肌层浸润性膀胱癌,如 T_1G_3 尿路上皮癌,BCG 治疗无效的原位癌以及反复复发的非肌层浸润性膀胱癌。

3. 膀胱肿瘤电切和膀胱灌注治疗无法控制的广泛乳头状尿路上皮癌和膀胱非尿路上皮癌。

【禁忌证】

1. 有严重合并症(心、肺、肝、脑、肾等疾病)不能耐受手术者。

2. 膀胱癌侵犯周围脏器或者远处转移;盆腔淋巴结转移;膀胱多发原位癌;肿瘤侵犯尿道者。

3. 严重的尿道外括约肌损伤、尿道狭窄者。

4. 短肠综合征、肠道广泛炎症、高剂量术前放疗等导致不能利用肠道者。

5. 女性患者肿瘤侵犯膀胱颈、阴道前壁者。

【所需器材清单】

1. 高清或者 3D 腹腔镜设备,头部可弯内窥镜或者 0 度镜,额外增加一套腹腔镜冷光源设备。

2. 常规腹腔镜操作器械,超声刀及 LigaSure 血管闭合系统。

3. 其他设备:Endo-GIA 吻合器、2-0 及 3-0 倒刺线、可吸收线、Hem-o-lok 夹。

【团队要求】

1. 术者具有丰富的腹腔镜根治性膀胱切除加尿流改道术经验,能熟练完成完全腹腔镜下尿流改道操作步骤。

2. 助手熟悉手术步骤,能密切配合术者操作。

3. 扶镜手能根据需要调整腹腔镜视野。

【操作步骤】

1. 麻醉成功后取平卧位,臀部垫高,常规消毒铺巾,先于脐上 3cm 纵行切开皮肤 1.5cm,置入气腹针,建立气腹,置入 10mm Trocar,放入 0° 头部可弯 3D 腹腔镜,监视下依次平脐两侧腹直肌外缘、两侧髂前上棘内侧 3cm 处置入 Trocar,后期耻骨联合上方增加 12mm Trocar,协助进行尿流改道术。放入腹腔镜器械。改头低脚高位 25~30° 仰卧位(图 14-1,图 14-2)。行腹腔镜下根治性膀胱切除术(视频 14-1)。

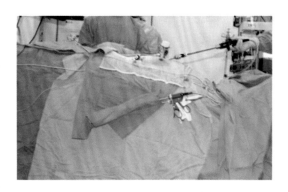

图 14-1　头低脚高位 30° 仰卧位

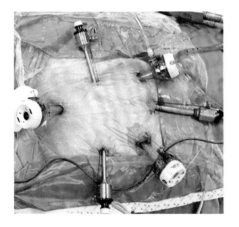

图 14-2　Trocar 摆放位置

视频 14-1　腹腔镜下根治性膀胱切除

2. 于右侧髂内、髂外动脉分叉处打开后腹膜,找到右侧输尿管,游离到膀胱后壁。期间找到脐动脉,以 Hem-o-lok 夹闭并切断。同样方法分离左侧输尿管及左侧脐动脉。

3. 在膀胱后壁于膀胱直肠陷窝第二个横行皱褶处，精囊上方横切开腹膜，暴露精囊，于精囊后方向前列腺尖部方向游离，打开狄氏筋膜，向尖部分离，并向两侧扩展，注意保护直肠。

4. 于前腹壁脐下离断脐正中襞及两侧腹膜，游离膀胱前间隙及两侧间隙，分离至盆底。切开双侧盆底筋膜及部分耻骨前列腺韧带，推开盆底肌分离至前列腺尖部，暴露静脉复合体与尿道之间凹陷，2-0 倒刺线缝扎静脉复合体。

5. 分离，切断输尿管，并暂时夹闭双侧输尿管近端（双侧输尿管也可在离断尿道之前切断夹闭，以缩短输尿管夹闭时间）。以 LigaSure 切断双侧膀胱侧韧带，超声刀结合 Hem-o-lok 夹离断双侧前列腺侧韧带，至前列腺尖部。

6. 转向耻骨后间隙，切开耻骨前列腺韧带及静脉复合体，沿前列腺表面向尖部分离，暴露尿道，充分游离后，于前列腺尖部以 Hem-o-lok 夹闭并切断尿道，避免尿液外溢。完整切除膀胱、前列腺及精囊，留取尿道、双侧输尿管残端组织送快速病理检查。标本装袋备取出。

7. 清扫左、右侧盆腔淋巴结：剪开后腹膜，从腹主动脉分叉处或者髂总动脉分叉处开始，切开血管鞘，采用劈开翻卷的技术切除淋巴脂肪组织，远端至血管穿出腹壁处，内侧至输尿管，外侧至生殖股神经。在髂外动脉内下方寻找髂外静脉，沿髂外静脉内下区域小心游离并清扫闭孔区域淋巴脂肪组织，注意保护闭孔神经及血管（视频 14-2）。

8. 由乙状结肠系膜后方打隧道，于大血管前方将左侧输尿管中下段转移至对侧备用（视频 14-3）。

视频 14-2　清扫盆腔淋巴结

视频 14-3　左侧输尿管移至右侧

9. 将末端回肠向盆腔牵引，找到肠襻最低点并标记。距离回盲部约 15cm 选取 55cm 末端回肠用于构建原位新膀胱，于双光源透射下在肠系膜上选择适当的截取位置，离断血管弓及肠系膜但暂时不切断肠管（图 14-3，图 14-4，视频 14-4）。

10. 将先前标记的末端回肠最低点固定于尿道后中缝组织，在肠襻与尿道口对应处做一切口并与尿道残端吻合。直线切割器打断肠管，端端吻合恢复肠道连续性（图 14-5～图 14-7，视频 14-5，视频 14-6）。

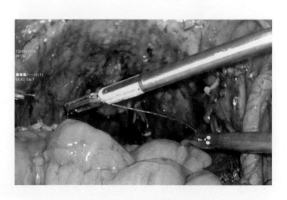

图 14-3　标记肠襻最低点

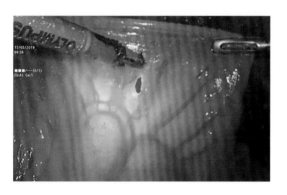

图 14-4　光源透射下切断血管弓及系膜

视频 14-4　标记肠襻最低点,选择并离断肠系膜

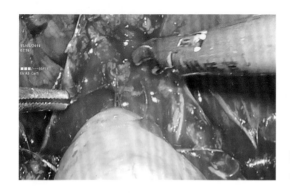

图 14-5　肠襻最低点与尿道后方中缝组织缝合,减小吻合口张力

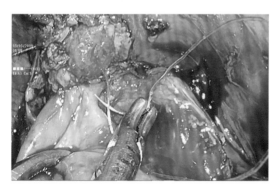

图 14-6　肠襻最低点切口与尿道残端吻合

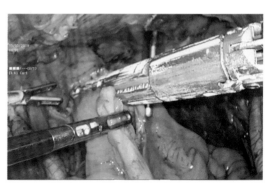

图 14-7　截取肠襻,并恢复肠道连续性

视频 14-5　肠襻最低点切口与尿道残端吻合

视频 14-6　截取肠襻,恢复肠道连续性

视频 14-7　剖开肠管,缝合新膀胱后壁

11. 所选肠段的近端 10~15cm 作为输入襻,远端 45cm 向盆腔左下方排成 U 形,U 形的顶点在尿道吻合口左侧 5~8cm 左右,于对系膜缘处剖开,用 2-0 倒刺线连续缝合新膀胱后壁,暂不缝合新膀胱前壁(图 14-8,图 14-9,视频 14-7)。

12. 将两根单 J 管随三腔尿管经尿道置入新膀胱内,经输入襻将两根单 J 管由输入襻近端牵出(图 14-10,视频 14-8)。

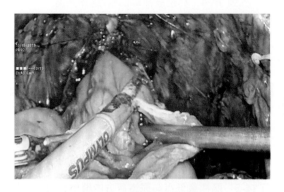

图 14-8　肠襻剖开去管化

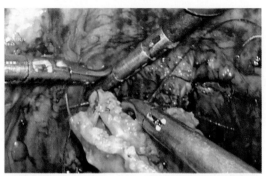

图 14-9　缝合新膀胱后壁

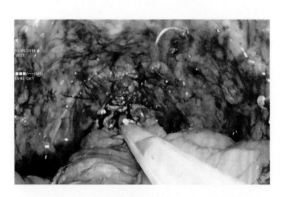

图 14-10　由尿道置入尿管及双侧单 J 管

视频 14-8　由尿道置入三腔尿管及单 J 管

13. 输尿管末端剖开 1~1.5cm,与输入襻近端开口行反流性对端吻合(Wallace 吻合法或者笔者团队改良的方法),首先吻合二者后壁,将双侧单 J 管分别置入双侧输尿管,最后吻合输尿管与输入襻的前壁(图 14-11~ 图 14-13,视频 14-9)。

14. 折叠后壁,将膀胱壁最近端向左下方折叠,与尿道左侧 U 形顶点缝合,闭合前壁,完成新膀胱构建(图 14-14,图 14-15,视频 14-10)。

15. 将新膀胱前壁颈部悬吊于背深静脉复合体(DVC)或者腹前壁,减小吻合口张力,固定新膀胱的位置,防止新膀胱后倾与尿道成角。完成改良 Studer 回肠原位新膀胱构建(图 14-16,图 14-17,视频 14-11)。

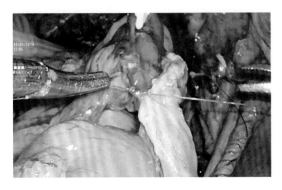

图 14-11　吻合输入襻与输尿管后壁

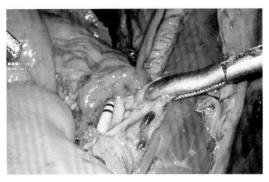

图 14-12　置入双侧单 J 管

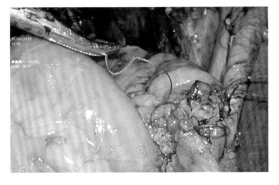

图 14-13　吻合输入襻与输尿管前壁

视频 14-9　吻合输尿管与新膀胱输入襻

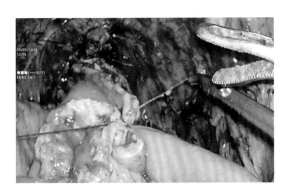

图 14-14　折叠新膀胱后壁

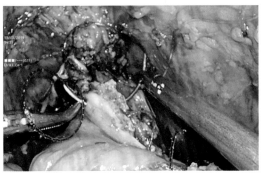

图 14-15　连续缝合新膀胱前壁

视频 14-10　折叠新膀胱后壁,缝合新膀胱前壁

视频 14-11　将原位新膀胱颈前壁悬吊于背深静脉复合体

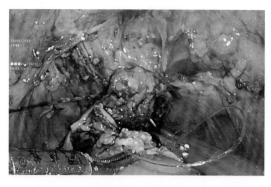

图 14-16　将原位新膀胱颈前壁悬吊于 DVC

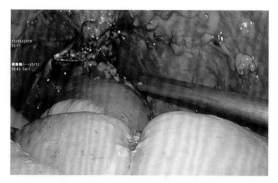

图 14-17　构建完成的原位回肠新膀胱

第六节　完全腹腔镜体内改良 Bricker 回肠通道术

【适应证】

1. 肌层浸润性尿路上皮癌:T_2~T_{4a},N_{0-X},M_0。

2. 高危的非肌层浸润性膀胱癌,如 T_1G_3 尿路上皮癌,BCG 治疗无效的原位癌以及反复复发的非肌层浸润性膀胱癌。

3. 膀胱肿瘤电切和膀胱灌注治疗无法控制的广泛乳头状尿路上皮癌和膀胱非尿路上皮癌。

【禁忌证】

1. 有严重合并症(心、肺、肝、脑、肾等疾病)不能耐受手术者。

2. 膀胱癌远处转移者。

3. 短肠综合征、肠道广泛炎症、高剂量术前放疗等导致不能利用肠道者。

【所需器材清单】

同全腹腔镜改良 Studer 原位回肠新膀胱术。

【团队要求】

同全腹腔镜改良 Studer 原位回肠新膀胱术。

【操作步骤】

根治性膀胱切除及淋巴结清扫与上文相同,不再赘述,下文介绍完全腹腔镜体内改良 Bricker 回肠通道术部分。

1. 距回盲部 15cm 处,光源透射下离断肠系膜血管弓,用直线切割闭合器截取 15cm 左右回肠肠襻作为输出襻,注入庆大霉素盐水并保留。行端端吻合恢复肠道连续性(图 14-18)。

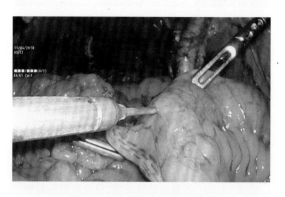

图 14-18　注入庆大霉素盐水

2. 打开输出襻的两端,庆大霉素盐水冲洗输出襻(图 14-19,视频 14-12)。

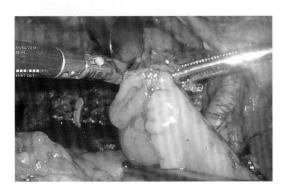

图 14-19　打开输出襻两端

视频 14-12　处理输出襻

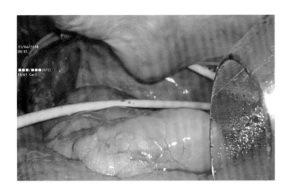

图 14-20　经腹壁切口构建腹膜外隧道

3. 将两根单 J 管由耻骨上 Trocar 置入腹腔内并穿过输出襻。在脐与髂前上棘连线中点处作一圆形切口,示指于腹膜外钝性分离,形成腹膜外隧道。将输出襻和两根单J管同时经腹膜外隧道牵出切口并固定于腹壁(图 14-20,图 14-21,视频 14-13)。

4. 两侧输尿管末端纵行剖开 1~1.5cm,与输出襻近端进行对端吻合,先缝合后壁,将两根单 J 管置入双侧输尿管,再缝合吻合口前壁(图 14-22~图 14-24,视频 14-14)。

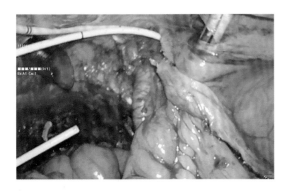

图 14-21　将输出襻及两根单 J 管经腹膜外隧道牵出切口

视频 14-13　构建腹膜外隧道并将输出襻及输尿管支架管牵出

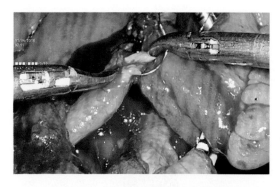

图 14-22　吻合输出襻与输尿管后壁

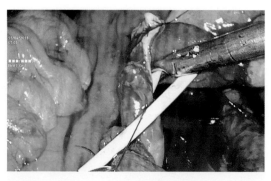

图 14-23　置入双侧单 J 管

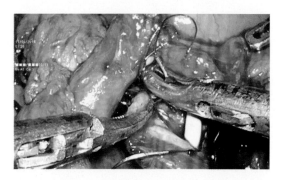

图 14-24　吻合输出襻与输尿管前壁

视频 14-14　吻合输出襻与输尿管

5. 完成回肠通道构建(图 14-25)。

6. 闭合后腹膜缺口,将输尿管、输出襻及吻合口完全置于腹膜外(图 14-26,视频 14-15)。

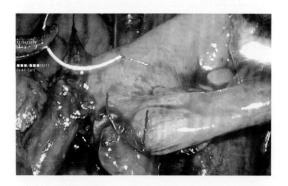

图 14-25　构建完成的回肠通道

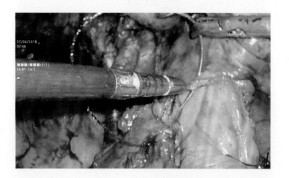

图 14-26　闭合侧后腹膜

视频 14-15　缝合侧后腹膜

【要点解析】

1. 在严格把握适应证的前提下,原位新膀胱可作为首选术式,回肠是常用的新膀胱组织;不能行原位新膀胱又有尿控需求的患者,可选择可控尿流改道术;不可控尿流改道术主要包括回肠通道术和输尿管皮肤造口,适用于体质较差的高龄患者,其中以回肠通道术为首选。

2. 完全腹腔镜体内改良 Studer 回肠原位新膀胱术:为使该术式更适合在完全腹腔镜下实施,进行了手术步骤调整和技术改进,如光源透射下离断肠襻,输尿管与输出襻行改良反流性对端吻合,双侧输尿管支架管和三腔导尿管由尿道引出,不再留置耻骨上膀胱造瘘管,减少创伤,方便术后膀胱冲洗及输尿管支架管的拔除。

3. 完全腹腔镜体内改良 Bricker 回肠通道术:于腹腔镜双光源透射下截取输出襻,腹壁皮肤切口并建立侧腹膜外隧道,将输出襻通过隧道牵出并固定于腹壁造口处,再吻合输尿管与输出襻,降低操作难度;关闭后腹膜缺口,将输尿管、回肠输出襻及吻合口完全置于腹膜外,避免内疝、感染、尿瘘等并发症,方便后期并发症处理。

4. 腹腔镜根治性膀胱切除加尿流改道术后并发症发生率较高,需定期随访。目前认为原位新膀胱术后的生活质量较高,但评价术后生活质量的循证医学证据不足,仍需等待随机临床试验研究来评价。

5. 结合全腹腔镜尿流改道术,实施加速康复外科流程,减小对患者生理和心理的打击,加速患者康复,减少痛苦,降低并发症,提高效率,缩减费用,取得良好的治疗效益和社会效益。

(魏后忆)

专家述评

本章简要介绍了尿流改道术跨越 160 余年的发展历程,历数了各类有代表性的术式,从简单到复杂,从尿粪合流到分流,从不可控到可控,从佩戴集尿器或者自家导尿到自由排尿,凝聚了各个年代的外科医师的智慧和努力,才发展到今天的状况,越来越接近生理性,自然状态排尿。理想的尿流改道方式应当尽可能地模拟人体生理排尿模式,即患者术后能够自主控尿和排尿,新膀胱应具备适当容量(400~500ml),储尿期高顺应性,膀胱内低压(灌注末压力小于 15cmH$_2$O),输尿管反流率和吻合口狭窄率低,能够很好地保护上尿路形态与功能,并发症少、术后生活质量高等条件。但是尿流改道术发展至今,仍然存在一些没有解决的问题,比如由于消化道本身特有的排泌和吸收功能,会由此产生营养代谢、水电解质、酸碱平衡等各方面的紊乱,因此消化道并不是用于构建新膀胱的理想材料;虽然根据 Laplace 定律,经过去管化和折叠可以构建低压高顺应性球形储尿囊,但由于肠道,尤其是结肠,其肌层特有的蠕动波会产生压力,影响上尿路形态和功能,并可能产生急迫性尿失禁;再比如肠道细菌导致的泌尿系统感染;各种原因导致的尿失禁;排尿困难、尿潴留及自家导尿,等等。迄今并不存在完美的尿流改道方式,各种术式都有自身的优势和不足,这将推动泌尿外科医师继续设计更好的尿流改道术式,寻找更理想的解决办法。

尿流改道术式纷繁复杂,大量术式经时间验证后或被淘汰或加以改进,少量经典术式由于其优良的治疗效果而保留下来,并一直沿用至今。例如回肠通道术、Indiana 可控膀胱、Hautmann 原位新膀胱、Studer 原位新膀胱、乙状结肠原位新膀胱等。输尿管皮肤造口和回肠通道术简单、安全、有效,但需终身佩戴集尿袋,且造口相关并发症较多;经皮可控尿流改道术能自行导尿,避免佩戴集尿器,但步骤繁琐,可控性输出襻会发生狭窄或者松脱导致尿液外溢,有些情况需要外科手术矫正,频繁导尿也会增加尿路感染发生率;原位新膀胱可模拟生理性自由排尿、无造口、不需要佩戴集尿器,但尿失禁和排尿困难仍时有发生,部分需要自家导尿。

目前我国开展较为广泛的是原位新膀胱和回肠通道术,中国膀胱癌联盟统计了 2007 年至 2012 年期间,44 家医疗中心共 14 260 例根治性膀胱切除术患者的手术资料,结果显示各类术式占比依次为原位新膀胱(44%),回肠通道术(31%) 和输尿管皮肤造口术(23%);这跟国际上大的医学中心情况相近,但在基层医院,输尿管皮肤造口术和回肠通道术的占比可能更高。可控尿流改道术的发展趋势跟国际上一致,短期流行后日渐衰微,目前该术式在我国应用较少,但对于要求排尿可控,又不适合做原位新膀胱的患者,仍然是一种选择,比如利用加强回盲瓣作为控尿机制的印第安纳经皮可控膀胱。

理论上用于尿流改道的理想材料应当尽可能接近尿路上皮,没有排泌和重吸收功能,能避免水电解质平衡、酸碱平衡、代谢等各方面的紊乱,以及由此带给肾脏、肝脏等重要器官功能的高负荷压力,并且能避免由肠道菌群滋生导致的尿路感染及继发性肿瘤的发生。目前采用的材料多来自消化道,并不符合上述要求。

经过多年探索,腹腔内的空腔消化道,几乎已全部被尝试用于尿流改道。目前多采用回肠、结肠、回肠联合结肠、直肠,较少使用胃或空肠。回肠壁较薄,平滑肌层延展性高,比如采用 44cm 末端回肠通过去管折叠构建球形新膀胱,起始容积不足 200ml,但是 1 年后能达到 500~600ml;如果是经皮可控储尿囊,容量甚至可以达到 1 000ml。回肠用于构建新膀胱时尿流动力学特点优于结肠,容易达到满意的容量、低内压和高顺应性,有利于保护上尿路形态及功能,也不容易发生高压收缩波而导致急迫性尿失禁。远端回肠系膜游离度大,容易下拉吻合至尿道。随着时间延长,回肠黏膜比结肠黏膜更容易发生退行性变,萎缩的小肠绒毛吸收和分泌功能均会降低,产生较少的黏液,吸收更少的电解质。结肠对于钠离子的吸收能力与回肠相近,对氯离子的吸收和碳酸氢盐的分泌高于回肠,黏膜萎缩的程度也不如回肠,因此结肠新膀胱在术后更易发生代谢紊乱和高氯性酸中毒,分泌物会更多,由于结肠肌层延展性较差,所以更容易产生较高的膀胱内压,顺应性稍差,需要充分去管化和较大的初始容量,避免给上尿路形成压力和造成急迫性尿失禁。某些情况下单纯采用胃壁,或与肠襻共同构建储尿囊,有其独特的优势,电解质的重吸收减少,胃壁不吸收氯和铵,反而会分泌氯离子,能避免产生高氯性酸中毒,适用于本就存在代谢性酸中毒或者肾功能不全的患者;能避免短肠综合征者使用肠管加重营养吸收障碍;胃壁分泌氢离子,酸化尿液,也会减少泌尿系统细菌感染的风险;产生黏液也较少;下腹部和盆腔接受过放疗的患者,使用健康的胃壁或横结肠进行尿流改道也是一种选择;使用部分胃壁行尿流改道特别适用于儿童,能避免酸碱平衡紊乱和代谢问题,减少对发育的影响。缺点是胃壁延展性更差,容易产生间歇性高压收缩波,对上尿路形成较高的压力,导致急迫性尿失禁等。目前临床使用胃壁组织行尿流改道较少,但仍然是一种具有独特优势的备选方案。

随着微创技术的飞速发展,结合快速康复外科的实施,根治性膀胱切除加尿流改道术变得创伤更小,恢复更快,疗效更好,并发症更少,对患者生理、心理各方面打击更小,但对外科医师的技术要求越来越高。虽然机器人辅助腹腔镜手术在一定程度上降低了手术难度,但是各医学中心还是需要根据自身的具体情况量力而行,术者的经验和技术,医疗团队的配合决定了患者的治疗效果。Hautmann 提出手术量达到每周 1 台原位新膀胱的术者,能够较好地控制手术效果、并发症发生率和死亡率。

近年大家很关注不同尿流改道术后患者的生活质量,而影响患者生活质量的因素很多,需要从患者术后的躯体状况、精神心理状况、社会状况、功能状况和患者满意度等多个方面去评估。由于病例的选择和方法学的缺陷,很难将不同系列的尿流改道术以及术后生活质量进行比较,目前还没有关于不同尿流改道术之间的前瞻性随机临床试验,所以没有基础循证医学的依据说某种改道方式优于另外一种。2018 年 ICUD-SIU 尿流改道指南及 2019 年 EAU 指南中提到,不可控尿流改道术在躯体状况方面占优,而原位新膀胱在精神状况、身体外观和性功能等方面表现更好。

关于尿流改道方式的选择,医师有责任将各种尿流改道的优势和不足告知患者,医患双方根据医师和患者的具体情况讨论决定,综合判断,要尊重患者的意愿。患者大多会选择原位新膀胱术,主要是因为原位新膀胱能够自由控制排尿,且避免腹壁造口,这是通道术和经皮可控尿流改道所不具备的,但同时要让患者清醒地认识,并有勇气面对可能发生的尿失禁和自家导尿风险。不管选择哪种尿流改道方式,都需要医护人员和患者共同面对可能出现的各种生理、心理和社会问题,帮助患者逐步适应、接纳新的排尿方式,让它和谐地成为患者个人生活的组成部分。

(牛亦农)

参考文献

[1] WEIN AJ,KAVOUSSI LR,PARTIN AW,et al. Campbell-Walsh urology eleventh edition [M]. Amsterdam: Elsevier,2016:2281-2368.

[2] NIU YN,WEI HY,SUN J,et al. Modified ileal conduit intracorporeally accomplished following laparoscopic radical cystectomy [C].39th Congress of Société Internationale d'Urologie,80-81,Athens,October 17-20, 2019.

[3] PYCHA A,COMPLOJ E,MARTINI T,et al. Comparison of complications in three incontinent urinary diversions[J]. Eur Urol,2008,54(4):825-834.

[4] MATSUURA T,TSUJIHASHI H,PARK YC,et al. Assessment of the long-term results of ileocecal conduit urinary diversion[J]. Urol Int,1991,46(2):154-158.

[5] WIESNER C,BONFIG R,STEIN R,et al. Continent cutaneous urinary diversion:long-term follow-up of more than 800 patients with ileocecal reservoirs[J]. World J Urol,2006,24(3):315-318.

[6] WELK BK,AFSHAR K,RAPOPORT D,et al. Complications of the catheterizable channel following continent urinary diversion:their nature and timing[J]. J Urol,2008,180(4S):1856-1860.

[7] JACOBSON DL,THOMAS JC,POPE J,et al. Update on continent catheterizable channels and the timing of their complications[J]. J Urol,2017,197(3 Part 2):871-876.

[8] 尚攀峰,岳中瑾,赵彦宗,等 . 乙状结肠直肠膀胱术(Mainz Ⅱ)10 年经验总结及随访[J]. 中华泌尿外科杂志,2016,37(5):335-339.

[9] HAUTMANN RE,DE PETRICONI RC,VOLKMER BG. 25 years of experience with 1 000 neobladders:long-

term complications［J］. J Urol,2011,185(6):2207-2212.

［10］HAUTMANN RE,VOLKMER BG,SCHUMACHER MC,et al. Long-term results of standard procedures in urology:the ileal neobladder［J］. World J Urol,2006,24(3):305-314.

［11］SKINNER EC,FAIREY AS,GROSHEN S,et al. Randomized trial of Studer pouch versus T-pouch orthotopic ileal neobladder in patients with bladder cancer［J］. J Urol,2015,194(2):433-440.

［12］STEIN JP,DUNN MD,QUEK ML,et al. The orthotopic T pouch ileal neobladder:experience with 209 patients［J］. J Urol,2004,172(2):584-587.

［13］XU K,LIU CX,ZHENG SB,et al. Orthotopic detaenial sigmoid neobladder after radical cystectomy:technical considerations,complications and functional outcomes.［J］. J Urol,2013,190(3):928-934.

［14］YANG LS,SHAN BL,SHAN LL,et al. A systematic review and meta-analysis of quality of life outcomes after radical cystectomy for bladder cancer［J］. Surg Oncol,2016,25(3):281-297.

［15］CERRUTO MA,D'ELIA C,SIRACUSANO S,et al. Systematic review and meta-analysis of non RCT's on health related quality of life after radical cystectomy using validated questionnaires:Better results with orthotopic neobladder versus ileal conduit［J］. Eur J Surg Oncol,2016,42(3):343-360.

第十五章

原位新膀胱创新构建——邢氏新膀胱

根治性膀胱切除术是治疗肌层浸润性膀胱癌的标准术式,尿流改道是根治性膀胱切除术的后续步骤,目前大多通过开放手术实施,在较大的医疗中心也可在腹腔镜或机器人辅助下完成。采用何种尿流改道方式取决于患者的全身状况、疾病的具体情况、术者的经验习惯等。

尿流改道经过100多年的发展,可供选择的手术方法很多,目前主要的有以下三类:①经腹壁可控或不可控的尿流改道(输尿管皮肤造口、回肠或结肠通道、可控的贮尿囊);②经尿道的尿流改道(可控的原位新膀胱);③经肛门的尿流改道(直肠乙状结肠膀胱)。目前应用最多的两种尿流改道的方法是回肠通道术和原位新膀胱术。回肠通道术适用于绝大多数尿流改道的患者,该方法相对简单、安全、有效,主要缺点是需腹壁造口,终身佩戴集尿袋。而原位新膀胱恰好能弥补这一缺点,可以使解剖和功能方面最接近正常膀胱,提高患者生活质量。因此,术前要从患者的性别、预期寿命、肿瘤情况、自身其他疾病来进行全面评估,掌握各种尿流改道术的适应证以及禁忌证,从而达到减少围手术期的并发症、提高生活质量和延长生存时间的目的。

临床问题

第一节 原位新膀胱构建的现状及存在问题

原位回肠新膀胱构建形式有很多种,如 Hautmann 新膀胱、Studer 新膀胱、T 形回肠新膀胱术、U 形膀胱等。理想的肠代膀胱要符合人体生理排泄功能,有足够的容量和良好的顺应性,膀胱低压,具有抗反流作用,构建简便易于推广。不同新膀胱构建形式的主要区别是肠管折叠方式不同以及输尿管和储尿囊吻合方式不同。除了回肠构建的新膀胱,还有乙状结肠新膀胱、胃代膀胱等。

Hautmann 新膀胱是 1988 年由 Hautmann 教授首次报道的。构建方法为截取 70cm 回肠后,选取与尿道吻合最佳位置并标记;在对系膜处去管化肠管,将肠管折叠呈 W 形或 M 形,用可吸收线将肠管的边吻合;在标记点切除部分肠管并与尿道吻合;在储尿囊后壁选取两处位置,切开后与输尿管吻合,并做抗反流机制;最后将储尿囊前壁吻合。最开始输尿管与储尿囊吻合方式采用的是类似 Le Duc 抗反流方法,后来发现此方法的狭窄率较高,他们改进吻合方法直接将输尿管分别与储尿囊端侧吻合,明显降低了狭窄率。Hautmann 新膀胱的优点是膀胱容量大、球形、输尿管原位吻合;缺点是构建较复杂,储尿囊采用肠管较长,后期容易发生尿潴留、新膀胱失代偿和电解质失衡,另一缺点是此储尿囊需要较长的输尿管,一旦需要切除末端输尿管,可能导致输尿管长度不够。Sevin 教授改进了 Hautmann 新膀胱,采用 40cm 回肠段构建,改善了 Hautmann 新膀胱容量过大的弊端,取得了良好临床效果。Hollowell 教授等也改进了 Hautmann 新膀胱,通过延长一侧或两侧的 W 末端,将短的输尿管与 W 末端吻合,从而解决了 Hautmann 新膀胱的另一个弊端。

Studer 膀胱是目前应用最广泛的构建方式。Studer 膀胱最早是 Studer 在 1989 年报道,Studer 膀胱采用一段未去管化的顺蠕动肠管作为输入襻以防止尿液反流,Studer 教授认为一段合适的顺蠕动回肠输入襻能够有效防止患者腹压排尿时尿液反流。这种术式构建方式因更加简单有效、可以不用吻合器、能够适用较短的输尿管,逐渐成为美国应用最广泛的原位新膀胱构建方式。构建方法为截取 54~56cm 回肠,将远端 40~44cm 肠管去管化,先折叠呈 U 型缝合后,再翻折缝合呈球型储尿囊,取储尿囊的最远端与尿道吻合,将输尿管与近端 14~16cm 输入襻端侧吻合。最早 Studer 膀胱输入襻长约 20cm,后来 Studer 改进术式认为 15cm 左右的输入襻抗反流效果相当[1]。然而 Studer 膀胱是单输入襻,左侧输尿管需要充分游离之后经骶前移至右侧与输入襻吻合。2013 年 Studer 团队回顾分析了 74 例单侧或双侧输尿管回肠输入襻吻合口狭窄的病例发现,左侧吻合口狭窄率是右侧的 2 倍,这与左侧输尿管血供受损以及左侧输尿管受压长期慢性缺血有关[2]。

还有构建相对更为简单的 U 型或 Y 型新膀胱,构建方法为截取 60cm 回肠,将中间 40cm 肠管去管化折叠呈 U 型缝合,将两侧输尿管与两侧输入襻端端吻合或者端侧吻合。整个构建过程简单,输尿管不用过度游离,也不需要较长的输尿管;但是存在的问题是储尿囊不是球型,右侧输入襻是逆蠕动的,不符合人体动力学。然而有动物实验研究表明,双输入襻 U 型新膀胱的容量不亚于 Studer 新膀胱,顺应性也很好[3]。临床研究显示早期双输入襻 U 型新膀胱容量偏小,但 3 个月、6 个月后新膀胱容量可以达到理想的状况。然而右侧输入襻为逆蠕动,需要进一步改进。

目前结肠代膀胱用得比较多的是乙状结肠,对于存在小肠切除或小肠病变史的患者尤为适用。采用小肠构建新膀胱,多会因为切除了一部分小肠而影响消化道功能、贫血、水电解质平衡等。乙状结肠原位新膀胱最早是由 Reddy 和 Lange 教授在 1987 年报道,构建方法为截取 35cm 降结肠和乙状结肠,两端 15cm 去管化后折叠呈 U 形,将最远端与尿道吻合,将输尿管与储尿囊吻合并做抗返流机制,最后将储尿囊缝合。也有专家改进此构建方式,将肠管彻底去管化后再折叠呈球型。国内刘春晓教授在 Alcini 等基础上改进的全去带乙状结肠原位新膀胱术也取得了良好的临床疗效。构建方法为截取 15~25cm 乙状结肠,保留完整的系膜血供;于截取的乙状结肠肠襻两端后外侧各留长约 2~3cm,宽 0.5cm 结肠带用于吻合输尿管,于中点留下直径约 1.5cm 的结肠带,用于吻合尿道;剔除剩下的所有独立带、对系膜缘带及两结肠带间浆膜层和环形肌层,最后仅保留黏膜和黏膜下层,此方法可以使乙状结肠长度增加 0.5~1 倍,直径增加 1 倍,同等压力下容量增加 5~6 倍。

关于输尿管与输入襻的吻合方法有很多种,主要有两类:一类是抗反流术式,如:Le Duc法,输尿管末端乳头法等;一类是非抗反流术式,如:Bricker 法,Wallace 法等。到底采用抗反流还是非抗反流的手术方式,学术上尚有争论。通常认为,抗反流吻合在高压力储尿囊中是有意义的[4]。随机对照研究表明抗反流吻合方式对上尿路保护没有明显优势,反而增加了输尿管狭窄率及相关并发症。Hautmann 教授等人 10 年随访研究发现采用 Le Duc 抗反流吻合方法的狭窄率约 20.6%,而采用非抗反流方法 Wallace 狭窄率仅约 7%,明显降低。由于狭窄和梗阻所带来的危害是显而易见的,而抗反流吻合所带来的益处又不肯定,在低压储尿囊前提下,抗反流吻合后期吻合口狭窄对上尿路的危害实际上超过了其抗反流作用对上尿路的保护价值。因此,非抗反流的直接吻合法更受推崇。

随着机器人辅助腹腔镜技术的发展日益成熟,体腔内完成尿流改道的报道越来越多。虽然体腔内尿流改道技术要求更高、手术时间及学习曲线更长,但是目前研究表明体腔内尿流改道术后患者肠道功能恢复更快、胃肠道并发症更少[5]。目前许多大型医疗中心开展了机器人辅助腹腔镜/腹腔镜下体腔内原位新膀胱术。然而哪种构建方式更适合体腔内手术,目前国内外大的医疗中心尚在探索中。

最新进展

第二节 邢氏新膀胱的产生

早在 1993 年,Hohenfellner 等研究犬类的内脏平滑肌时发现回肠比结肠伸展性更好。早期的尿动力研究表明回肠构建新膀胱比结肠和胃顺应性好、压力低,在同样的最大容量下,回肠储尿囊内压力明显低,而且回肠储尿囊中黏膜萎缩比大肠更明显,减少了尿液成分的吸收。同时结肠及胃均存在肿瘤生长的风险。因此我们选择回肠作为邢氏新膀胱材料。

原位新膀胱构建原则是储尿囊有充足的顺应性,在充盈尿液的时候保持低压的状态。为了达到这个目的,目前主流做法是将回肠去管化,再折叠呈球形。这个概念最早是 1959年由 Goodwin 提出的,后来 Kock 进一步用动物实验验证。研究表明两组均用 40cm 回肠构建成球形,一组去管化,一组没有去管化,去管化后新膀胱内压力明显低,没有去管化的新膀胱随着尿液增加,膀胱内压力上升明显;将肠管去管化后构建成球形,折叠得越多,越接近球形的容量,容积越大。因此我们在构建邢氏新膀胱时采用去管化,然后折叠呈球形。原位新膀胱术后一项严重的远期并发症是新膀胱失代偿,新膀胱容量过大,残余尿多,反复泌尿系统感染,主要由于构建储尿囊时的肠管太长导致,而邢氏新膀胱是采用传统的 40cm 肠管构建,可以有效避免此并发症。

针对单输入襻的一些弊端,国内出现了双输入襻的新膀胱,新膀胱有左右两个输入襻,两侧输尿管与相应输入襻吻合,避免过度游离左侧输尿管,也不必将左侧输尿管经骶骨前拉至右侧,降低了左侧吻合口狭窄的风险[6]。有动物实验表明,双输入襻的新膀胱容量更大,顺应性与 Studer 膀胱相当[3]。然而国内外的双输入襻新膀胱为左侧顺蠕动,右侧逆蠕动,右侧不符合人体动力学特点。为了解决这个问题,我们在 2012 年设计了一种双输入襻顺蠕动新膀胱即邢氏新膀胱,构建时将左侧 10cm 肠管移至右侧作为右侧输入襻,这样两侧输入襻均为顺蠕动[7]。两侧顺蠕动输入襻更加有效地防止尿液反流对上尿路的损害,尤其在早期新膀胱容量和顺应性不够的情况下。邢氏新膀胱有以下特点:①双侧输入襻均以顺蠕动的形式与储尿囊结合,抗反流作用更好;②输尿管可以原位分别与输入襻进行端端吻合,使操作更适用于腹腔镜完成且降低了吻合口狭窄的发生率。邢氏新膀胱的具体构建方法:距回盲部约 25cm 向近端截取回肠段约 60cm,回肠断端吻合恢复肠道连续性。将已截取肠襻远端 40cm 去管化并折叠成 U 型,再对折形成球型储尿囊,将近端的 20cm 回肠一分为二,再将输入端的 10cm 回肠移至右侧顺向与储尿囊吻合,形成顺蠕动双输入襻原位回肠新膀胱。双侧输尿管末端均纵行剖开 1.5~2.5cm,原位不动于两侧分别与两个输入襻端端吻合,输尿管内放置输尿管支架管作内引流,支架管的一端位于肾盂内,另一端经储尿囊由尿道引出(图 15-1)。

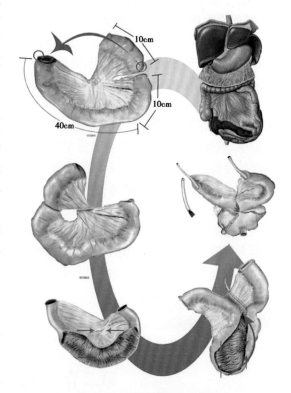

图 15-1　邢氏新膀胱示意图

Studer 等发现影像学上的尿液反流在无菌的低压储尿囊和感染的高压储尿囊中所产生的后果不同,并且由于排尿时腹压同时作用于肾盂、输尿管和储尿囊,可以使压力平衡抵消,其实际的反流率要比影像学上的低。抗反流吻合口的狭窄发生率比直接吻合法高出 2 倍多。因此我们采用输尿管和肠襻端端吻合的方式即邢氏吻合法,我们前期文章报道的邢氏吻合法患者均无输尿管狭窄[7-9](图 15-2)。即使远期出现输尿管狭窄,输尿管镜探查也更加容易找到对应输入襻及输尿管肠襻吻合口。

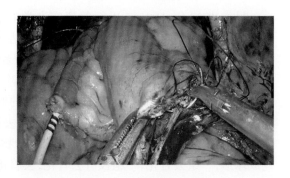

图 15-2　邢氏吻合法

　　术后患者尿控对新膀胱功能尤为重要,与新膀胱术后患者生活质量息息相关。术后尿控与尿道外括约肌及神经密切相关。术中需要避免损伤尿道外括约肌及周围神经,尽量保留足够长尿道。并且有研究表明保留勃起神经不仅能够保留患者性功能,还能改善患者夜间尿控,明显提高患者生活质量[10]。为了能够更好地保护尿道外括约肌功能,我们采用了保留前列腺尖部包膜的方法,与保留前列腺尖部的方法不同。大约 4% 的膀胱恶性肿瘤合并前列腺癌,因此在采用这种方法之前需要严格筛选患者。术前行前列腺特异性抗原、直肠指诊、前列腺磁共振成像检查,必要时行前列腺穿刺检查。

为了实现体腔内原位新膀胱构建,国内外都在探索构建简便、功能良好的新膀胱形式。邢氏新膀胱保持了输尿管及新膀胱的生理解剖位置,维持了膀胱的低压及顺应性,具备较好的抗反流作用,简化了手术流程,降低了手术难度,缩短了学习曲线,更适合在体腔内构建。2002年Gill等首先报道了体腔内Studer新膀胱术[11],机器人辅助腹腔镜体腔内原位新膀胱最早报道于2003年[12]。国内殷长军教授较早报道了体腔内构建原位新膀胱,采用U型新膀胱,虽然构建简单,但也存在一些不足,如非双侧顺蠕动、非球形、早期新膀胱容量较少等[5]。

目前国外报道机器人辅助腹腔镜体腔内原位新膀胱形式有Studer新膀胱、USC(南加州大学)新膀胱、W型新膀胱、Padua新膀胱等,但是构建都比较复杂[13-15]。Studer新膀胱和USC新膀胱均是顺蠕动单输入襻,W型新膀胱为双输入襻但是右侧为逆蠕动,Padua新膀胱没有输入襻。无论是哪种体腔内原位新膀胱构建,目前比较公认的关键步骤是选取与尿道吻合的最佳肠管位置,以防构建完新膀胱后与尿道吻合张力太大或无法吻合。

USC新膀胱的构建方法为截取回肠60cm,16cm用于顺蠕动输入襻,44cm用于构建储尿囊;首先牵拉回肠选取与尿道吻合的最佳位置并标记,将44cm肠管去管化,后壁连续缝合;将储尿囊逆时针旋转90°折叠缝合后壁,至此后壁已构建完毕;在标记点处将储尿囊与尿道吻合,并完整缝合储尿囊前壁;输尿管与输入襻端侧吻合。USC新膀胱与Studer新膀胱类似,但构建储尿囊方法要比Studer新膀胱复杂些。

W型新膀胱为双输入襻新膀胱,构建类似于Hautmann新膀胱,构建方法为:先从回肠远端无张力向尿道牵拉,并用丝线将回肠固定于尿道右侧盆壁肌肉,于回肠远心端距此点约10~15cm处用丝线标记,作为远心端终点;将近心端回肠折叠并在10cm处将两肠管壁缝合标记,将近心端回肠再向尿道端牵拉,用丝线将回肠固定于尿道左旁盆壁肌肉,再将回肠向近心端牵拉并在10cm处将两肠管壁缝合标记,并在距尿道标记点约10~15cm处标记近心端起点;将中间40cm肠管去管化,并连续缝合构建后壁;将储尿囊与尿道吻合后,在标记起点和终点处截取肠管;将输尿管与两输入襻端侧吻合后,关闭储尿囊前壁。此W型膀胱构建优点是双输入襻,左侧输尿管不用过度游离,原位与输入襻吻合即可;但是右侧输入襻为逆蠕动,可能会对右侧尿液排出有一定影响,然而目前尚没有对比研究表明这种肠管逆蠕动的利弊。

Padua新膀胱没有输入襻,其构建的想法是尽可能还原膀胱的形态,包括膀胱颈口、膀胱体和输尿管口位置。构建方法为距回盲瓣约20cm,截取约42cm回肠;将回肠襻向尿道端牵拉,选取与尿道吻合的最佳位置,并与尿道吻合,右侧肠襻约13cm,左侧肠襻约29cm;将回肠襻去管化后,将距尿道约5cm以内的肠管前壁和后壁关闭,构建新膀胱颈,新膀胱颈两侧肠襻分别为8cm和16cm;将左侧16cm肠襻折叠缝合后壁后,再折叠与右侧肠襻后壁缝合,至此新膀胱后壁构建完成;将两侧输尿管分别与新膀胱后壁两侧吻合并做抗反流;最后将新膀胱前壁缝合。Padua新膀胱的特点是最大程度地还原了膀胱的形态,包括输尿管口的位置,然而构建较复杂,尿液输尿管反流及吻合口狭窄情况需要长期随访充分评估。虽然输尿管可以原位与新膀胱吻合,但是对输尿管长度要求较高,如输尿管较短则无法采用此形式新膀胱。

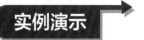

第三节 腹腔镜下邢氏新膀胱构建示例

【适应证】

1. 病理确诊为 T_2、N_{0-1}、M_0 的浸润性膀胱癌；多发性、复发性表浅膀胱癌；G_3 级表浅性膀胱癌；多发性的原位癌；保守治疗无法控制的广泛乳头状病变；保留膀胱手术后非手术治疗无效或肿瘤复发者和膀胱非尿路上皮癌。

2. 尿道括约肌功能良好。

3. 体力状况分级（ZPS）0~2 级，卡式（KPS）评分≥60。

4. 年龄≤75 岁。

【禁忌证】

1. 术前膀胱镜检查男性膀胱颈及以下有肿瘤，女性膀胱三角区及以下有肿瘤。

2. 局部晚期膀胱恶性肿瘤。

3. 有膈肌裂孔疝、腹壁疝、腹壁肌松弛、盆底肌松弛等影响腹压的病变。

4. 前尿道狭窄。

5. 有明显肠道病变或粘连，既往有肠道切除手术史。

【所需器材清单】

1. 常规腹腔镜操作器械、两套腹腔镜镜头及光源。

2. 内镜下切割闭合器 EndoGIA（60mm，3.5mm）。

3. 3-0 倒刺线。

4. 两根单 J 管及导丝。

【团队要求】

1. 术者具有丰富的腹腔镜下缝合经验并具有一定水平的处理肠管能力。

2. 助手熟练掌握手术步骤，能够密切配合术者操作。

3. 扶镜助手了解手术步骤，能够熟练调整镜头方向。

【操作步骤】

操作示意视频见视频 15-1。

1. 距回盲部约 20~25cm，用标尺量 60cm 回肠并截取。为了能够更加准确地截取指定长度的肠管，我们量取 10cm 10 号丝线作为标尺。截取时用另一套腹腔镜光源在远心端照射肠系膜血管，能够清晰显示肠系膜血运，有效避免损伤肠系膜动脉。采用超声刀慢档处理肠系膜，能够有效地闭合肠系膜血管，防止肠系膜出血。截取肠管后，用庆大霉素盐水冲洗肠管，有效清除肠内容物及细菌，降低术后感染并发症（视

视频 15-1 邢氏新膀胱示意图

频 15-2)。

2. 恢复肠管连续性之后,取其中 10cm 近心端肠襻,用超声刀截取后移至远心端,以顺蠕动的方式与远端回肠襻端端吻合,3-0 倒刺线单层吻合,作为右侧输入襻(图 15-3)。

3. 预留近心端 10cm 回肠作为左侧输入襻,将其余 40cm 肠管用超声刀去管化或用吸引器在肠管内支撑后用电钩切割较为迅速地去管化,去管化的位置我们多选择对系膜处(图 15-4)。

视频 15-2 背侧光源查看肠系膜血管

4. 将去管化的肠襻对折呈 U 型,用 3-0 倒刺线连续缝合储尿囊后壁。缝合储尿囊时,每 20cm 肠管用 3-0 可吸收线间断缝合 4~5 针,然后由助手提起两端缝线,使之有一定张力,再用 3-0 倒刺线连续单层缝合即可。每缝 4~5 针时收紧缝线,这样既可缝合得严密,又节省时间。用 2-0 可吸收线也可以缝合,但不如倒刺线缝合严密,且长距离缝合容易松,因此我们推荐 3-0 倒刺线缝合(图 15-5)。

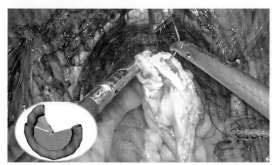

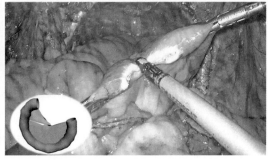

图 15-3 构建右侧输入襻

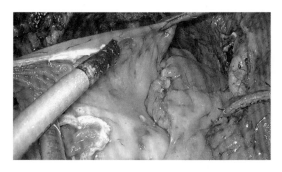

图 15-4 回肠去管化

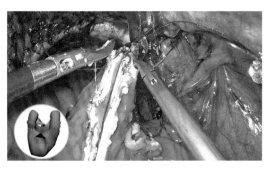

图 15-5 缝合储尿囊后壁

5. 将前壁反折叠缝合使储尿囊呈球形,并吻合右半部分(视频 15-3)。

6. 将储尿囊左半部分牵拉至尿道,将后壁与尿道或前列腺尖部包膜后壁吻合(图 15-6)。

7. 将尿管和 7F 输尿管支架管经尿道拉至体内,并经储尿囊将输尿管支架管置入两侧对应输尿管内(图 15-7)。

视频 15-3　构建球形储尿囊

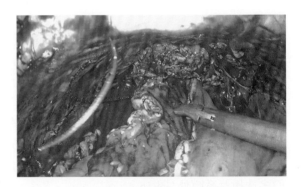

图 15-6　储尿囊与尿道吻合

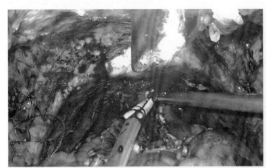

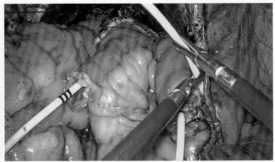

图 15-7　置入输尿管支架管

8. 将两侧输尿管末端楔形劈开 2cm 与对应输入襻做端端吻合,即邢氏吻合法。吻合时采用 4-0 可吸收线两侧连续缝合(视频 15-4)。

9. 将储尿囊左前半部分与尿道吻合,并用 3-0 倒刺线连续缝合彻底关闭储尿囊(图 15-8)。

视频 15-4　邢氏吻合法

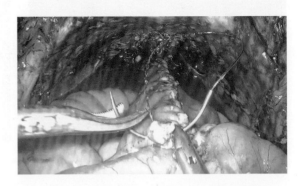

图 15-8　储尿囊与尿道吻合,关闭储尿囊

【要点解析】

1. 在构建右侧输入襻时,为了达到顺蠕动的目的,需要将截取的 60cm 肠襻近心端 10cm 移至肠襻末端并端端吻合,这也是邢氏新膀胱的核心。

2. 两侧输尿管不用过度向近心端游离,并且游离输尿管时远离输尿管避免损伤输尿管血运。为了防止输尿管与输入襻吻合口狭窄、便于体腔内吻合,我们采用端端吻合方式即邢氏吻合法。

3. 储尿囊后壁吻合之后,需将前壁反折缝合,使储尿囊呈球形,增加容量和顺应性。

4. 如果储尿囊与尿道张力大可将中间 40cm 回肠折叠呈 U 型,再和尿道吻合。

(邢念增　王明帅)

专家述评

邢氏新膀胱术的创新点有:一是术中无需将输尿管穿过骶骨岬前与输入襻吻合,输尿管可以原位分别与输入襻进行端端吻合,这样手术较简便。二是双侧输入襻均以顺蠕动的形式与储尿囊结合,有一定抗返流的作用,防止尿液逆流致肾积水及肾盂感染,能维持正常的上尿路形态与功能。三是由于末端输尿管剖开后直接与肠管吻合,吻合口较宽敞,有效地避免了吻合口狭窄。邢氏新膀胱的膀胱近似球形,维持了膀胱的低压和顺应性。虽然邢氏新膀胱在构建时,需要将输入襻的 10cm 回肠从左侧移至右侧,但此过程无论开放手术还是腹腔镜手术只需 10 分钟左右的时间,而且由于输尿管保持在原位,简化了手术流程,降低了手术难度,更适合腹腔镜下操作。

开放手术时,很容易通过无影灯观察到肠系膜血管弓,在腹腔镜下肠系膜血管则很难观察,我们在术中创新性地采用另一套腔镜光源系统在背侧照射肠系膜,将腹腔镜光源调暗,能够清晰地看见肠系膜动脉。超声刀在处理肠系膜血管中有独特优势,能够闭合血管,用慢档效果更好。为清除肠管内的细菌,可向肠管内注入庆大霉素生理盐水或甲硝唑注射液。

原位回肠新膀胱在手术过程中经常遇到困难,如遇储尿囊与尿道吻合口有张力情况,可将回肠系膜根部的腹膜打开,向上游离松解系膜。在腹腔镜手术时可通过降低气腹压力,如降至 8mmHg,来减轻吻合的张力。如果依然存在储尿囊与尿道张力大,可将中间 40cm 回肠折叠成 U 型,再和尿道吻合。男性患者术前如排除合并前列腺癌,可保留前列腺尖部的包膜,将储尿囊直接与前列腺包膜吻合,这样不但降低了吻合难度,同时也有利于保留尿道外括约肌与血管神经束,对术后尿控功能及性功能的恢复有好处。如术中发现所截取的肠管血运不好,要仔细观察其蠕动情况,也可用剪刀减去一小块组织,观察是否有新鲜血流出。若证实血运确实不好时,要果断地切除,以防术后新膀胱缺血坏死。

体腔内原位新膀胱术安全、可行,创伤更小、胃肠道并发症更少,将来可能会成为大型医疗中心首选的手术方式。然而哪种原位新膀胱构建方式更适合体腔内路径,以及围手术期并发症、肿瘤学、生活质量的结果仍需要多中心、前瞻性、随机对照研究以及长期的随访来进一步加以证实。

(邢念增)

参考文献

［1］STUDER UE,BURKHARD FC,SCHUMACHER M,et al. Twenty years experience with an ileal orthotopic low pressure bladder substitute—lessons to be learned［J］. J Urol,2006,176(1):161-166.

［2］SCHONDORF D,MEIERHANS-RUF S,KISS B,et al. Ureteroileal strictures after urinary diversion with an ileal segment-is there a place for endourological treatment at all?［J］. J Urol,2013,190:585-590.

［3］WERNTZ R P,SHOURESHI P,GILLIS K,et al. A Simple Neobladder Using a Porcine Model:The Double Limb U-Pouch［J］. Urology,2018,114:198-201.

［4］DAHL D,MCDOUGAL W. Use of intestinal segments in urinary diversion//Wein A,Kavoussi L,Novick A,et al. Campbell-Wash urology［M］.10th ed. Philadelphia:Saunders,2012:2411-2449.

［5］AZZOUNI F S,DIN R,REHMAN S,et al. The first 100 consecutive,robot-assisted,intracorporeal ileal conduits:evolution of technique and 90-day outcomes［J］. European Urology,2013,63(4):637-643.

［6］SHAO P,LI P,JU X,et al. Laparoscopic radical cystectomy with intracorporeal orthotopic ileal neobladder:technique and clinical outcomes［J］. Urology,2015,85(2):368-373.

［7］邢念增,平浩,宋黎明,等.顺蠕动双输入襻原位回肠新膀胱术 10 例临床分析［J］.中华泌尿外科杂志,2014,35(3):239-240.

［8］XING NZ,KANG N,SONG LM,et al. Laparoscopic radical cystectomy with novel orthotopic neobladder with bilateral isoperistaltic afferent limbs:initial experience［J］. Int Braz J Urol,2017,43(1):57-66.

［9］邢念增,宋黎明,牛亦农,等.一种新的输尿管肠管吻合方法及其在尿流改道中的应用［J］.中华医学杂志,2012,92(2):114-116.

［10］KESSLER TM,BURKHARD FC,PERIMENIS P,et al. Attempted nerve sparing surgery and age have a significant effect on urinary continence and erectile function after radical cystoprostatectomy and ileal orthotopic bladder substitution［J］. J Urol,2004,172(4 Pt 1):1323-1327.

［11］GILL IS,KAOUK JH,MERANEY AM,et al. Laparoscopic radical cystectomy and continent orthotopic ileal neobladder performed completely intracorporeally:the initial experience［J］. J Urol,2002,168(1):13-18.

［12］BEECKEN WD,WOLFRAM M,ENGL T,et al. Robotic-assisted laparoscopic radical cystectomy and intra-abdominal formation of an orthotopic ileal neobladder［J］. Eur Urol,2003,44(3):337-339.

［13］SIMONE G,PAPALIA R,MISURACA L,et al. Robotic Intracorporeal Padua Ileal Bladder:Surgical Technique,Perioperative,Oncologic and Functional Outcomes［J］. Eur Urol,2018,73(6):934-940.

［14］ASIMAKOPOULOS AD,CAMPAGNA A,GAKIS G,et al. Nerve Sparing,Robot-Assisted Radical Cystectomy with Intracorporeal Bladder Substitution in the Male［J］. J Urol,2016,196(5):1549-1557.

［15］HUSSEIN AA,AHMED YE,KOZLOWSKI JD,et al. Robot-assisted approach to 'W'-configuration urinary diversion:a step-by-step technique［J］. BJU Int,2017,120(1):152-157.

第十六章

根治性膀胱切除术及全去带乙状结肠原位新膀胱术

因为膀胱恶性肿瘤等疾病导致膀胱功能废用的患者,往往需要进行尿流改道手术。从1851年英国医师 Simon 施行的第一例输尿管直肠吻合术算起,尿流改道术已经有170余年历史。1940年 Eugene Bricker 开创了经典的 Bricker 手术,1958年 Camey 的去管化回肠膀胱术问世。随后 Kock,Studer,Hautmann 等大师都因为他们各自设计的回肠膀胱术式而名垂泌尿外科手术史。以肠代膀胱为主的尿流改道术作为功能重建手术的一种,由于其独特的开拓性、创新性、多样性而显得魅力无穷,吸引着许许多多泌尿外科医师的目光。可以想见,在组织生物工程学与器官再造领域取得重大突破之前,代膀胱术将一直是泌尿领域的临床及研究热点。

由于解剖关系,消化道是现有条件下尿流改道术取材的最佳选择。因此,除了回肠膀胱术之外,我们还能看到胃代膀胱术、结肠膀胱术等术式。本章将详细介绍根治性膀胱切除术的一些进展,并详细阐述由南方医科大学珠江医院泌尿外科刘春晓教授创造的"全去带乙状结肠原位新膀胱术"。

临床问题

第一节　根治性膀胱切除术简介与回肠尿流改道术的局限

膀胱癌是泌尿生殖系统第二常见的恶性肿瘤,男性发病率是女性的3倍。目前普遍认为,吸烟是膀胱癌最常见的危险因素,其他危险因素包括工作场所放射线暴露、含砷饮用水、某些药物等。慢性膀胱炎和寄生虫感染在发病机理中也可能起一定作用。在所有新诊断出的膀胱癌病例中,有50%~70%局限于上皮或上皮下结缔组织,根据膀胱癌的浸润深度与分级,非肌层浸润性膀胱癌(non-muscle-invasive bladder cancer,NMIBC)可以选择行经尿道膀胱肿瘤切除术(transurethral resection of bladder tumor,TURBT)(术后常配合膀胱内灌注化疗)。然而,这些患者中有75%在5年内至少复发1次,在12年内高达90%复发,这给医疗保健系统带来了沉重负担,故膀胱内多发的或反复复发的NMIBC也有根治性膀胱切除术指征。

肌层浸润性膀胱癌(muscle-invasive bladder cancer,MIBC)占所有诊断为膀胱癌患者的20%~25%。初诊为NMIBC的患者,病情随着时间演变,也有相当比例最终发展为浸润性膀胱癌。在过去几十年中,MIBC的死亡风险并未发生明显变化。长期以来,根治性膀胱切除术与盆腔淋巴结清扫术(pelvic lymph node dissection,PLND)一直被认为是MIBC的第一线治疗选择。根治性膀胱切除术是目前治疗非转移性MIBC的最有效方法。在控制原发肿瘤方面,根治性膀胱切除术优于放射治疗和保留器官手术(TURBT和膀胱部分切除术)。在过去,大多数根治性膀胱切除术都是通过开放式手术方法进行的。随着医疗技术和器械的进步,目前腹腔镜手术和机器人辅助腹腔镜手术等微创技术已经逐渐成为根治性膀胱切除术的主要选择[1]。

根治性膀胱切除术后的尿路改道术主要分为原位膀胱替代术(neobladder,新膀胱)、异位膀胱替代术(储尿囊)、经直肠的尿流改道和不可控的皮肤输尿管乳头等。回肠输出道术(Bricker手术)仍是近50多年来世界范围内非可控性储尿囊的最常用类型[2]。原位新膀胱术(neobladder)可以为患者提供更好的生活质量,因而逐渐被越来越多的患者和外科医师所接受[3]。

在排除肿瘤转移后,应用肠代新膀胱术仍应考虑一些禁忌证,如:肾衰竭(血清肌酐水平低于2mg/dl或肾小球滤过率<50ml/min),肝功能障碍和慢性炎症性肠病等。然而,还有一些与患者或与癌症有关的因素,需要引起泌尿外科医师的注意,如患者的认知功能低下、心脏功能差、严重的慢性阻塞性肺疾病(chronic obstructive pulmonary disease,COPD)、严重的外周血管疾病和尿道边缘的尿路上皮癌等。

在回肠新膀胱术式中,全球范围内接受较广的主要为Studer回肠新膀胱和Hautmann的"W"型新膀胱。基于这两种类型技术的各种改良术式也很常见。这些技术所需的手术时间比回肠输出道术(Bricker手术)稍长。这种新膀胱在一定程度上可以起到替代膀胱的作用,在这种情况下,患者无需使用任何外部矫治器及造口,可以经原尿道排尿,因而能够获得较高的生活质量。

回肠原位膀胱术的主要特点是通过剖开肠壁的"去管化"操作,获得片状肠段,再通过W或M型等折叠,经过大量缝合步骤,构建出类圆形的储尿囊,再纳入盆腔,分别与输尿管及尿道吻合,形成原位"新膀胱"。回肠储尿囊的各种术式很多,本书其他章节已有详细介绍,在此不再赘述。在实际应用中,除了夜间尿失禁、输尿管肠吻合口狭窄、尿路感染、上尿路恶性肿瘤等并发症外,临床也发现了回肠原位膀胱术一些特异性的不足之处,列举如下:

1. 截取的肠道为消化道吸收功能的主要部分,且长度一般在40cm以上,对患者的营养吸收,特别是维生素B_{12}等造成一定障碍。

2. 去管化操作较繁琐,缝合步骤较多,手术耗时较长。

3. 回肠膀胱可能存在容量过度扩张,残余尿逐渐增多,排空困难的远期并发症。

4. 用位于腹腔的回肠来构建位于盆腔的膀胱,有时存在着吻合口张力较大的情况,特别是肠系膜较短时。

5. 肠黏液分泌较多,术后需要较多的冲洗。

6. 回肠特异性的胆源性腹泻。

最新进展

第二节　结肠原位新膀胱术的进展

为了解决回肠膀胱的前述问题,部分学者选择结肠来构建原位新膀胱。为了改进传统肠道去管化的繁琐操作,意大利学者 Alcini 最先提出利用结肠带间断切开的方式构建非去管化的结肠膀胱,并认为这是一种快速简便的手术方法。他发现经过传统去管化方法构建的回肠储尿囊,有不少病例随着时间的流逝而逐渐出现储尿囊扩张,并出现排尿困难的情况。因此,在 1990 年,Alcini 使用结肠带间断横行切开术构建了回盲肠代储尿囊[4],他在独立带和网膜带上间隔 3~4cm 作横向切口,深达黏膜下层(独立带上有 3 个,网膜层上有 2 个)。他发现这些横行切口可将储尿囊充盈时内压降低 15~20mmHg,并使新膀胱的容量增加近两倍。因此可以降低遗尿症的发生率,并可以避免新膀胱远期的过度扩张。

考虑到乙状结肠壁的强大蠕动波作用,国内学者刘春晓于 2000 年对这种结肠带切开技术进行了较大且原创的改良[5-6],并将这一技术命名为:全去带乙状结肠原位新膀胱术。这种原位乙状结肠新膀胱技术,最大的特点就是选用了位于盆腔,处于消化道末端,几无营养吸收功能的乙状结肠来构建膀胱。除了对患者的消化吸收功能干扰较小外,还具有新膀胱解剖位置利于输尿管及尿道吻合,且其支配神经与原膀胱接近或同源等优势。由于这是一个非去管化的原位新膀胱,为了获得较大的容量和较低的膀胱内压,手术中将把截取的乙状结肠所有网膜带和独立带以及其间的浆膜层去除,仅在中间部位和两端保留部分结肠带用于尿道 - 新膀胱和输尿管 - 新膀胱吻合——因此称之为全去带的乙状结肠新膀胱。这种乙状结肠的去带操作常可以在 10 分钟内完成,大大简化了手术时间和手术步骤。

据报道,经过 48 个月的随访,全去带乙状结肠新膀胱的患者白天和夜间的尿控率分别为 74.6% 和 57.1%。平均最大膀胱容量和残留尿量分别为 328.8ml 和 22.2ml。平均充盈压力和平均最大压力分别为 $35.8cmH_2O$ 和 $55cmH_2O$[7]。经过较长时间的随访观察,乙状结肠储尿囊黏膜术后 2 年在光镜下变化不显著。在扫描电镜及透射电镜下可观察到黏膜的超微结构发生适应性变化[8]。长期的临床实践和随访数据提示,去带乙状结肠原位新膀胱术是一种安全可行的尿流改道术式。

去带乙状结肠新膀胱并发症简述如下:

1. 早期并发症(90 天内,26.65%)　早期与新膀胱相关的最常见并发症为切口愈合不良、肠梗阻、肠漏、泌尿系统感染、代谢异常等。

2. 晚期并发症(90 天以上,36.14%)　最常见的晚期新膀胱相关并发症为新膀胱结石、新膀胱尿道吻合口狭窄、代谢异常、新膀胱输尿管吻合口狭窄等。

低于 70 岁患者的并发症发生率显著少于 70 岁以上患者,儿童患者并发症发生率最低,儿童并发症以代谢异常为主。内镜下处理新膀胱尿道吻合口狭窄及新膀胱输尿管吻合口狭窄,腹腔镜下处理新膀胱结石、新膀胱输尿管闭锁及新膀胱瘘(直肠及阴道),疗效确切,患者均在术后短期内得到快速康复,值得推荐。

我们的经验表明,去带乙状结肠新膀胱是根治性膀胱切除术后原位膀胱替代的一种可行、稳定、安全的选择,其功能预后良好。而长期的随访、设计严谨的临床研究能够帮助我们进一步确定此种膀胱的有效性和安全性。

第三节 全去带乙状结肠原位新膀胱术在特定病例及腔镜中的应用

根治性膀胱切除术的方法在本书其他章节已有详细描述,这里不再对具体手术方法展开讨论。应强调的是,针对膀胱癌的根治性膀胱切除术,必须同时配合实施与病情对应、范围足够大的盆腔淋巴结清扫术。下文主要针对我们中心开展的一些特殊的根治性膀胱切除术做简要介绍。

一、儿童横纹肌肉瘤

横纹肌肉瘤是一种罕见的癌症,经常发生在 15 岁以下的儿童中。根据国际横纹肌肉瘤研究协作组(Intergroup Rhabdomyosarcoma Study Group,IRSG)的研究显示,化学疗法和放射疗法是对横纹肌肉瘤首选的策略。仅在化疗和放疗后残留肿瘤或局部复发的情况下才行根治性膀胱切除术。但随访结果也显示,较多患儿在化疗或放疗后,出现了复发且难以手术的情况;或出现转移,失去手术机会。自 2003 年以来,我们中心就对具有手术指征的膀胱横纹肌肉瘤小儿患者进行根治手术治疗,并将全去带乙状结肠原位新膀胱技术应用于这类患儿。2008 年 6 月 17 日我中心完成了 1 例腹腔镜根治性膀胱切除术联合原位乙状结肠新膀胱术治疗小儿膀胱 / 前列腺横纹肌肉瘤[9],是国内率先完成这一手术的单位。截止目前,我院单中心已完成逾 50 余例小儿新膀胱手术。

术后患儿恢复良好,基本达到白天尿控。与成人手术不同,我们需考虑患儿将来的性功能和生殖功能。因此,经过严格选择,我们在目前施行膀胱切除术的部分患儿中,保留了前列腺或子宫及卵巢。但目前的随访很难评估这些患儿的性功能,我们仍需等待数年才能知道。从我们的经验来看,小儿新膀胱术的效果和术后的并发症情况显著优于成人。

二、移植肾术后膀胱癌

人们认为用免疫抑制剂治疗肾移植受者(renal transplant recipient,RTR)会削弱免疫监测,从而导致恶性肿瘤的发生和快速生长。RTR 中膀胱癌的发生率为 0.08%~2.8%,是普通人群的 2~3 倍。潜在的机制包括免疫抑制剂(例如环磷酰胺)对细胞的直接损伤、免疫受损状态导致的修复细胞 DNA 损伤或修复受损细胞的能力受损。因此,如果肾移植后发生血尿,除了排斥反应外,还必须注意泌尿系统肿瘤的可能性。但是,与普通患者膀胱癌的临床症状有所不同,约有 13.3% 的 RTR 膀胱癌患者的第一症状并不是无痛性肉眼血尿,而是长期未治愈的尿路感染。对于肾移植后难治性尿路感染和血尿的患者,建议尽早进行膀胱镜检查。RTR 膀胱癌患者治疗原则与常规患者一致:NMIBC 可通过经尿道膀胱肿瘤切除术(TURBT)进行治疗,对于 MIBC,根治性膀胱切除术是主要治疗方法。但 RTR 患者的根治性膀胱切除术和随后的尿流改道术难度较大且更为复杂。

我中心成功实施了 4 例移植肾后膀胱癌根治性膀胱切除术及去带乙状结肠新膀胱术。手术困难在于患者的移植肾通常位于下腹部。由于先前的肾移植手术,输尿管走行区、膀胱周边甚至部分患者腹腔内均已造成严重的粘连,并且解剖结构较正常紊乱,这给手术带来了很大的挑战。这 4 例患者我们均选择了腹腔镜下的根治性膀胱切除术。有学者担心腹腔镜技术在此类患者中的应用限制较大,且可能影响切除肿瘤的疗效。实际上,腹腔镜手术和开腹手术在肿瘤的根治性切除中遵循相同的切除范围。与开腹手术相比,腹腔镜手术除了有创伤小、出血少、恢复快等优点,还具有开放手术难以比拟的清晰视野。在腹腔镜放大的情况下,操作者可以更清楚,准确地辨认解剖标志,避免误损伤。我院单中心的经验表明:①术前讨论,制定周全的手术计划是成功施行此类复杂手术的基础;②在可能的情况下,选择微创手术以处理复杂病例并最大程度地减少创伤;③腹腔镜套管针的放置对于完成手术很重要。脐部观察孔的套管针置入通常难度不大,且位置固定。操作者应充分设计和考虑移植肾对其他操作套管放置位置的影响,可将套管针放置在移植肾的内边缘,中线略有偏移,后续套管针的置入操作应全程在腹腔镜的观察下进行;④手术应从非移植肾所在侧开始,首先找到与移植肾脏相对的正常解剖平面,然后以此为基准线分开另一侧。

RTR 患者膀胱切除后的新膀胱做法,同常规去带乙状结肠新膀胱术的构建,因为只有一侧输尿管,因此术中需要仔细保护,避免损伤,并保持足够的长度,而新膀胱输尿管的吻合在去带乙状结肠的"U 型"膀胱的设计上有一定的优势,吻合张力并不高[10]。

三、保留前列腺外科包膜的去带乙状结肠新膀胱术

在男性患者的根治性膀胱切除术中,常需要切除前列腺和精囊,这些泌尿生殖器官的切除,对患者的术后尿控和术后性功能都有很大的影响。能否在根治性膀胱切除术中选择性地保留这些器官,更好地保护尿控功能和性功能? 1990 年,Schilling A 等最初报道了保留部分前列腺的根治性膀胱切除术[11],之后的一段时间里,许多学者进行了类似的尝试,经过探索,他们发现:①在膜上尿道和前列腺尖部周围有呈马蹄状分布的横纹肌,主要由慢颤动纤维构成,富含耐酸腺苷三磷酸(adenosine triphosphate,ATP)酶,受植物神经和体神经双重支配,可以长时间收缩,对于维持尿道张力和控尿具有重要作用;②如果保留前列腺外科包膜,没有切断耻骨前列腺韧带,那么新膀胱成形后与尿道的吻合口将固定于较高位置,可起到悬吊的效果,形态上可形成"膀胱尿道后角"的解剖关系,有助于加强控尿;③前列腺部后尿道表面覆盖的为尿路上皮,而远端尿道为柱状上皮,只要去除内胚层来源的尿路上皮就能获得理想的瘤控效果。国内学者也在 2004 年开始对此项技术进行了不同方法的尝试,取得了不错的结果。但是,Hautmann 等[12]于 2005 年总结了近 15 年来保留前列腺及包膜等的根治性膀胱切除术后认为,相较于传统根治性膀胱切除术,尽管经严格病例选择,保留组的患者仍有 >5% 高危致死率。尤其远处转移率 2 倍于传统手术组。他认为可能原因是:①肿瘤在术前行经尿道前列腺切除术(transurethral resection of prostate,TURP)或术中部分切除前列腺时

通过开放血管血行转移；②手术过程中，保留较多前列腺、精囊等组织导致肿瘤切除不彻底；③手术操作过程中的肿瘤种植转移可能。2009年，我们中心采用经尿道前列腺解剖性腔内剜除法先将前列腺移行带剜除，再进行保留前列腺外科包膜的根治性膀胱切除术，取得良好的术后效果[13]。

目前对于保留外科包膜的根治性膀胱切除术的争议主要在于瘤控效果，我们术中通过一系列的预防措施对此进行处理，主要有如下几点：①腔内解剖性前列腺剜除术，最低限度开放血管床；②剜除术后即刻抗肿瘤药物灌注；③腹腔镜下分离剜除之前列腺腺体组织后，提拉尿管，利用前列腺剜除组织和尿管气囊共同封闭肿瘤组织于膀胱内，避免种植；④术中断端切缘送冰冻检查，明确有无周围侵犯可能；⑤严格掌握适应证，妥善告知风险，仅对部分严格选择的病例行保留前列腺外科包膜和精囊的处理，主要目的为改善患者术后控尿功能。

为了更好地确定我们的操作达到了"无瘤原则"，我们在剜除术后于尿管内注入亚甲蓝溶液，并封闭尿管，在腔镜下分离前列腺外科包膜时观察是否有蓝染渗漏。通过单中心近30例患者的5年随访结果显示，所有患者均未出现肿瘤种植和复发。

因此，我们认为保留前列腺解剖性外科包膜的根治性膀胱切除术在技术上是可行的，但需要严格筛选病例，对已经有转移或者已经证实膀胱颈、尿道部分侵犯的患者，应当遵循传统的根治性膀胱切除术切除范围。根治性膀胱切除术的首要目的是肿瘤控制，而不是保留功能。我们推荐术前常规进行包括前列腺系统穿刺活检术在内的前列腺癌筛查，并强调术中切缘冰冻病理检查。我们为本中心所有保留前列腺包膜的患者都进行了去带乙状结肠新膀胱术。经随访，患者术后可恢复较好的勃起功能以及控尿功能，但是其远期功能及肿瘤控制情况仍需大样本的随机对照研究来证实。

四、完全腹腔镜下去带乙状结肠新膀胱的构建

2002年，Inderbir S Gill教授首次报道了完全腹腔镜下尿流改道术式的初步经验[14]。之后的一段时间里，随着机器人辅助腹腔镜手术的不断发展，世界各地的泌尿外科学者先后报道了各种类型的完全腔镜下尿流改道术，包括完全腹腔镜下的Studer回肠新膀胱、Hautmann回肠新膀胱术、回肠膀胱术（Bricker术）以及盲升结肠可控膀胱术等。在众多的全腔镜尿流改道术中，无一例外地都采用了回肠进行新膀胱构建。

在18年的临床实践经验、近600例开放去带乙状结肠新膀胱术的基础上，经过反复周密的术前设计，我们成功施行了全世界第一例完全腹腔镜根治性膀胱切除术及去带乙状结肠新膀胱术，填补了完全腔镜下乙状结肠新膀胱术的空缺。目前，我院单中心已经成功完成了12例（10例男性，2例女性）完全腹腔镜下去带乙状结肠新膀胱的构建，患者的随访结果显示较开放去带手术有更优的效果，尤其体现在围手术期的快速康复和早期并发症的减少[15]。

为了完成完全腹腔镜下新膀胱构建的目的，我们需要克服两大主要技术障碍，其一是大块膀胱组织标本的无瘤取出，其二是腔镜下的乙状结肠全去带操作。众所周知，膀胱癌属于尿路上皮肿瘤，术中含肿瘤细胞的尿液成分渗漏可能是术后肿瘤复发和转移的源头。因此，术中的无瘤操作显得尤为重要。除了对膀胱周围结构的正确解剖辨识外，我们通常在离断前列腺尖部尿道时采用Hem-o-lok夹封闭尿道断端，以防止尿液外渗造成种植转移。对于

女性患者,我们采用封闭标本袋经阴道取出的方法;对于男性患者,我们采用自制的密闭组织粉碎袋,术中将标本置入袋中,在腹腔镜直视下进行组织旋切,在不破坏肿瘤组织学特性的情况下,将组织分块取出,取出通道则是利用妥善隔离保护的套管针通道,避免肿瘤组织污染。在术后1年的随访结果中,无一例患者出现复发及转移迹象,远期瘤控效果仍需长期的随访结果验证。

乙状结肠全去带是一项比较精细的操作,通常开放手术去带过程约8分钟,而在腔镜下,利用器械进行去带操作看上去似乎是不可能完成的任务。在经过了反复的体外实验和设计后,我们利用气腹压力和乙状结肠肠管组织特性,通过吸引器绑定气囊的方法,保持截取肠管的扩张充盈状态,并在此张力下进行去带操作:首先寻找到乙状结肠浆肌层与黏膜下层间的解剖层面,然后利用气腹的助推力配合腔镜剪刀,有效地促进了去带的进行。随着经验的积累,我们由最开始的35分钟去带过程,逐渐稳定于在20分钟左右完成操作。因此,我们有理由相信,随着技术的进一步改进,这一看似不可能完成的任务将会逐渐成为常规,并可能在机器人辅助腹腔镜下完成。患者远期的肿瘤控制效果及功能恢复情况仍待进一步的随访观察。

实例演示 ➡

第四节　全去带乙状结肠原位新膀胱术实例演示

【适应证】

1. 术前病理确诊膀胱恶性肿瘤或其他不适合保留膀胱的疾病。

2. 膀胱颈、前列腺和尿道无肿瘤侵犯,影像学排除远处转移。

3. 术前肾功能正常,肌酐值低于200μmol/L。

【禁忌证】

1. 乙状结肠长度不足,结肠疾病,结肠炎,乙状结肠憩室炎,乙状结肠炎等。

2. 严重基础疾病或合并症。

3. 术前影像学证据表明膀胱外侵犯和远处转移。

【所需器材清单】

1. 常规手术操作器械,乙状结肠去带操作推荐15号小半圆刀片。

2. 缝线:2-0 Monocryl线,4-0可吸收缝合线,丝线,荷包线等。

3. 一次性管状肠吻合器,切口保护器。

4. 能量平台、外用双极镊。

5. 单J管(可区分左右的双色为佳),硅胶三腔气囊导尿管,硅胶引流管。

【团队要求】

1. 术者具有丰富的腹腔镜根治性膀胱切除术及原位膀胱术经验,能熟练完成手术步骤。

2. 助手2~3人,第1助手需了解手术步骤,能熟练配合手术操作。

3. 围手术期医护团队的教育及加速康复外科(enhanced recovery after surgery,ERAS)团

队的协调配合,加速康复。

【操作步骤】

1. 尿道预缝吻合线(图 16-1)。在膀胱切除之后,可以采用 6 根 2-0 可吸收滑线进行尿道端的预先挂线。经尿道口置入 22F 硅胶尿管后,利用尿管提示方位,分别在尿道 2 点、4 点、6 点、8 点、10 点、12 点处预先缝线并保留缝针,留待随后吻合全去带乙状结肠储尿囊。

2. 双侧输尿管的处理(图 16-2)。适当游离双侧输尿管,以便于之后的吻合操作,注意保护输尿管血运。修剪输尿管残端,剔除冗余的脂肪组织。V 型劈开输尿管头端,深度约 0.5cm,5-0 可吸收线将输尿管断端外翻缝合形成乳头状。置入总长度约 45cm 的 6F 单 J 管,置管深度 20~26cm,5-0 可吸收线妥善固定。

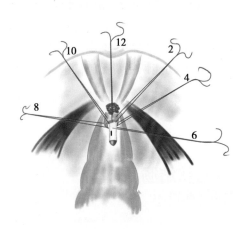

图 16-1　尿道预先缝合 6 根 2-0 可吸收线

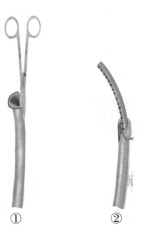

图 16-2　输尿管末端劈开,外翻缝合成乳头

3. 截取乙状结肠肠段(图 16-3)。乙状结肠长度变异较大,根据实际情况,一般可以截取 15~25cm 肠段。乙状结肠系膜并没有小肠系膜那样明显的血管袢,因此在离断乙状结肠肠系膜时,不必像离断小肠系膜那样仔细辨别和保留血管弓。一般采用双极镊或超声刀即可完成系膜的分离,但仍要注意创面的出血情况,必要时丝线结扎出血点。

4. 吻合原乙状结肠(图 16-4)。有条件的单位,推荐采用一次性管状肠道吻合器进行乙状结肠的吻合,恢复消化道的连续性。

为帮助泌尿外科医师熟悉肠吻合器的使用。下面介绍我们经常采用的管状吻合器吻合方法:在荷包钳的辅助下,在乙状结肠近远两个断端分别留置荷包缝线备用。根据乙状结肠的肠道情况,选用适宜口径的吻合器。助手碘伏再次消毒肛门及直肠区域,并妥善扩肛。无需分离管状吻合器的吻切组件和抵钉座,按指示旋转调节旋钮将抵钉座与吻切组件贴合,呈一个整体经肛门纳入。在主刀医师指引下,将抵钉座头部在乙状结肠远处断端露出。旋转调节旋钮将抵钉

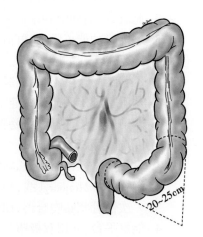

图 16-3　截取 15~25cm 乙状结肠肠段

座远离吻切组件至最远端,拔出抵钉座,拉紧预留的远端荷包线,将远端乙状结肠断端荷包打结固定在吻切组件芯轴底部。将抵钉座置入乙状结肠近处断端,同法打好荷包。将打好荷包的抵钉座的弹簧管对准吻切组件的芯轴插入,听到"咔"声后表明二者连接妥当。旋转调节旋钮使两端组织逐渐靠拢,在此过程中注意防止周围组织的误夹入。当吻合两端调节到组织间隙,吻合器手柄上的指针应处于指示窗的标记区域。此时,可打开保险,握紧吻合器的活动手柄与固定手柄进行吻切。吻切完毕后,放开活动手柄,旋转调节旋钮 2~3 圈,使抵钉座与吻切组件平面松开,轻柔缓慢地将整个器械抽出消化道。此时应检查遗留在器械上的断端残余组织,两端都必须是完整成圈,否则说明吻合不可靠,应予以加强缝合甚至重新吻合等补救措施。

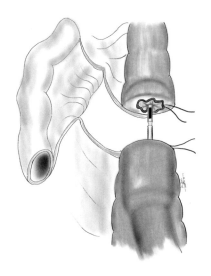

图 16-4　利用肠吻合器恢复乙状结肠连续

　　5. 划出结肠带去除和保留的边界(图 16-5)。用 15号小圆手术刀片在拟构建储尿囊的乙状结肠段上划出边界。具体为:乙状结肠段中点靠下位置,划出硬币大小区域,留作与尿道吻合用;乙状结肠段两端靠下位置,各划出长约 3cm,宽约 1cm 区域,留作与双侧输尿管吻合用;沿乙状结肠系膜边缘分别用刀片在上下两边划线。刀片划线深度宜划透整个肌层,但不要划破肌层下方的内膜层。

　　6. 剔除结肠带(图 16-6)。同样用 15 号小圆手术刀片,剔除乙状结肠段上欲保留区域以外的所有结肠带,注意保持肠道内膜的完整。剔除结肠带时,出血多数出现在两侧系膜边缘,可用双极镊电凝止血。

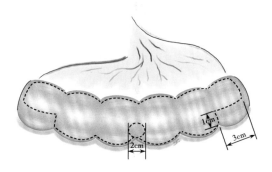

图 16-5　用手术刀片划出乙状结肠去带边界,预留尿道和双侧输尿管吻合处的结肠带

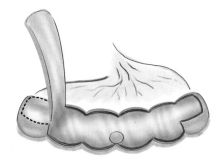

图 16-6　将结肠带按预先划好的界限剔除

　　7. 去带乙状结肠代膀胱的容量测定与修整(图 16-7,视频 16-1)。结肠带剔除完全后,置入无菌胶管,肠钳加组织钳暂时封闭去带乙状结肠代膀胱两端,注射器抽生理盐水经胶管打入,了解代膀胱的容量。根据所截取肠道的长短、管径等的不同,去带乙状结肠代膀胱的容量在 200~500ml 之间。肠道经注水膨隆后,可以较容易地发现张力高的局部肠管,这种情况多由剔除不完全的结肠带造成,此时可用小圆刀片做进一步的修正,以减轻局部张力,获得更大的容量。

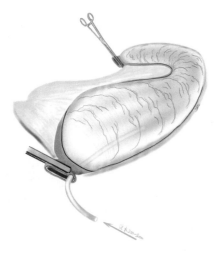

图 16-7　注入无菌盐水测定去带后乙状结肠贮尿囊容量

视频 16-1　全去带乙状结肠新膀胱构建

　　8. 左右输尿管与结肠膀胱的吻合(图 16-8,视频 16-2)。以左侧输尿管为例:在乙状结肠膀胱中点,我们曾预留一块拟与尿道吻合的结肠带,用组织剪在其中央剪出直径约 0.8cm 的小孔。在乙状结肠左侧端,沿中线划开预先保留的结肠带,使之变成两片,并稍作分离,以便两片结肠带中间有足够间隙容纳输尿管。刀片划开这两片结肠带中间靠右端肠道黏膜约 0.5cm,将左侧输尿管乳头从这个切口置入,单 J 管暂时由代膀胱尿道吻合口引出。5-0 可吸收线将输尿管乳头缝入乙状结肠代膀胱内。将输尿管调整至两片结肠带中央,1 号丝线间断缝合两片结肠带包埋输尿管,使输尿管呈"隧道状"通入乙状结肠代膀胱内,起抗反流作用。同法处理右侧输尿管。在乙状结肠代膀胱上切一小口,将左右输尿管单 J 管从此口由内而外引出,5-0 可吸收线缝合切口并固定两根单 J 管。2-0 可吸收线荷包缝合,封闭乙状结

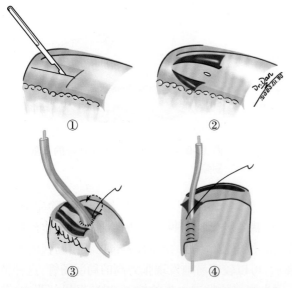

图 16-8　隧道法抗返流吻合输尿管与乙状结肠贮尿囊

视频 16-2　输尿管与全去带乙状结肠新膀胱的吻合

肠代膀胱两端。

9. 去带乙状结肠代膀胱与尿道的吻合(图16-9)。将22F硅胶尿管经乙状结肠代膀胱中央预留的结肠带切口中置入,打8~10ml水囊。整理并妥善排列6根之前预缝合好的尿道缝线,一一缝合到乙状结肠代膀胱吻合口的对应位置(2点、4点、6点、8点、10点、12点)。将乙状结肠代膀胱妥善推入盆腔后,6根缝线依次打结。

10. 去带乙状结肠代膀胱的锚定与腹膜外化(图16-10)。助手用拉钩拉开小肠,显露后腹膜。1号丝线关闭后腹膜裂口,将输尿管恢复到腹膜外位置。缝合腹膜裂隙时,可顺便将乙状结肠代膀胱的左右两端锚定在后腹膜上,使之成为一个稳定的U型位于盆腔内。

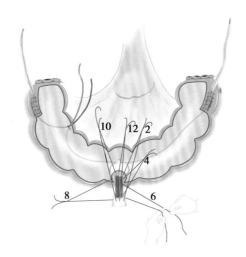

图16-9　利用尿道预缝线吻合乙状结肠贮尿囊与尿道

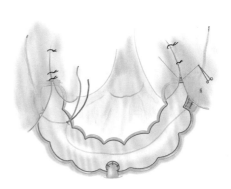

图16-10　去带乙状结肠代膀胱的锚定与腹膜外化

【要点解析】

1. 腹膜外化的处理:膀胱属于间位器官,在完成去带乙状结肠新膀胱后将患者打开的后腹膜关闭,可将新膀胱隔离至腹膜外,保持了膀胱的间位特性,更加贴近于生理特性。

2. 抗反流吻合:乙状结肠的生理学特性不同于回肠,如果没有很好的抗反流机制,患者术后即有可能出现膀胱内高压引起尿液反流,出现腰痛症状。我中心通过长期的临床实践,选择改良Leadbetter方式进行输尿管插植,术后发生肾脏积水的情况大大减少。

3. 保留尿道和输尿管新膀胱吻合口的结肠带和浆肌层组织:新膀胱构建需要去除结肠带及其间的浆肌层组织,但需保留在中点与尿道吻合的地方,以维持一定的弹性和韧度,防止吻合张力过高引起漏尿,而新膀胱两侧输尿管的插植需要包埋进浆肌层,也需要保留一段结肠带及浆肌层组织。

4. 术后的管道护理与康复护理同样重要,秉持ERAS理念,减少管道留置时间,早期活动对患者的预后和功能恢复均有益处。

5. 去带乙状结肠新膀胱术后无需常规冲洗,建议患者出院前行一次预防性冲洗即可,术后可规律服用碳酸氢钠片碱化尿液,以减少黏液的产生。

志谢：本章节内容在编写和视频制作上得到了许鹏医师的大力帮助。袁丹医师为手术步骤绘制了清晰准确的示意图。在此，特向两位医师致以诚挚的谢意。

（陈玢屾）

专家述评

全去带乙状结肠原位新膀胱术是由中国泌尿外科医师在总结前人经验的基础上，并在长期临床实践中建立的一种独创性的术式。这一术式跳出了传统"去管化"操作的窠臼，创造性地采用乙状结肠段非去管化操作，仅去带处理，从而构建原位新膀胱储尿囊。自2000年开始，20年来在全国约120多家医院推广应用，近2 000例患者接受了这一术式。年龄最小的患者为仅9个月龄幼儿，年龄最长者为89岁高龄。实践证明这一术式具有如下优点：

1. 取材容易，构建储尿囊步骤简单、省时（10分钟）。

2. 仅取乙状结肠20cm，较回肠新膀胱取肠段短。去带处理后平均容量可达300ml，接近正常膀胱容量。

3. 术中、术后并发症少且容易处理。术后管理简便，不需要新膀胱造瘘术，不需要常规冲洗新膀胱，有利于快速康复，术后7天可带管出院。

4. 该术式适应性广，无明显年龄限制，也无明显地区限制。不仅适合膀胱恶性肿瘤，也适合不宜保留膀胱的其他病变，如严重的腺性膀胱炎。

5. 该术式远期效果好。去带乙状结肠新膀胱容量长期稳定，不会出现回肠新膀胱常见的膀胱扩张或无力性膀胱等缺点，也极少出现黏液堵塞尿道，不会发生最终需要导尿才能排空膀胱的致命缺点。

6. 该术式因为手术简便、步骤少，更适合微创技术开展，我们已在完全腹腔镜下完成10余例，未来借助机器人辅助腹腔镜手术系统可更好地完成这一步骤。

这一术式是历史上第一个由中国人设计、实施并积累了20年丰富经验的原位膀胱重建手术，我们坚信它在未来将取得更大的成功！

（刘春晓）

参考文献

[1] ARAFAT MIRZAA, ANANYA CHOUDHURYA. Bladder preservation for muscle invasive bladder cancer[J]. Bladder Cancer, 2016(2):151-163.

[2] RICHARD K LEE, HASSAN ABOL-ENEIN, WALTER ARTIBANI, et al. Urinary diversion after radical cystectomy for bladder cancer:options, patient selection, and outcomes[J]. BJU Int, 2014(113):11-23.

[3] RAIMUND STEIN, MARKUS HOHENFELLNER, SASCHA PAHERNIK, et al. Urinary diversion—approaches and consequences[J]. Dtsch Arztebl Int, 2012(109):617-622.

[4] E ALCINI, M PESCATORI, A D'ADDESSI, et al. Multiple transverse taeniamyotomy of the caecum after restorative cystoprostatovesiculectomy for bladder cancer[J]. British J Urol, 1990(4):441-442.

[5] 李虎林,刘春晓,张凤林,等. 去带乙状结肠原位膀胱术50例临床分析[J]. 中华泌尿外科学杂志,2004(5):314-315.

[6] ALIREZA MOINZADEH, INDERBIR S GILL. Laparoscopic radical cystectomy with urinary diversion[J]. Curr Opin Urol, 2004(2):83-87.

［7］KAI XU,CHUN-XIAO LIU,SHAO-BO ZHENG,et al. Orthotopic detaenial sigmoid neobladder after radical cystectomy:technical considerations,complications and functional outcomes［J］. J Urol,2013(190):928-934.

［8］徐亚文,刘春晓,郑少波,等. 去带乙状结肠新膀胱黏膜超微结构研究［J］. 广东医学,2003(11):1213-1214.

［9］刘春晓,郑少渡,许凯,等. 世界首例小儿腹腔镜下根治性膀胱切除全去带乙状结肠原位新膀胱术［J］. 南方医科大学学报,2009(1):105-108.

［10］ABAI XU,BINGKUN LI,HULIN LI,et al. Comparison of Seromuscular Tunnel and Split-cuff Nipple Antireflux Ureteroenteral Anastomosis Techniques in Orthotopic Taenia Myectomy Sigmoid Neobladder:A Prospective Randomized Study［J］,Urology,2013(3):669-674.

［11］A SCHILLING,A FRIESEN. Transprostatic selective cystectomy with an ileal bladder［J］. Eur Urol,1990(4):253-257.

［12］RICHARD E HAUTMANN,JOHN P STEIN. Neobladder with prostatic capsule and seminal-sparing cystectomy for bladder cancer:a step in the wrong direction［J］. Urol Clin North Am,2005(2):177-185.

［13］XU P,CHEN B,XU A,et al. Transurethral Anatomical Enucleation and Resection of the Prostate for Capsule-Preserving Cystoprostatectomy in Selected Patients with Bladder Cancer［J］. World J Urol,2019,37(Suppl 1):81.

［14］GILL IS,KAOUK JH,MERANEY AM,et al. Laparoscopic radical cystectomy and continent orthotopic ileal neobladder performed completely intracorporeally:the initial experience［J］. J Urol,2002,168:13.

［15］XU P,CHEN B,XU A,et al. Completely Intracorporeally Laparoscopic Radical Cystectomy and Orthotopic Detaenial Sigmoid Neobladder:The Initial Experience［J］. World J Urol,2019,37(Suppl 1):102.

第十七章

加速康复外科（ERAS）在根治性膀胱切除术围手术期的应用

临床问题

第一节　加速康复外科的发展历史和在泌尿外科中的应用

加速康复外科（enhanced recovery after surgery，ERAS）是以循证医学证据为基础，通过多模式、多学科的协作方式，有效地优化围手术期处理措施，以期减轻患者治疗过程中生理和心理方面的应激，其根本目的是让患者平稳地度过围手术期并促进其早期恢复正常机能。丹麦的 Henrik Kehlet 教授于 1997 年首次提出 ERAS 理念[1]，随后 2001 年在欧洲成立了 ERAS 研究小组（ERAS study group），并于 2005 年首次发表了第一个 ERAS 临床共识——《结肠切除手术应用加速康复外科的专家共识》。2010 年 ERAS 研究小组改名为 ERAS 协会（ERAS society），旨在国际范围内不断优化和完善围手术期处理的质量，促进患者的快速康复（http://www.erassociety.org）[2]。2007 年，黎介寿院士首次将 ERAS 理念引入中国，于 2015 年成立了中国第一个 ERAS 协作组，举办了第一届中国 ERAS 学术会议，发表了第一个中国加速康复外科领域的专家共识——《结直肠切除应用加速康复外科中国专家共识》。此后，中国多个领域 ERAS 专家共识相继发布，ERAS 在中国进入一个快速推广的上升期。

在泌尿外科领域，优化围手术期临床诊疗路径早在 1994 年就有报道，只不过当时的核心目的是希望通过减少住院时间来降低患者的医疗费用。范德堡大学医学中心（Vanderbilt University Medical Center）第一个报道了他们开展协作诊治路径的经验，通过这种方式可以显著降低开放根治性前列腺切除术患者的住院时间（从 5.7 天降至 3.6 天），并且不增加围手术期并发症。随后对这一路径进一步完善，该中心 90% 的开放根治性前列腺切除术患者可以在术后 3 天出院。这些改进中包括了一些 ERAS 的基本原则（多模式镇痛、早期术后下床活动、早期进食等)。进入 21 世纪后,这一优势更为明显,无论是开放还是微创手术,美国许多医疗中心根治性前列腺切除术后患者的住院时间缩短至 2 天。除了上面提到的 ERAS 基本原则,这一变化还得益于对多个围手术期关键措施的改良,例如避免术前肠道准备、限制麻醉剂的剂量、非甾体类镇痛药的使用等。

尽管是在根治性前列腺切除术围手术期率先开展的 ERAS,不过近十年人们更关注膀胱癌根治性治疗的围手术期管理。根治性膀胱切除术(radical cystectomy,RC)、盆腔淋巴结清扫、尿流改道是肌层浸润性膀胱癌的标准治疗方案,也是泌尿外科最为复杂的手术之一。中位患病年龄高,常有伴随疾病,围手术期并发症高和不菲的医疗费用等意味着患者将面临较大的生理和心理应激,因此 RC 加尿流改道是很好的 ERAS 实施对象。2013 年,ERAS 协会首次发布了 RC 的 ERAS 指南[3];2017 年,林天歆等首次报道了针对 RC 的 ERAS 多中心随机对照研究(randomized controlled trials,RCT)[4];2018 年,我国成立了中华医学会泌尿外科学分会膀胱癌联盟加速康复外科专家协作组并制定《根治性膀胱切除及尿流改道术加速康复外科专家共识》,推动了 ERAS 在泌尿外科领域的应用[5]。

ERAS 已从最初的主要关注缩短住院时间和降低治疗费用发展到提高患者满意度,减少和预防术后并发症以及对手术应激代谢调控机制的研究等方面。但是,纵观 ERAS 在国内发展的 10 余年历史,结合我们的实施和推广经验发现,受传统观念和习惯的束缚以及欠缺多学科合作,ERAS 的实施仍存在诸多困难[6]。未来需要科室、医院、学会和国家等多个层面介入,助力 ERAS 的推广。本章节全面解读 ERAS 流程和分析当前开展 ERAS 工作中遇到的困难,帮助读者制定符合自身医疗条件的 ERAS 流程。

最新进展

第二节　加速康复外科在根治性膀胱切除术中的应用

ERAS 是在其核心理念(多模式止痛;术后早期下床活动;术后早期进食饮水;避免或减少使用鼻胃管;控制性输液,避免过多或过少的液体输注)的基础上逐渐拓展开来的操作流程。国际 ERAS 协会现已发布心脏、结直肠、妇科肿瘤、肝胆、肥胖症治疗、上消化道、骨科、胸科和头颈外科等多个学科的 ERAS 指南。虽然各个学科间的外科治疗存在差异,但是 ERAS 的基本原则大同小异,表 17-1)。

表 17-1　加速康复外科(ERAS)流程中的基本原则

术前

- 细致耐心地准备,评估和调理伴随疾病,停止吸烟和过度饮酒,进行营养筛查。
- 对患者进行充分宣教,告知 ERAS 流程,以及对个体健康和手术康复的影响。
- 避免因为肠道准备和长时间饥饿对营养和肠道功能的影响,正常口服日常药物。
- 提前补充碳水化合物。
- 预防血栓。

续表

术中

- 预防性使用抗生素。
- 尽可能采用微创治疗。
- 避免手术部位放置引流管。
- 仔细做好麻醉计划，旨在使用短效的麻醉药物。
- 多模式镇痛以减少阿片类药物使用（包括硬膜外镇痛）。
- 预防术后恶心呕吐。
- 目标导向液体治疗（支持使用升压药维持血压）。
- 使用温毯、暖风机、术中冲洗液和静脉输液加热等方式确保正常体温。

术后

- 麻醉清醒前拔除胃管。
- 术后早期下床活动（最好术后当天）。
- 术后早期经口进食饮水（最好术后当天）。
- 早期撤除尿管和静脉输液。
- 明确患者每天的目标，包括可能出院日期。
- 多模式的非阿片类药物镇痛。
- 多模式的预防术后恶心和呕吐。

ERAS 协会于 2005 年首次发表了第一个 ERAS 临床共识《结肠切除手术应用加速康复外科的专家共识》，其中包括 22 条 ERAS 项目。2013 年 ERAS 协会通过检索荷兰医学文摘数据库（The Excerpta Medica Database，简称 EMBASE）和 Medline，筛查出 15 篇 RC 的 ERAS 文献，将这 22 条较为成熟的 ERAS 项目与相关文献中的项目进行匹配（表 17-2），发现有 7 条在 RC 中有不同程度的证据等级，包括：术前肠道准备不能改善预后（证据等级：中）；早期拔除鼻胃管能降低并发症率，减少肠道恢复时间和缩短住院时间（证据等级：低）；多普勒超声指导的体液管理可以减少并发症（证据等级：低）；观察到多模式的预防肠梗阻可以促进肠功能快速恢复，例如咀嚼口香糖（证据等级：中）；预防术后恶心呕吐（证据等级：非常低）和微创手术方式（证据等级：低）；术后应该留置输尿管支架管和新膀胱尿管，但最佳留置时间目前还不清楚（证据等级：非常低）[3]。同时，基于证据对每一条 ERAS 项目给出了推荐等级，在此基础上发布了第一个 RC 的 ERAS 指南。随后，一篇泌尿外科 ERAS 系统回顾文献[7]引用 3 项 RCT 研究，将围手术期液体管理[8]、鼻胃管留置[9]和尿管留置[10]的证据等级提高到中级。

目前，国内外 RC 的 ERAS 方案多是在上述框架下开展。随着机器人手术的推广，ERAS 核心理念下的围手术期处理措施在新的手术环境下将会有进一步的优化。不过，应用范围不广泛和证据等级低甚至不可用是国内外 ERAS 实施过程中存在的共性问题。此外，我们也认识到，ERAS 并不是一个固定的操作流程，完全照搬不同医疗体制下的 ERAS 方案并不妥当。全面解读国际公认的 ERAS 指南，以此为模板摸索符合国内医疗环境下的 ERAS 方案，制定适应自身条件的 ERAS 流程，并通过标准化的内部操作流程达到院内的一致性是这一理念成功实施的关键。因此，我们通过详细解读和更新目前 RC 加尿路改道指南下的 ERAS

表 17-2　加速康复外科（ERAS）协会从膀胱切除术和结直肠手术文献中总结出来的
22 条 ERAS 项目，以及各个条目的证据级别和建议等级[3]

ERAS 项目	概要	针对膀胱切除患者的内容	证据等级：膀胱切除/结直肠手术	推荐等级
1. 术前宣教	患者应该接受常规专业的术前咨询和教育。	以口头和书面形式告知手术细节，住院和出院标准；造口教育；患者的期望	暂无/低	强
2. 术前医疗优化	推荐优化术前用药，应考虑患者术前营养支持，尤其是对营养不良的患者。	● 纠正贫血和伴随疾病。 ● 营养支持。 ● 术前 4 周戒烟和减少饮酒。 ● 鼓励体育锻炼。	暂无/中 暂无/高 暂无/中 暂无/非常低	强
3. 术前机械性肠道准备	可以安全地取消术前肠道准备。	/	中/高	强
4. 术前碳水化合物储备	非糖尿病患者应进行术前碳水化合物储备管理。	/	暂无/低	强
5. 术前禁食	建议全麻诱导前 2 小时禁饮，麻醉前 6 小时禁食。	/	暂无/中	强
6. 术前麻醉用药	避免长效镇静剂。	/	暂无/中	强
7. 预防血栓	患者应该穿合身的弹力袜，并给予低分子量肝素预防。对有血栓风险的患者，预防时间应扩展至 4 周。麻醉硬膜外操作与注射低分子肝素需间隔 12 小时。	拟行膀胱切除的患者属于血栓高危人群，应给予长期预防血栓管理。	暂无/高	强
8. 硬膜外镇痛	在缓解疼痛方面，硬膜外镇痛优于阿片类药物，建议持续 72 小时。	/	暂无/高	强
9. 微创手术	最适用；远期肿瘤控制效果待临床试验确定。	/ᵃ	低/中	强
10. 手术部位引流	可以安全地不用放置吻合口和/或盆腔引流管。	因为有术后尿漏的可能，膀胱切除患者可能需要引流管。	暂无/低	弱
11. 预防性抗菌素和备皮	切皮前 1 小时应给予单剂量抗菌素预防。使用洗必泰—乙醇备皮预防/减少手术部位感染。	/	暂无/高 暂无/中	强
12. 标准化麻醉程序	为了减弱手术应激反应，建议维持术中足够的血流动力学，中心和外周的氧饱和度，肌松，麻醉深度以及适当的镇痛。使用短效药物。	/	暂无/中	强

续表

ERAS 项目	概要	针对膀胱切除患者的内容	证据等级：膀胱切除/结直肠手术	推荐等级
13. 围手术期液体管理	液体平衡需要进行心排量的监测，多采用经食道的多普勒超声或者其他方式监测以避免容量过多。对于动脉性低血压建议给予升压药。	高危患者需要密切观察和个体化地进行目标导向性液体管理。多种方法可以达到这一目的，但必须基于准确的临床判断。	低(中*)/高	强
14. 预防术中低体温	术前和术后应该保持正常体温。	对膀胱切除术后，尤其是手术时间延长的患者很有意义。	暂无/高	强
15. 鼻胃管留置	术后不应常规留置鼻胃管。	建议早期拔除。	低(中*)/高	强
16. 留置尿管	对于发生尿潴留的低风险患者，术后第1天可以拔除导尿管。	应该留置输尿管支架和新膀胱的导尿管。输尿管支架管(至少术后5天)和尿管的最佳留置时间目前还不清楚。	非常低(中*)/低	弱
17. 预防术后肠梗阻	多种方式可以改善肠道功能，包括嚼口香糖和口服镁。	/	中/中	强
18. 预防术后恶心呕吐	对存在≥2个风险因素的患者应采用多模式措施预防术后恶心呕吐。	多模式预防。	非常低/低(高危患者等级高)	强
19. 术后镇痛	采用包括硬膜外镇痛的多模式术后镇痛。	/	暂无/高	强
20. 早期活动	应鼓励早期活动。	手术当天2小时后下床。术后第1天6小时后下床。	暂无/低	强
21. 早期经口饮食	早期经口饮食应于术后4小时开始。	/	暂无/中	强
22. 随访	所有患者均应该制定随访和观察预后。	常规随访方案中包括预后、成本效益，依从性和变化。	暂无/低	强

原指南为"腹腔镜/机器人膀胱切除术"，机器人泌尿外科委员会也推荐采用临床试验阶段之外的方法，直到出现有效的长期预后结果，但现已有多中心研究指出微创与开放手术的长期预后后相等，欧洲机器人泌尿外科顾问委员会回顾后提高了证据等级。
* 有文献系统回顾后提高了证据等级[1]

项目,帮助读者深入了解 ERAS 方案,以便开展结合自身中心特点的 ERAS 流程[3,7,11-12]。

第三节 根治性膀胱切除及尿流改道的 加速康复外科项目详细解读

1. 术前宣教 术前对患者及其家属口头和书面宣教很重要,可帮助患者了解手术方案和术后康复,减轻对手术的恐惧及焦虑,同时让术者明确患者的依从性。宣教内容包括手术方式、ERAS 细节、住院时间、出院计划、麻醉方式、造口护理、新膀胱护理等。对于不同尿流改道方式的患者,应分别给予针对性的宣教与指导。对选择原位新膀胱的患者,指导如何进行腹压排尿和盆底肌康复训练以加强控尿;对回肠通道或输尿管造口的患者,指导如何进行造口护理。对于并发症的宣教可以增加患者围手术期配合程度,营养和护理的配合均有助于患者的加速康复。ERAS 协会的调查发现 75% 的医师认为通过多媒体宣教对患者理解手术更有帮助,然而仅有 7% 的医院可以提供教育视频,多媒体宣教模式在未来还有很大的发展空间。

2. 术前医疗优化 膀胱癌患者的中位患病年龄高,经常伴随老年相关疾病(如糖尿病、冠心病、高血压、贫血等),加上初诊会有不同程度的营养不良(危险因素包括老龄、食欲减退、疼痛、新辅助化疗、伴随疾病等),所以术前改善健康状况,调整内科用药和增加营养支持将有助于患者术后快速恢复。

有相当一部分膀胱癌患者吸烟或者有既往吸烟史,已有明确的证据显示重大手术前戒烟能减少围手术期并发症和降低再入院率。对于膀胱癌患者来说,戒烟还可以降低术后肿瘤复发和进展。因此,术前应要求患者戒烟 4~8 周,同时需要控制饮酒,指导患者学习并实施功能锻炼。

还需要特别注意的是患者的术前营养状况,营养不良是增加膀胱切除患者病死率的独立危险因素,有研究显示高达 33% 的 RC 患者术前存在营养不良。围手术期肠内营养支持可以显著减少胃肠道手术的并发症,促进康复,这一效果在 RC 术中也有体现。此外,术前新辅助化疗也会导致患者营养不良。目前,营养风险评分(nutritional risk score,NRS)是欧洲肠外与肠内营养学会官方推荐的最有价值的手术患者营养筛查工具(表 17-3),它根据手术患者的营养不良程度(体重减轻、食物摄入量和体重指数)和疾病严重程度进行评分[13]。对于严重营养不良的患者,术前 7~10 天给予营养支持可减少感染相关并发症及吻合口瘘的发生风险,但并不推荐完全肠外营养支持。

最近的 RCT 研究证实免疫营养(immunonutrition)支持可以增加 RC 患者的免疫抵抗和减少术后感染风险。所谓免疫营养涉及到宿主的免疫系统和炎症反应。相关的 RCT 已经证明,免疫营养(精氨酸、鱼油和核苷酸的一种组合)能正向调节重大手术后的免疫抑制/炎症反应以及宿主防御机制,从而减少住院时间和感染风险。

3. 术前肠道准备 术前肠道准备主要包括饮食准备,机械性肠道准备和药物肠道准备这 3 个方面,最终的目的是:术中减少肠胀气,利于暴露;减少肠道干扰,方便手术;减少肠道损伤风险;避免损伤后引起严重并发症等。传统的涉及肠道的术前饮食准备为术前 3 天进

表 17-3　营养风险筛查评估表（NRS-2002）

一、基 本 资 料			
身高（m）		体重（kg）	
体重指数（BMI）		白蛋白（g/L）	
评 估 项 目		分数	
二、疾 病 状 态			
• 正常状态		0	
• 骨盆骨折、慢性病患者合并以下疾病：如肝硬化、慢性阻塞性肺疾病、长期血液透析、糖尿病、肿瘤		1	
• 腹部重大手术、脑卒中、重症肺炎、血液系统肿瘤		2	
• 颅脑损伤、骨髓移植、重症监护患者（APACHE>10 分）		3	
三、营养状况指标（单选）			
• 正常营养状态		0	
• 3 个月内体重减轻 >5% 或最近 1 个星期进食量（与需要量相比）减少 20%~50%		1	
• 2 个月内体重减轻 >5% 或 BMI 18.5~20.5 或最近 1 个星期进食量（与需要量相比）减少 50%~75%		2	
• 1 个月内体重减轻 >5%（或 3 个月内减轻 >15%）或 BMI<18.5（或血清白蛋白 <35g/L）或最近 1 个星期进食量（与需要量相比）减少 70%~100%		3	
四、年　　龄			
• 年龄≥70 岁		1	
营养风险筛查总分			

备注：
1. BMI = 体重（kg）/ 身高（m）^{2}

　　卧床患者 BMI=14.42–14.63× 身高（m）^{2}+0.61× 上臂围 +0.46× 小腿围

　　APACHE = Acute Physiology and Chronic Evaluation

2. NRS2002 总评分包括三个部分的总和，即疾病严重程度评分 + 营养状态评分 + 年龄评分。

3. 总分≥3 分：患者有营养不良的风险，需营养支持治疗，报告医师，转营养师调整。

　　总分 <3 分：视病情变化评估其营养状况，如放化疗副作用引起进食明显减少、腹部大手术或疾病特殊状况需长期禁食等情况时需评估。

4. 疾病状态：对于表中未明确列出诊断的疾病参考以下标准：

　　1）1 分　慢性疾病因出现并发症而住院治疗；患者虚弱但不需要卧床；蛋白质需要量略有增加，但可以通过口服补充剂来弥补。

　　2）2 分　患者需要卧床，如腹部大手术后，蛋白质需要量相应增加，但大多数人仍可以通过肠外或肠内营养支持得到恢复。

　　3）3 分　患者在重症监护室中靠机械通气支持，蛋白质需要量增加而且不能被肠外或肠内营养支持所弥补，但是通过肠外或肠内营养支持可使蛋白质分解和氮丢失明显减少。

食清淡少渣或无渣饮食，术前1天无渣饮食，而在ERAS流程中仅建议1天的无渣饮食即可。一项机器人辅助完全腹腔镜下尿流改道研究指出，未消化的蔬菜可能会残留在回肠内，致使切开小肠时会出现蔬菜残渣进入腹腔，因此建议术前24小时避免食用蔬菜。

机械性肠道准备包括术前灌肠，术前服用泻剂，如硫酸镁、磷酸钠溶液、聚乙二醇溶液等。这一操作会导致患者水电解质的丢失及紊乱，患者并无获益，还会增加生理应激及术后并发症。在结直肠手术中放弃术前机械性肠道准备已经存在1类证据支持，在回肠膀胱尿流改道研究中，也已有2项前瞻性和1项大型回顾性研究指出肠道准备与否并不影响并发症发生率，住院时间和首次肠蠕动时间。国内目前推荐行膀胱切除尿流改道患者在术前1天服用泻药，如甘露醇、复方聚乙二醇电解质等，不行清洁灌肠，不使用肠道抗生素。但对于严重便秘的患者，建议术前应予充分的机械性肠道准备，并联合口服抗生素。

传统肠道准备要求术前口服不经肠道吸收的抗生素3天，如甲硝唑、庆大霉素、新霉素、红霉素等，近年的研究结果显示，这可能导致菌群失调和维生素K缺乏，破坏肠道自身免疫功能，因此不建议常规使用。

4. 术前碳水化合物储备　术前2~3小时口服无渣的富含碳水化合物的电解质饮料已被证明在不增加麻醉相关并发症的前提下，可以减缓术前饥渴和焦虑，减少因手术及饥饿所致胰岛素抵抗、有效降低手术应激。碳水化合物储备还可能改善术后肌肉力量，促进肠道功能早期恢复和减少住院时间。已有文献支持，术前2小时口服碳水化合物对糖尿病患者群是安全的。

5. 术前禁食　几十年来，患者全身麻醉前被要求午夜后禁食水的主要原因是担心麻醉呛咳引起误吸。实际上，研究证明术前6小时禁食和2小时禁饮不增加麻醉风险，还有助于术后肠道功能的早期恢复。欧洲麻醉协会指出对于可能出现胃排空延迟的患者（如肥胖患者），胃食管返流患者，糖尿病患者以及孕妇也可以安全地执行术前6小时禁食和2小时禁饮。

6. 术前麻醉用药　任何手术都可能引起患者的紧张和焦虑，因此术前使用抗焦虑药物有其必要性。一篇针对术前给予抗焦虑药的Cochrane综述认为，抗焦虑药会减弱患者术后早期的运动和饮食能力。应尽量避免使用长效镇静剂（如地西泮），推荐给予短效镇静剂（如咪达唑仑），老年患者术前应慎用苯二氮卓类药物，以避免术后谵妄。

7. 预防血栓　恶性肿瘤、继往盆腔手术史、术前糖皮质激素使用、新辅助化疗、合并症多及术前高凝状态均是发生血栓的危险因素。血栓栓塞是肿瘤术后30天内导致死亡的最主要原因。研究发现无论哪种手术方式，RC术后深静脉血栓（deep vein thrombosis, DVT）的发生率为4%~8%。因此，必须加强预防血栓的管理。高级别证据表明在盆腔肿瘤术后进行4周低分子肝素治疗，可显著降低DVT发生率，且不增加出血风险。其他的措施包括术后采用机械性的预防抗血栓治疗，如弹力袜、间歇性压力梯度仪等。

8. 硬膜外镇痛　胸段的硬膜外镇痛在开放结直肠手术应用方面已有充足的证据支持，其可抑制应激反应，缓解术后疼痛，加速功能康复和减少心肺并发症。因此，有研究建议针对盆腔手术行持续48~72小时硬膜外镇痛，可经胸10节段给予低剂量芬太尼或吗啡联合布比卡因。不过，还没有前瞻性研究评估硬膜外镇痛在RC围手术期应用中的价值。既往胸段硬膜外镇痛曾作为泌尿外科快速康复流程中的一部分。有研究报道持续至术后第3天的胸9~11阶段硬膜外镇痛可以改善RC预后。但是，硬膜外镇痛会引起周围血管扩张和体位性低血压，这会影响患者的活动和延长住院时间。因此，欧洲机器人泌尿外科委员会绝大多数会员不建议行硬膜外镇痛。

9. 微创手术　开放的 RC 及盆腔淋巴结清扫术是治疗非转移性肌层浸润性膀胱癌的金标准,但该手术并发症发生率高达 64%。以腹腔镜或机器人为主的微创手术具有切口小,镇痛剂量小,术中肠道操作少和失血量少等优势。近年来的研究结果进一步证实,微创手术可以减少炎症和应激反应,减少术后肠梗阻和缩短住院时间。因此,ERAS 方案中推荐采用微创手术方式,只不过还没有 RCT 对比开放、腹腔镜和机器人手术的长期肿瘤学预后。

自 2003 年首次报道以来,越来越多的国内外医疗中心开展机器人 RC 手术。绝大多数报道为回顾性数据或者前瞻性对比研究,高质量的机器人 RCT 研究仍然缺失。尽管有这些限制,从现有的研究中可以看出机器人手术能减少围手术期并发症,缩短住院时间,并拥有相似的短期肿瘤学预后。未来高质量、长期的大数据对比研究将有助于明确上述推论。

10. 手术部位引流　研究证明结直肠手术放置盆腔引流与否并不影响围手术期预后,因此结直肠 ERAS 方案建议手术部位不留置引流。不过,这一方案并不完全适合 RC 手术。由于手术创面大,术后可能会出现淋巴漏、肠吻合口漏、新膀胱吻合口漏等原因,一般需留置盆腔引流管。也有研究指出 RC 术后手术部位的引流可以减少局部感染和缩短住院时间。因此,为避免引流管对肠道功能恢复的影响,术后如无肠瘘和漏尿,且每日引流量 <200ml 时,推荐尽早拔除盆腔引流管。

11. 预防性抗菌素和备皮　在结直肠手术中预防性的抗生素使用和用洗必泰—乙醇备皮以防止切口感染是高证据等级。膀胱切除术属于"清洁—污染"类手术,预防用药抗菌谱应兼顾需氧菌及厌氧菌。欧洲泌尿外科学会推荐在皮肤切开前 1 小时内单次用药,持续至术后 24 小时,对于存在特殊感染或者手术时间长(>3 小时)的可延长至 72 小时。美国泌尿外科学会推荐选择第二代或第三代头孢菌素,或者对于没有危险因素的患者术前 24 小时给予庆大霉素和甲硝唑的组合用药。帕萨迪纳共识小组(Pasadena Consensus Panel)针对机器人辅助腹腔镜膀胱切除手术指出,术后男性和女性的抗生素使用应分别延长至 24 和 48 小时。多个 ERAS 指南均推荐术前用洗必泰 - 乙醇备皮,可防止切口感染。

12. 标准化麻醉程序　ERAS 标准化麻醉程序的目的是通过多种镇痛技术以减少阿片类药物的使用。全麻联合胸段或腰段硬膜外麻醉是推荐的主要麻醉方式,其可以减少阿片类药物使用,减缓应激反应,充分术后止痛,利于患者早期下地活动和促进术后肠麻痹的恢复。使用起效迅速、作用时间短的麻醉剂和短效阿片类药物(如瑞芬太尼),将利于患者术后快速清醒和早期活动。标准化麻醉还涉及术中应激控制、体温管理、液体治疗、控制血糖(应 <10mmol/L)等方面,这些均可能对患者术后转归及康复产生影响。术中还要保证在低潮气量的情况下,给予足够的肺通气以防止峰值气道压造成的气压性创伤。

机器人辅助腹腔镜手术要求患者截石体位联合过度的头低脚高位(Trendelenburg 体位),这会限制麻醉师对患者的观察,还可能会影响患者的心肺脑生理功能和导致并发症(如二氧化碳皮下气肿,压疮,骨筋膜室综合征),因此密切监测和术中团队的良好沟通是减少手术和麻醉并发症的关键。

13. 围手术期液体管理　液体输入过量或不足均可引起内脏血流灌注不足,造成术后器官功能不全和相关并发症,影响患者康复速度。传统方式通过尿量来控制液体入量,而 RC 手术中的液体管理难度在于无法准确监测术中尿量。个体化的目标导向性液体治疗 (goal-directed fluid therapy,GDFT)通过精确的液体管理来优化灌注和氧输送(保持正常生理体液平衡和体内稳态）。一项 RC 术中采用多普勒超声监测体液平衡的 RCT 研究指出 GDFT 可以减少术后肠梗阻和恶心呕吐的发生率。去甲肾上腺素可以通过减少麻醉药对外周血管的扩张来控制术中入液量，显著减少术中出血，减少术后并发症和缩短住院时间。人工胶体平衡盐溶液在有效维持循环容量、减少总入液量、实现围手术期液体零平衡、减少术后并发症等方面具有优势。术中在保证生理需要及血流动力学稳定的前提下，限制液体输入量（尤其是晶体液入量）以减少应激反应及组织水肿，促进术后肠功能的快速恢复。GDFT 在严格控制体液平衡方面有优势，但在控制术中晶体液平衡方面还需要研究。

14. 预防术中低体温　腹腔手术的长时间暴露和麻醉会导致围手术期低体温（<36℃），术中正常体温将有助于防止伤口感染，预防心脏病和出血，减少疼痛和耗氧量。研究结果证明结肠手术中低体温的患者术后并发症发生率较高。尽管还没有单独针对 ERAS 术中体温监测的研究，不过考虑到结肠和膀胱切除术中相似的病生理过程，膀胱切除术中也应常规进行体温监测并采取必要的保温措施，维持核心体温不低于 36℃，同时也须防止体温过高。目前最为有效的加温策略是使用加温毯，加温静脉输液和术中冲洗液。

15. 鼻胃管留置　关于膀胱切除术的随机对照研究结果显示，早期拔除鼻胃管有利于患者肠道功能恢复。一项包括 33 个 RCT 研究的 Cochrane meta 分析结果显示，腹部手术后留置鼻胃管会增加术后并发症，而在结直肠手术中不留置鼻胃管有利于减少发热、咽炎、肺不张、肺炎，以及恶心、呕吐等并发症的发生率，同时不增加吻合口瘘的发生风险。因此，鼻胃管引流仅限于术后长时间肠梗阻的病例，不推荐 RC 术前及术后常规留置胃管。

16. 留置尿管　目前还没有研究评价原位新膀胱术后拔除尿管或者输尿管支架管的最佳时机。胸腹部手术后早期拔除尿管是为了降低尿路感染的发生率，而原位新膀胱术后留置尿管是为了术后每天间歇冲洗新膀胱，避免黏液堵塞。尿流改道后留置输尿管支架可改善上尿路引流，促进肠道功能恢复，减少代谢性酸中毒的发生。因此，RC 术后拔除导尿管和支架管的时机应不影响患者的恢复。国内共识建议行原位新膀胱的患者留置尿管 2 周，并留置输尿管支架外引流，术后如无吻合口瘘，1 周左右拔除；如采用内引流，则术后 1 个月左右拔除。

欧洲机器人泌尿外科委员会对于原位新膀胱患者移除尿管的最佳时间还没有达成一致意见，71% 的成员表示术后需至少留置尿管 14 天。该委员会对回肠膀胱术后移除输尿管支架管的时间也没有达成一致，其中 36% 的成员在术后 5~7 天移除支架管，64% 则选择 8~14 天；对于原位新膀胱患者，32% 成员选择在术后 5~7 天移除支架管，36% 选择 8~14 天，而剩下 32% 的成员认为至少应该留置 14 天。

17. 预防术后肠梗阻　术后肠梗阻是患者延迟出院的主要原因之一，尚无有效防治药物。促进肠道蠕动的药物如胃复安、5- 羟色胺受体拮抗剂、红霉素、非甾体抗炎药、纳洛酮等尚未在研究中显示有效。阿片受体拮抗剂爱维莫潘在 RCT 研究中显示可以术后早期帮助恢复肠功能，并可以缩短住院时间和减少费用。爱维莫潘在机器人辅助腹腔镜膀胱切除手术中也有优势，不过需要注意心血管事件的发生。也有研究指出与开放 RC 相比，机器人手术可以更快地恢复肠功能。

有 4 个 RCT 研究和 2 个前瞻性对照病例研究评估如何预防术后肠梗阻显示，术中液体输入控制、腹腔镜手术、输尿管支架置入等方法可促进术后肠道功能恢复。有 2 项共纳入 162 例膀胱切除术患者的研究评估口香糖的效果后发现，与对照组相比，术后嚼口香糖可缩短首次排气时间和肠蠕动恢复时间，不过在术后并发症和住院时间方面两组没有差异。

国内共识推荐的预防术后肠梗阻的措施包括:不使用或早期拔除鼻胃管;减少阿片类药物使用;避免围手术期液体负荷过重;提倡腹腔镜微创手术;鼓励早进食;咀嚼口香糖及使用爱维莫潘等药物;鼓励患者早期下床活动。对于有严重便秘病史的患者,麻醉复苏前扩肛有助于肠道恢复。

18. 预防术后恶心呕吐(postoperative nausea and vomiting, PONV)　PONV 是术后最常见的不良事件(占 25%~35%),可能导致误吸和出血,是困扰患者术后恢复的最常见原因,也是增加住院时间的主要原因。非吸烟者、女性、有晕动病史和使用阿片类药物的患者是 PONV 的高危人群。此外,术中使用吸入性麻醉,一氧化二氮(笑气)和阿片类药物可能增加 PONV 的发生。采用多模式止吐措施可以有效地减少 PONV 发生。地塞米松对预防 PONV 发生具有安全,有效和廉价的特点。一氧化二氮联合异丙酚也可以减少 PONV 发生,未观察到两者间有显著的药物相互作用。这些药物在预防使用时最有效,可以提高患者的满意度,缩短恢复时间和住院时间,同时降低再入院率。有研究报道,GDFT(通过食管多普勒监测心血管容积)和输尿管回肠吻合处支架管置入也可显著减少 PONV 发生[14]。

19. 术后镇痛　围手术期疼痛管理在加速康复外科中扮演了重要的角色。术后疼痛会影响患者的住院满意度,延长术后住院天数,同时会影响患者的远期生活质量。多模式镇痛的目标是:①有效的运动痛控制[视觉模拟评分法(visual analogue scale, VAS)≤3 分];②较低的镇痛相关不良反应发生率;③加速患者术后早期的肠功能恢复,确保术后早期经口摄食及早期下地。在不影响术后肠道恢复和 PONV 的前提下,最大限度地减少阿片类药物的使用是 ERAS 方案中的重要环节。常用的镇痛方案包括:非甾体抗炎药、罗哌卡因切口局部浸润麻醉、椎管内镇痛、神经阻滞、静脉利多卡因、腹横肌平面阻滞、切口留置导管持续输注局麻药等均是多模式镇痛的组成部分。欧洲机器人泌尿外科委员会推荐以对乙酰氨基酚为基础的镇痛,不建议硬膜外镇痛,这会影响患者术后早期活动。国内针对腹腔镜手术也不推荐术后采用硬膜外镇痛。对于腹腔镜手术后早期恢复饮食的患者,可采用口服药物镇痛。有推荐采用以非甾体抗炎药为基线的镇痛治疗,但其可能会增加吻合口漏的风险。有文献报道可加用辅助镇痛类药物加巴喷丁,但还需要进一步评估。

20. 早期活动　术后有效和及时的镇痛策略可以帮助患者早期活动。早期下床不仅可促进呼吸系统、胃肠系统、肌肉和骨骼、认知水平等多器官系统功能恢复,还可预防肺部感染、胰岛素抵抗、压疮和下肢 DVT 形成等。尽管还没有针对泌尿外科手术早期活动方面的随机对照研究,但其已成为泌尿外科 ERAS 流程中的普遍共识。推荐患者术后恢复清醒即可采用半卧体位或适量床上活动,无须去枕平卧 6 小时。术后第 1 天即可下床活动,设立每日活动目标,逐日增加活动量。

21. 早期进食　传统观念认为早期饮食(术后 24 小时内)会增加肠道并发症的风险,但对胃肠道手术患者的研究已证明早期饮食对术后恢复有加快作用(减少如胰岛素抵抗,增加肌肉功能,加快伤口愈合,减少败血症风险)。对腹部手术患者的荟萃分析显示,术后早期进食患者吻合口裂开、肺炎和死亡的发生率显著降低。早期进食还可以通过刺激胃肠道,减少麻痹性肠梗阻,缩短首次排便的时间,缩短住院时间,不增加并发症的发生率。此外,早期饮食还能通过影响脑 - 肠轴提高术后更高级的认知功能,如感觉和决策。因此,在患者可以耐受的情况下,术后应尽早开始进食,而对于术后 5~7 天不能进食的患者才考虑给予肠外营养。前文提到的营养评估有助于选择术前和术后需要营养干预的患者。

22. 随访　随访是对 ERAS 方案的最重要反馈，是成功实施和改进 ERAS 流程的关键步骤。随访的主要目的包括：①衡量临床结果（发病率，死亡率，住院时间等）；②衡量非临床结果（成本效益，患者满意度等）；③衡量 ERAS 流程的依从性；④尽可能保持 ERAS 理念的灵活性（包括引入新的可用证据和修改多模态概念）。应在保障患者安全的基础上制定可量化、具有操作性的术后随访方案。出院 24~48 小时应电话随访患者术后康复情况。出院 1 个月内应严密随访并建立再入院绿色通道。对于肿瘤控制情况，应按照指南规定内容进行随访。

第四节　加速康复外科开展工作中遇到的困难和对策

ERAS 通过优化术前、术中、术后围手术期处理措施，减轻了围手术期的应激反应，从而使手术患者术后器官功能恢复加快，降低并发症发生率，缩短住院时间。一份调查显示 64% 的泌尿外科专家支持 ERAS 流程在 RC 术中的应用，不过仔细分析这部分医师的 ERAS 方案，发现有超过 50% 的方案中缺两项甚至更多的 ERAS 核心理念，仅有 20% 完全依据 ERAS 协会的指南实施[15]。收集未采用 ERAS 方案的泌尿外科医师意见，可以看到 3 个主要限制 ERAS 实施的原因：①缺乏令人信服的证据；②不相信 ERAS 理念；③缺乏制度上的支持。

最早开展 ERAS 方案的专业之一是结直肠手术，随后越来越多的专业在此基础上逐步开展。尽管 ERAS 的基本原理和基本要素在各专业是一致的，但是不同专业的 ERAS 干预措施会存在一定差异。此外，虽然有越来越多关于膀胱癌根治术的 ERAS 文献发表，但其中可见许多截然不同的结论：有研究认为 ERAS 可以缩短住院时间，可有的认为没有区别；有的发现 ERAS 可以缩短肠道术后恢复时间，而有的则持否定意见；有的认为 ERAS 可以降低再入院率，但有的发现没有差异。可见，ERAS 在不同医院之间的实施也存在差异。因此，对于泌尿外科医师反映的"缺乏令人信服的证据"问题，有必要开展严格设计的研究，评估 ERAS 各项要求对膀胱切除术预后的影响。在现有的知识和证据基础上，还将有新的被循证医学证明的干预措施和技术用于 ERAS 方案。如何将这些措施有效地整合入现有方案，是未来开展 ERAS 的重点。当然，更新后越来越复杂的 ERAS 方案是否会导致实施延迟和依从性降低仍存在争议。

"不相信 ERAS 理念"是 ERAS 推广过程中遇到的最主要挑战，究其根本原因是受传统观念和习惯的束缚。ERAS 是 20 世纪末继损伤控制外科（damage control surgery）和微创外科（minimally invasive surgery）之后外科重要的进展之一，与传统的围手术期处理措施截然不同，是围手术期理念的革新。由于我国受到传统文化的深远影响，对传承多年的习惯难以改变。医学自产生以来就是一门"经验"科学，需要经验的积累，而经验往往更容易束缚人的思想，让人难以接受新的理念。因此，即便是 ERAS 的每一项措施都经过了循证医学的验证，仍然难以挑战传统的理念。解决这一难点可以从单个、简单措施到多个、复杂措施逐渐过渡，逐层深入地开展实施 ERAS 方案。在实施的过程中先从不常规放置鼻胃管、液体管理、多模式镇痛、术后早期下床活动和早期饮水进食这 5 项 ERAS 核心措施开始，不断总结经验，逐层推进。在工作中时刻保持学习的态度,通过学习专家共识,参加学术会议,组织交流经验的方式逐步改变观念,克服传统习惯的束缚,不但要应用ERAS理念,还要在应用过程中结合自己中心的特点建立标准化的内部操作流程,不断改进,不断完善和发展。

现代医学的发展很难仅仅依靠某一个学科或某一专业,要以疾病和患者为中心,改变传统的诊疗模式,开展多学科协作,提升综合诊疗能力,整合医疗资源。ERAS的实施需要通过外科、麻醉、护理、营养、康复等多个学科的协同合作才能完成,需要医院管理部门的支持和协调。"缺乏制度上的支持"实际上会导致院内欠缺多学科协同,而ERAS又是一个多学科的集成创新,每个学科都要在ERAS框架下各司其职,在操作过程中制定优化的ERAS流程,及时沟通并解决争议和矛盾,才能保质保量地实施与完成ERAS。除了医院层面,ERAS的研究和推广需要获得政府的支持,ERAS研究在英国和加拿大已获得国家层面的支持与鼓励,在我国还需要更多的研究证据以获得国家更多的政策支持,为ERAS的发展创建更大的平台与空间。

根治性膀胱切除术加盆腔淋巴结清扫和尿流改道是泌尿外科最为复杂的手术之一,而ERAS作为多技术、多学科的集成创新理念,在根治性膀胱切除术中的应用和推广必然会遇到传统观念的挑战,这就需要泌尿外科医师具备对ERAS临床实践的勇气与决心,也需要具备对外科发展趋势的敏锐观察与判断。ERAS在推广实施过程中,需要医师打破传统观念束缚,发扬多学科协作精神,循序渐进,逐层深入地进行科学研究,并在国家政策的引导下,更好地为患者服务,更好地提升医疗品质。

实例演示

第五节 腹腔镜根治性膀胱切除术、回肠通道术 ERAS 流程示例

【适应证】

1. 肌层浸润性尿路上皮细胞癌:$T_{2\sim4a}$,N_{0-X},M_0。

2. 高危的非肌层浸润性膀胱癌,如T_1G_3尿路上皮细胞癌,BCG治疗无效的原位癌以及反复复发的非肌层浸润性膀胱癌。

3. 膀胱肿瘤电切和膀胱灌注治疗无法控制的广泛乳头状尿路上皮癌和膀胱非移行细胞癌。

【禁忌证】

1. 患有严重的合并症,如心、肺、肝、脑、肾等严重疾病,不能耐受手术。

2. 腹部皮肤或软组织感染、活动性腹腔感染、腹膜炎以及未纠正的凝血机制异常。

3. 膀胱肿瘤侵犯周围脏器或远处脏器转移。

4. 严重的胃肠功能疾病的患者。

【团队要求】

1. 术者具有成熟的腹腔镜根治性膀胱切除术经验,能熟练地完成操作步骤。

2. 主管医师熟悉 ERAS 流程，能详细指导患者顺利完成围手术期 ERAS 步骤。

3. 麻醉医师熟悉 ERAS 流程中对麻醉的要求，在术中严格控制药物及入量。

4. 护理团队可以密切配合医师对患者进行术前宣教和术后辅助活动。

【操作步骤】

1. 术前

（1）术前宣教：术前护理、医师和麻醉分别针对各自的 ERAS 流程对患者和家属进行宣教，介绍 ERAS 各个阶段可能采取的措施和意义，评估患者的依从性，建立良好的沟通关系。

（2）主管医师需要评估患者的一般情况，包括营养状况和伴随疾病，请专科医师会诊，调整内科用药，必要时术前进行营养支持。

（3）术前采用低分子肝素预防血栓，术前 12 小时停药。

（4）采用回肠进行尿流改道无需口服抗生素，术前 1 天给予无渣饮食，可以给予适量的口服泻药，但不建议进行清洁灌肠。对具有严重便秘的患者建议充分机械肠道准备，如口服泻药和清洁灌肠，联合口服抗生素。

（5）术前 6 小时禁食不禁水，术前 2 小时给予碳水化合物（5ml/kg）口服后禁饮。

（6）尽量避免留置胃管。

2. 术中

（1）采用腹腔镜微创手术，减少应激创伤。

（2）给予硬膜外麻醉，缓解应激反应和控制术中麻醉用药量，手术结束后拔出。

（3）术前 30 分钟静脉抗生素，如果手术时间超过 3 小时，可以在术中重复 1 次预防性抗菌药物。

（4）术中使用短效或中效麻醉药物，减少阿片类镇痛药物用量。

（5）术中患者保温（温毯，暖风机，术中冲洗液加热等）。

（6）使用目标导向液体治疗保证出入量零平衡，减少晶体液入量，预防术后肠道水肿。

（7）关闭手术切口前使用罗哌卡因和生理盐水 1∶1 局部浸润麻醉。

（8）留置盆腔引流管。

（9）麻醉清醒后拔出胃管。

（10）麻醉清醒前给予静脉止吐药（托烷司琼）。

（11）留置静脉镇痛，避免阿片类药物（非甾体类镇痛 + 托烷司琼）。

3. 术后

（1）术后无需去枕卧位。

（2）术后镇痛避免采用阿片类药物，VAS 评分超过 4 分给予非甾体类镇痛药（氟比洛芬酯）静脉滴注。

（3）术后 4 小时缓慢坐起，嘱患者咀嚼口香糖，每次 30 分钟，每天 3 次，至术后排气。

（4）术后 6 小时开始饮水，50ml/h；术后第 1 天可改为 100ml/h，排气后进流食，逐渐改变饮食至普食。

（5）术后当天补液量控制在 ≤30ml/kg，避免过量补液。

（6）正常下地活动后摘除抗血栓梯度压力带，术后 24 小时开始予以低分子肝素抗凝。

（7）术后抗生素可根据血常规结果停用（≤术后 3 天）。

（8）出院后 2 周来院门诊进行随访。

【要点解析】

1. ERAS 是以循证医学证据为基础,通过多模式、多学科的协作方式,有效地优化围手术期处理措施,以期减轻患者治疗过程中生理和心理方面的应激,其根本目的是让患者平稳地度过围手术期并促进其早期恢复正常机能。

2. ERAS 是在其 5 项核心理念(不常规放置鼻胃管、液体管理、多模式镇痛、术后早期下床活动和早期饮水进食)的基础上逐渐拓展开来的操作流程。

3. ERAS 并不是一个固定的操作流程,完全照搬不同医疗体制下的 ERAS 方案并不妥当,制定符合自身条件的 ERAS 流程并达到科室内的一致性是成功的关键。

4. 限制 ERAS 在根治性膀胱切除术围手术期应用的主要原因是:①缺乏令人信服的证据;②不相信 ERAS 理念;③缺乏制度上的支持。

5. 根治性膀胱切除术围手术期的 ERAS 管理需要更多的研究证据支持,同时还需要获得不同层面的政策支持,为 ERAS 的发展创建更大的平台与空间。

(瓦斯里江·瓦哈甫)

专家述评

ERAS 是 1997 年丹麦学者 Kehlet 教授首次提出的创新性理念,它以循证医学证据为基础,通过外科、麻醉、护理、营养等多学科协作,有效优化围手术期处理的临床路径,以减轻手术患者的生理及心理创伤应激,帮助患者早日恢复正常机能。在这一诊疗过程中将伴随减少围手术期并发症、缩短住院时间、降低再入院风险和死亡风险,以及节省医疗开支等方面的优势。ERAS 主要包含 5 个最为重要的围手术期措施,即:①多模式的止痛方案,避免或减少阿片类止痛剂的使用;②避免或减少鼻胃管的使用;③术后早期下床活动;④术后早期恢复经口进食、饮水;⑤避免过多或过少的静脉输液等。

在我国,黎介寿院士于 2007 年首次提出 ERAS 理念,2015 年成立了国内第一个 ERAS 协作组。此后,中国多个领域 ERAS 专家共识相继发布,直到 2018 年我国泌尿外科学分会首个 ERAS 专家协作组(膀胱癌联盟)成立并制定了首个专家共识。纵观前十年 ERAS 在国内的发展历程,其推广速度仍非常缓慢。不过,令人鼓舞的是,为推进 ERAS 发展,进一步提高外科诊疗规范化水平和诊疗效率,保障患者医疗安全,2019 年 11 月国家卫生健康委办公厅决定于 2019—2020 年在全国范围内开展 ERAS 试点工作,同时发布《加速康复外科试点工作方案(2019—2020 年)》,ERAS 在我国已经进入一个快速推广的上升期。

根治性膀胱切除术患者是很好的 ERAS 实施对象,尤其是利用肠道进行尿流改道操作,可以很好地借鉴较为成熟的 ERAS 结直肠手术指南。上文中提到 ERAS 实施困难的主要原因是受传统观念和习惯的束缚以及欠缺多学科合作,这个分析还不够深入和系统。首先,ERAS 是针对外科应激规律开展的研究,是理念上的创新;其次,ERAS 需要多学科合作,对流程和临床路径进行研究,是组织管理上的创新;最后,ERAS 是在微创手术,液体管理,多模式镇痛等技术层面进行研究,这是技术上的创新。目前,多数泌尿外科医师更关心技术的创新,而缺少对管理和流程的研究,更缺乏对外科应激代谢调控规律的探究。随着与国外同行的交流越来越密切,我们已清楚地认识到我国与欧美等医学发达国家的差距,不是手术技术和医疗设备上的差距，而更多是在医学理念及管理方面。在这一关键时刻，ERAS研究已获得了国家层面的支持和鼓励，这是我国泌尿外科领域迎头赶上和实现弯道超车的绝佳契机。

ERAS将是根治性膀胱切除术围手术期管理的必然选择。当然，有关ERAS在膀胱癌的研究及应用才刚刚开始，我们还需要不断地进行基础及临床应用研究，达到外科无痛、无风险的最终目标，实现以最小创伤，获得患者最快的康复、最佳的疗效。

（牛亦农）

参考文献

［1］ KEHLET H. Multimodal approach to control postoperative pathophysiology and rehabilitation［J］. Br J Anaesth,1997,78:606-617.

［2］ LJUNGQVIST O,SCOTT M,FEARON KC. Enhanced Recovery After Surgery:A Review［J］. JAMA Surg, 2017,152:292-298.

［3］ CERANTOLA Y,VALERIO M,PERSSON B,et al. Guidelines for perioperative care after radical cystectomy for bladder cancer:Enhanced Recovery After Surgery (ERAS®) society recommendations［J］. Clin Nutr, 2013,32:879-887.

［4］ LIN T,LI K,LIU H,et al. Enhanced recovery after surgery for radical cystectomy with ileal urinary diversion:a multi-institutional,randomized,controlled trial from the Chinese bladder cancer consortium［J］. World J Urol, 2018,36:41-50.

［5］ 中华医学会泌尿外科学分会膀胱癌联盟加速康复外科专家协作组. 根治性膀胱切除及尿流改道术加速康复外科专家共识［J］. 中华泌尿外科杂志,2018,39:481-484.

［6］ 瓦斯里江·瓦哈甫,高建东,刘赛,等. 加速康复外科在腹腔镜根治性膀胱切除术围手术期应用的早期效果［J］. 中华泌尿外科杂志,2018,39:178-182.

［7］ AZHAR RA,BOCHNER B,CATTO J,et al. Enhanced Recovery after Urological Surgery:A Contemporary Systematic Review of Outcomes,Key Elements,and Research Needs［J］. Eur Urol,2016,70:176-187.

［8］ WUETHRICH PY,STUDER UE,THALMANN GN,et al. Intraoperative continuous norepinephrine infusion combined with restrictive deferred hydration significantly reduces the need for blood transfusion in patients undergoing open radical cystectomy:results of a prospective randomised trial［J］. Eur Urol,2014,66:352-360.

［9］ DONAT SM,SLATON JW,PISTERS LL,et al. Early nasogastric tube removal combined with metoclopramide after radical cystectomy and urinary diversion［J］. J Urol,1999,162:1599-1602.

［10］ MATTEI A,BIRKHAEUSER FD,BAERMANN C,et al. To stent or not to stent perioperatively the ureteroileal anastomosis of ileal orthotopic bladder substitutes and ileal conduits? Results of a prospective randomized trial ［J］. J Urol,2008,179:582-586.

［11］ COLLINS JW,PATEL H,ADDING C,et al. Enhanced Recovery After Robot-assisted Radical Cystectomy: EAU Robotic Urology Section Scientific Working Group Consensus View［J］. Eur Urol,2016,70:649-660.

［12］ SAIDIAN A,NIX JW. Enhanced Recovery After Surgery:Urology［J］. Surg Clin North Am,2018,98:1265-1274.

［13］ KONDRUP J,RASMUSSEN HH,HAMBERG O,et al. Nutritional risk screening (NRS 2002):a new method based on an analysis of controlled clinical trials［J］. Clin Nutr,2003,22:321-336.

［14］ PILLAI P,MCELEAVY I,GAUGHAN M,et al. A double-blind randomized controlled clinical trial to assess the effect of Doppler optimized intraoperative fluid management on outcome following radical cystectomy［J］. J Urol,2011,186:2201-2206.

［15］ BAACK KUKREJA JE,MESSING EM,SHAH JB. Are we doing "better"? The discrepancy between perception and practice of enhanced recovery after cystectomy principles among urologic oncologists［J］. Urol Oncol,2016,34:120 e17-21.

第十八章

根治性膀胱切除、尿流改道术患者围手术期护理及随访

膀胱癌是世界范围内高发的恶性肿瘤,发病率位居泌尿系统肿瘤前列,男性恶性肿瘤的第 7 位[1]。肿瘤生长方式不同,采用的手术方式也不同。目前临床上常见的尿流改道手术术式包括:根治性膀胱切除 - 回肠膀胱术、根治性膀胱切除 - 输尿管皮肤造口术及回肠原位新膀胱术。

临床问题

第一节　当前护理服务面临的挑战

随着科学技术的不断革新与医学模式的转变,泌尿外科学新理念、新技术、新设备在科技大潮中不断发展。泌尿外科手术从开放手术到微创手术的发展,可分为三个时代。第一代为开放手术(open surgery),第二代为腔内泌尿外科手术(endourology)和腹腔镜手术(laparoscopic surgery),第三代为机器人手术(robotic surgery)。这一发展得益于微创理念在泌尿外科临床实践中越来越受重视。微创泌尿外科涉及内稳态、应激、免疫、麻醉、手术时间及心理等多个方面,它将患者的诊疗过程视为一个整体、连续的过程,它强调从器官、组织、细胞、蛋白和基因等不同水平调控人体对重大创伤的反应,调动积极的心理活动以诱导机体的良性生理反应,充分发挥机体自我稳定的功能,将手术对患者造成的损伤降到最低。相应的,护理工作也面临新的挑战:①护士需要掌握新技术的特点,及时更新知识,以利于对患者进行宣教,增强患者对护士职业素质的认可;②护理内容需紧跟技术发展,护理侧重点有所转移,如,要更加注重患者的心理护理,使患者在术前和术后具备良好的心态;③术后患者伤口更小,限制活动时间缩短,管路使用时间缩短,患者的住院时间缩短、病房周转率加快。同时,尿流改道手术在泌尿外科手术中,属于复杂性高,并发症多,患者参与度高的手术之一。因此,要求护士在有限时间内完成对患者的相关健康教育指导,以患者需求为基础,个体化提

供高质量的护理服务,减少术后并发症的发生,提高患者术后生活质量。此外,更需要造口专科护士(Enterostomal Therapists,ET)在管理中发挥重要作用;通过开设造口门诊,举办造口联谊会,采用微信等手机应用为患者提供延续性护理。但是,ET 的认证,再认证及使用缺乏国家级别的标准,仍处于探索当中。以上面临的挑战均要求临床护士及专科护士不断更新知识及理念,为患者提供更加优质的护理服务。

最新进展

第二节 根治性膀胱切除患者的围手术期护理

一、术前准备

1. 肠道准备:见其他相关章节。

2. 备皮范围:上至双侧乳头,下至双侧大腿上外 1/3 处,包括会阴部,两侧至腋中线,并清洁脐部。女患者术前行阴道冲洗。

3. 呼吸功能训练:帮助患者肺部扩张及肺功能恢复,避免肺炎。深呼吸方法:吸气时气体由鼻孔吸入,把气体缓缓吸入肺底部,保持 3 秒,然后缓缓呼出。有效咳痰方法:采用半坐姿势或坐起,身体略前倾,进行深而缓慢的呼吸 5~6 次,即深吸气至膈肌完全下降,屏气 3~5秒,继而缩唇,缓慢经口将肺内气体呼出,再深吸一口气后屏气 3~5 秒,身体前倾,从胸腔进行 2~3 次短促有力的咳嗽,咳嗽同时收缩腹肌或用手按压上腹部,帮助痰液咳出。

4. 踝泵运动:①方法:双膝自然伸展,双脚用全力勾脚,脚尖朝向自己至最大限度 10 秒后,脚尖缓缓下压,绷脚至最大限度 10 秒,然后放松。重复 8~10 组,每组练习 3~5 分钟,久卧时每小时练习 1 次。②意义:踝泵运动是通过踝关节的运动锻炼,增加下肢的血液运动,从而带动全身血液循环,达到预防血栓的效果。谨记动作要柔和,尽可能放慢,在不引起疼痛的前提下不限次数。

5. 心理护理:尿流改道手术复杂,需要改变以前的排尿方式,需要患者逐渐接受。同时,患者还会担心手术的安全性,惧怕出现意外,顾虑预后及术后恢复情况。患者容易产生恐惧、焦虑等不稳定情绪,医护人员需要做好心理疏导,鼓励患者倾诉,给予理解、同情及安慰。

6. 行根治性膀胱切除 - 回肠膀胱术或输尿管皮肤造口术前,造口治疗师及经过培训的责任护士要予以造口定位,便于患者日后自行护理。造口定位原则:①患者能够看清楚,便于自己护理;②造口周围皮肤平整,便于造口用品的使用;③造口位于腹直肌处,预防并发症发生;④不影响患者生活。行回肠原位新膀胱的患者,不需要术前手术定位。

7. 手术当日注意事项:如需服用降压药物,可喝一口水服药。摘下手表、手镯、戒指、项链、耳环、眼镜、隐形眼镜、假牙,贴身穿病号服,并穿上抗血栓压力袜,要求穿着平整,不能有褶皱,否则会阻碍血液循环,适得其反。患者等待手术时间长,遵医嘱给予静脉输液,补充电解质等,预防低血糖等发生。

二、术后护理

1. 术后护理常规：根据麻醉方式，耐心讲解术后去枕平卧时间、禁食水时间、如何进行床上活动、如何进行有效咳嗽以及引流管护理方面的健康教育。

2. 责任护士根据医嘱为患者进行药物方面的健康宣教，同时为患者耐心详细讲解禁食水的意义及饮食方面的指导，并制定详细的活动计划帮助患者早期下床活动，减少术后并发症。一般无特殊情况责任护士早上进行晨间护理时，可遵医嘱术后第 1 天搀扶患者下地活动并给予患者引流管护理的宣教。

3. 引流管护理：准确标识，妥善固定，保持通畅，观察记录引流液的颜色、性状、量，发现异常及时报告医师，并协助处理。①输尿管支架管：目的是支撑输尿管、引流尿液。回肠通道术中留置的输尿管支架管一般术后 1~3 个月拔除，输尿管皮肤造口患者需终生佩戴，根据支架管材质进行更换。②盆腔引流管：目的是引流盆腔的积血积液，根据引流液的颜色、性质与量拔除，一般术后 3~5 天。③新膀胱造瘘管：原位新膀胱术后留置膀胱造瘘管，目的是引流尿液及新膀胱冲洗。术后 2~3 周，经造影新膀胱无尿瘘及吻合口无狭窄后可拔除。④尿管：为行原位新膀胱患者留置，目的是引流尿液、新膀胱冲洗及训练新膀胱容量；护理时应经常挤压，避免血块及黏液堵塞。先拔尿管再拔膀胱造瘘管，以防原位新膀胱患者无法正常排尿。

4. 指导患者及家属进行造口护理

(1) 术后第一次更换造口产品由责任护士进行，重点教授患者及家属造口更换流程、附件产品的使用，其中包括如何判断更换时机、如何选择清洗剂、如何裁剪或塑形造口底盘、如何选择和使用附件产品等，并悬挂相应的宣教卡片。具体步骤：①备齐所需物品（造口产品、剪刀、卡尺、温水、小毛巾）；②除去原有的底盘（撕离时要用另一只手按着皮肤，以免损伤皮肤）；③用 0.9% 生理盐水或凉开水清洁造口及周围皮肤，然后擦干皮肤；④用造口卡尺测量造口的大小，一般开口要比造口本身大约 1~2mm；⑤用剪刀将造口底盘中心孔剪至合适大小；⑥撕去造口底盘被面的纸，贴在造口的位置上，轻按底盘使其紧贴于皮肤之上；⑦关闭造口袋的活塞，将造口袋与造口底盘扣好。

(2) 造口产品常见的附件产品及使用方法：①造口护肤粉：有消除红肿、破溃的功效；②皮肤保护膜：单独使用起到保护皮肤，减轻尿液的浸渍；或涂抹护肤粉之后使用，以免底盘粘贴不牢固；③防漏膏：附件产品中的"墙腻子"，围在肠段周边，填平造口周围凹陷；④可塑贴环：也可围在肠段周围，防止排泄物外漏，与防漏膏效果相似，可根据造口形状进行"塑形"，便于患者掌握；⑤防漏条：硬度大于防漏膏，支撑作用更强；填充较深的皮肤凹陷和不平，降低渗漏的风险；⑥粘胶祛除喷雾 / 擦纸：轻柔揭除各类医用粘胶，避免疼痛，有效预防揭除损伤；有效祛除粘胶残留，保护皮肤健康。

(3) 回肠膀胱术和输尿管皮肤造口患者需终生佩戴造口袋。回肠膀胱术：①保持造口周围皮肤干燥，观察造口颜色、高度及血运等；②根据底盘使用情况，及时清洗造口黏液及周围皮肤、更换底盘，保持尿液正常流出；③注意观察输尿管支架管是否堵塞及脱出。输尿管皮肤造口：①更换造口用品时，应注意观察支架管刻度，以免脱出；注意观察支架管是否堵塞，保证有尿液从支架管流出；②根据输尿管支架管使用时间进行更换，一般 3 个月左右更换支架管,应注意避免在季节交替或流感爆发时更换;③更换输尿管支架管后会有血尿情况,无需过度紧张,多饮水即可;更换管路后如有发热,体温≤38℃者,居家期间选择物理降温,体温 >38℃者及时到医院就诊。

(4) 尿路造口并发症的观察和护理

1) 尿酸结晶:由于尿液被碱化,磷酸盐沉积;饮水少,底盘裁剪过大等原因引起。预防及处理措施:①多饮水,喝蓝莓汁;②平时注意饮食酸碱性,进食可提高尿液酸性浓度的食物,如家禽瘦肉、鱼类、花生、玉米、蛋及面食类;③当出现尿酸结晶时,清洗时用水兑白醋擦拭;④应注意造口底盘开口应合适,不宜过大。

2) 造口周围皮肤增生:由于皮肤长期暴露于排泄物中引起,包括两类:①底盘开口孔径过大;②渗漏。预防及处理措施:①正确裁剪或塑形造口底盘;②在专业人士的指导下更换或选择造口产品。

3) 造口旁疝:原因在于:①肥胖或腰围过大;②腹壁肌肉薄弱;③低蛋白血症;④糖尿病、肝肾功能不良;⑤腹压升高的原因(慢性咳嗽、便秘等)。预防措施:①控制体重,避免短时间内腹围剧增;②避免提取重物;③拔除引流管后使用造口腹带,当咳嗽、打喷嚏时用手护住腹部,避免腹压过大;④避免剧烈运动,尤其是增加腹压的运动,如举重、仰卧起坐等;⑤积极治疗造成腹压升高的疾病,如慢性咳嗽、便秘等。选择使用密闭式腹带的方法:①平卧位时肿块消失后再戴腹带,选择卧位时佩戴腹带,切勿站立时佩戴;②睡觉时可以不戴;③及时调整松紧;④号码要合适。

4) 造口回缩:原因在于:①肥胖或术后体重增加过多;②瘢痕存在或粘连形成;③肠系膜较短等原因。预防措施:控制体重,避免增长过快。同时,根据造口治疗师建议选择凸面底盘加腰带,或使用防漏膏、可塑防漏贴环等。

5) 刺激性皮炎:由于刺激物刺激造口周围皮肤引起的,包括:①尿液的持续刺激,底盘裁剪或塑形过程中开口过大、造口产品使用时间过长;②不合适的清洗剂,如肥皂、消毒剂等;③黏合剂(如底盘黏胶)不合适,每次更换时未彻底清除溶胶。预防措施:①底盘裁剪或塑形合适,必要时使用附件产品,以避免渗漏的发生;②根据造口底盘情况更换;③使用温水彻底清洗造口周围皮肤。

5. 原位新膀胱术后排尿护理

(1) 回肠新膀胱内有较多黏液,应早期常规冲洗膀胱,防止黏液积聚成团堵塞尿路。要求至少有 1 名患者家属能够熟练掌握这一技术,以便在患者出院之后能够继续坚持进行。冲洗时,家属需要以无菌皂或洗手液彻底清洗双手或者戴一次性手套。常规使用 50ml 注射器,通过导尿管向新膀胱内快速注射 0.9% 生理盐水,每日 2~4 次(每 6~12 小时),每次60~120ml。如果尿量较少或者可疑有黏液栓时,可增加冲洗频率。

(2) 拔除导尿管后,因新膀胱没有原来膀胱的感觉功能,需要养成定时排尿的习惯。新膀胱在术后早期,容量较小,绝大部分患者都存在漏尿的情况。一般需要几个月的训练时长,等膀胱容量达到 400~500ml,新膀胱扩张到一定大小,它就成为一个低压的储尿囊,此时,恢复自主控制排尿就有很大可能。尤其在术后早期,漏尿很常见。因此,患者可以白天每 2 小时排尿 1 次,晚上设闹钟每 3 小时排尿 1 次。患者必须锻炼,延长排尿间隔从而使膀胱容积逐渐增加到理想容量。需要告知患者,其控尿能力的训练需要 2~6 个月,甚至 1 年时间,才能实现。这个过程因为存在漏尿状态,排尿间隔时间短,往往影响白天,尤其是夜间睡眠,需要有克服这个困难的信心。同时,也提醒患者新膀胱容量不能超过 500ml,因为容量过大,会降低新膀胱的顺应性,导致其张力下降,最终使患者失去控制排尿能力;这会导致患者需长期留置导尿或居家清洁导尿,将严重影响患者的生活质量。

(3) 患者自行排尿的早期可以采用蹲位或者坐位。排尿时要放松盆底肌,然后稍微增加腹压。无论哪种方法,都要求排空膀胱。排尿时,可以通过手压下腹(稍稍用力即可)和向前弯腰协助排尿。无论哪种方法,都要求排空膀胱,因此要监测残余尿量。根据以往患者的经验,推荐蹲位和坐位排尿。

(4) 盆底肌训练[2-3](建议患者从术前开始进行,掌握正确方法)

1) 找到盆底肌:通过"中断小便法(排尿时刻意中断小便的动作,此时起作用的肌肉就是盆底肌肉。此方法不宜常做,每日不能超过 2 次)"或"中断排气法("放屁"时,收缩肛周肌肉,然后放松)"找到盆底肌的位置。开始锻炼的患者,最好选择卧位。

2) 掌握锻炼技巧:收缩盆底肌 3 秒,放松 3 秒。当盆底肌变得强壮时,可以在坐位,站位或行走时,进行盆底肌的锻炼。

3) 集中精力:锻炼时,将注意力仅仅放在盆底肌锻炼上。同时,放松腹部,大腿或者臀部肌肉。锻炼时,避免屏住呼吸,保持自由呼吸;如果做完盆底肌运动后感觉腰酸背痛,说明方法不正确。

4) 锻炼次数:一天 3 次,尽量达到每天锻炼 3~10 组。每组收缩 3 秒,放松 3 秒。将盆底肌锻炼变成日常习惯,例如刷牙时,起床时,睡觉时。

5) 医务人员可以指导患者采取以下方法:①正确收缩盆底肌肉时,会感觉到阴茎根部下降及阴囊上提,在镜子前面进行锻炼时,会观察到阴茎下降及阴囊向上移动。也可以通过触摸阴囊后面的皮肤来判断,会感觉到盆底肌上提。反之,感觉到盆底肌下沉时,说明没有找到正确的盆底肌。②采用生物反馈法指导患者进行锻炼,通过仪器可以了解盆底肌运动。③指诊法,将食指插入肛门 3~5cm,叮嘱患者收缩盆底肌,若手指有被挤压的感觉,表示收缩正常。

6) 注意事项:①养成规律大小便的习惯。多吃一些粗纤维的食品,如蔬菜、粗粮等,保持大便通畅。②多饮水,每日饮水量在 1 500ml 以上,每次在 200~300ml 左右,以少量多饮为原则。尿色比较深时,需要增加饮水量。夜尿次数多时,在睡觉前 1~2 小时尽量少喝水。防止憋尿,减少膀胱炎的发生。少喝有刺激性的饮料,如咖啡、浓茶、可乐等。保持大便通畅。③当发生急迫性排尿感觉时,尽量收紧盆底肌,安静等待,直到急迫性排尿感觉消失,再慢慢步行入厕,不要急匆匆冲向厕所,这样会导致漏尿的发生。④尽量避免提重物,如果要提重物,将重物提起时,同时收紧盆底肌;在从事从椅子站起,伸展,弯腰,咳嗽,打喷嚏等活动之前及期间,尽量收紧盆底肌;排尿后,强有力地收紧盆底肌,可以预防漏尿发生。

(5) 居家清洁导尿:30%~40% 的女性新膀胱患者和 10% 左右的男性新膀胱患者不能获得一个很好的自主排尿功能。一些女性患者最开始几个月具备很好的自主排尿能力,但这种能力可能会缓慢减退,甚至发展为完全无法排尿。如果不能排空新膀胱尿液,那需要学习间断"自我导尿"[4]。患者需要自行准备一根导尿管,从阴茎或者阴道上方的尿道口插入导尿管排空新膀胱尿液。男性插入到尿管的痛感一般来源于穿过尿道前列腺部产生,因男性患者已切除前列腺,此种痛感在术后消失。女性患者自行导尿稍微困难一些,原因在于女性尿道口刚好位于阴道口正上方,距离很近。"自我导尿"是一个清洁操作,不是无菌操作,所以,患者只需要使用洗手液或肥皂将手清洗干净,不需要佩戴手套,然后清洗干净阴茎头或女性外阴。对于包皮较长的男患者,需要提前将包皮翻起,清洗干净包皮及阴茎头后再导尿。女性患者因尿道口朝下,建议在坐便器对面放置镜子,打开双腿端坐,这样可通过镜子看到外阴,清洗外阴后,用一只手翻开阴唇,找到尿道口后插入导尿管导尿。女性尿道短,有专用的女性导尿管,较男用导尿管短,型号多为 10~14F 导尿管。

三、出院时健康教育

1. 指导患者保持心情愉快,去除膀胱癌发病的诱因。

2. 指导患者进食高蛋白、高营养、粗纤维易消化食物,饮水 2 000ml/d 以上,防止大便干燥及便秘。

3. 指导尿流改道术患者佩戴造口袋和自行导尿的方法。

4. 造口患者,不能进行剧烈运动和增加腹压的运动,以免出现旁疝;原位新膀胱患者,在医师许可下,可以进行乒乓球、羽毛球等活动。

5. 造口患者,喜好游泳的,可选择合适的深色、带衬里的泳衣。原位新膀胱患者,可以正常游泳。

6. 造口患者,不能泡澡或泡温泉,但不影响淋浴;①带单 J 管期间需佩戴造口袋淋浴;②回肠造口患者拔除单 J 管后可佩带或不佩带造口用品,淋浴后需擦干皮肤佩带造口用品。原位新膀胱患者,最好也选择淋浴。

7. 指导原位新膀胱术患者每天坚持进行盆底肌训练,直到获得较为满意的控尿能力。

四、定期随访,向患者说明膀胱癌的发病特点,指导其定期复查。

1. 对于回肠膀胱造口和输尿管皮肤造口患者,需要定期门诊复查,出现造口相关并发症时,及时寻求专业人士帮助;同时,按照医师要求定期复查,监测肿瘤复发情况。

2. 对于回肠原位新膀胱的患者更需要按要求定期复查。复查频率:术后 1~2 年每 3 个月随访 1 次,2~5 年每 6 个月随访 1 次,5 年以后每年随访 1 次。定期复查内容包括:①排尿日记:陈述每次排尿量、排尿间隔时间、患者的感觉、每日排尿总次数及总尿量,能客观反映患者的症状。②尿流动力学检查:尿流动力学检查能客观地反映逼尿肌、尿道内外括约肌各自的功能状态及其在储尿、排尿过程中的相互作用。能对下尿路功能状态进行科学、客观及定量的评估(尿动力学检查不是常规使用,只有在必要时才需要,该操作为有创的,检查之后有感染、发热的风险,除非必要,不轻易使用)。③血常规和尿常规、血生化:主要监测患者的白细胞,红细胞,血红蛋白,肌酐,电解质等指标。④泌尿系 B 超:主要进行膀胱容量测定和残余尿测定,同时了解上尿路的情况。⑤泌尿系增强 CT:主要监测是否有肿瘤及淋巴结复发。⑥生活质量:监测患者近 1 周的生活质量。⑦盆腔动态 MRI:反映新膀胱及盆腔周围结构的形态;帮助排尿梗阻者找出梗阻原因及部位;了解肿瘤是否有局部复发。⑧尿流率:评估患者排尿状态,对膀胱出口梗阻的诊断具有筛选作用。⑨血气分析:反映患者是否存在代谢性酸中毒的可能。

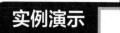

第三节　腹腔镜根治性膀胱切除患者护理实例演示

【适应证】

1. 符合根治性膀胱切除+回肠原位膀胱术适应证。回肠原位新膀胱是一项复杂的手术，对患者的身体情况和自我管理能力均有较高的要求。因此，严格的患者选择对于手术的成功与否尤其重要。建议术前与患者进行充分沟通，详细告知原位新膀胱手术能够给患者带来的获益以及相应的风险；并且需要告知患者在今后的自我管理过程中可能遇到的各种困难[5]。

2. 原位膀胱术能否成功的重要因素是患者是否具有接受长期随访的依从性。患者身心必须健康，能够认识、理解新膀胱，以及清楚新膀胱是如何发挥功能的。如果没有这些先决条件，只能考虑选择其它尿流改道方式。想要获得良好的长期疗效，术后患者管理非常重要。

【禁忌证】

1. 严重的尿道狭窄。

2. 患者不具备生活自理能力。

3. 小肠（回肠）长度不够，或小肠（回肠）本身存在疾病。

4. 尿道括约肌功能障碍。

【所需器材清单】

1. 50ml 注射器。

2. 一次性换药盘。

3. 0.9% 生理盐水 500ml。

【团队要求】

1. 具有回肠原位新膀胱经验的手术团队。

2. 具有回肠原位新膀胱护理经验的护理团队。

3. 随访门诊团队。

【操作步骤】

患者，男性，64岁，主因"TURBT 术后 1 个月"入院。患者 1 个月前因"血尿 1 个半月"于我院行 TURBT 术，术中切除肿瘤及基底送病理。病理检查回报：尿路上皮癌，G_3（高级别尿路上皮癌），广泛浸润黏膜固有层，另送检（肿瘤基底）平滑肌组织未见癌，pT_1。另送检（肿瘤根部）移行上皮及平滑肌组织，局灶黏膜固有层内可见小灶上述肿瘤浸润生长。另送检（后壁异常黏膜）移行上皮黏膜，组织烧灼变性者，部分上皮脱落，部分上皮呈轻度异型性增生。为求进一步治疗，就诊我院，交待病情后，以"膀胱癌"收住我科。患者患病以来，精神、睡眠、饮食均可，无其他不适。术前诊断：膀胱癌 TURBT 术后。

1. 整体护理:患者于手术室全身麻醉下行腹腔镜下根治性膀胱切除＋回肠原位新膀胱术。术中过程顺利,未输血。术后留置皮下引流管、盆腔引流管、新膀胱造瘘管等管路。遵医嘱给予禁食水、补液、抑酸、抗炎、吸氧、持续心电监护等治疗。

2. 早期活动和新膀胱冲洗:术后第 1 天,停止心电监护,吸氧;嘱患者适度下地活动,继续抗炎、补液、静脉营养治疗;开始膀胱冲洗治疗;并加用依诺肝素钠注射液 40mg 皮下注射至术后第 8 天。

3. 饮食及药物方面:术后第 3 天,患者少量饮水;第 4 天,流食;第 6 天,半流食,停用静脉输注抗生素,改用口服抗生素。

4. 管路护理:术后第 1 天,拔除皮下引流管;术后第 8 天,拔除盆腔引流管。出院后,术后 3 周拔除导尿管,术后 4 周拔除新膀胱造瘘管。

5. 出院指导:具体内容见第二节。

【要点解析】

---

1. 术前准备包括肠道准备、备皮范围、呼吸功能训练、踝泵运动、心理护理、手术当日注意事项。

2. 术后护理常规,包括饮食、药物、活动、引流管护理及压力性损伤、下肢深静脉血栓等并发症的发生。

3. 术后需要特别关注新膀胱冲洗。冲洗时,注意不要采用低压持续冲洗法,这样无法将黏液有效冲出,具体内容如下:

(1) 以无菌皂或洗手液彻底清洗双手或者戴一次性手套。

(2) 冲洗时通过导尿管向新膀胱内快速注射 0.9% 生理盐水,每日 2~4 次(每 6~12 小时),每次 60~120ml。如果尿量较少或者可疑有黏液栓时,可增加冲洗频率。

(3) 应用 50ml 注射器。

(4) 注射器抽取 40~60ml 生理盐水。

(5) 如通过三腔尿管或膀胱造瘘管向新膀胱快速注射生理盐水,可以将注射器与导尿管接尿袋端直接连接。

(6) 向新膀胱内注入 60~120ml 生理盐水,进行较快速的冲洗,然后用注射器抽出,有助于去除黏液栓。

(7) 冲洗时,膀胱内积存的黏液可以通过另一通道自然流出;也可以用注射器从导尿管内抽出液体,注意观察黏液(黏液是我们所想要看到的)。

(8) 重复数次,直到再也冲不出黏液。

4. 出院及定期复查:常规术后 3 周拔除导尿管,术后 4 周拔除新膀胱造瘘管,并按照要求定期复查。

（于书慧　黄燕波）

专家述评

根治性膀胱切除术是肌层浸润性膀胱癌的常见治疗方式之一,行该术式的患者会伴有尿流改道。尿流改道术尚无标准治疗方案,目前有多种方法可选。不同的尿流改道方式与术后并发症密切相关,可根据患者的具体情况,如年龄、伴随疾病、预期寿命等结合患者意愿和术者经验慎重选择。总之,保护肾脏、提高患者生活质量是尿流改道的终极目标。

行根治性膀胱切除 - 回肠膀胱术或输尿管皮肤造口患者,均需要终身佩戴造口袋,由于排尿方式及排尿习惯的改变,在一定程度上影响患者的生活质量,特别是手术早期的患者,需要花费时间学习更换造口袋,调整心态接受目前的状态;随着术后时间的延长,术后的并发症可能逐渐产生,例如造口缺血坏死、造口出血、造口水肿、造口狭窄、造口回缩等,患者面临的问题会越来越多,因此,需要依托造口护理门诊,建立患者随访档案,通过造口治疗师提供专业、终身随访,帮助患者尽早学会自我管理,减少并发症的发生。同时,医疗机构可将造口护理相关内容,采用简单、实用、易于理解的方式,通过微信、视频、健康教育手册等媒体传播给患者及家属,尽快帮助其适应"造口人"角色。

原位新膀胱术是目前国外常选用的手术方式,国内也逐渐兴起。患者通过自我锻炼,可以获得与正常人相近的排尿与控尿,最大程度恢复术前的生理状态;不需要佩戴造口袋,外观上与正常人没有差别,不影响个人形象。但是,该术式对患者的自我管理能力要求较高,患者配合能力在一定程度上决定手术是否成功。医护人员需要在术前对患者的自我管理能力进行充分评估,使患者有充分认知。目前,临床中尚缺乏特异性的患者自我管理能力评价工具,需要进一步研发。同时,需告知患者终身随访的重要性,若新膀胱遇到问题,需及时就诊,便于医师尽早处理,以免导致新膀胱失去功能。另外,有些患者如果发生原因不明的新膀胱排尿功能逐渐下降,甚至消失时,需要患者居家自我清洁间歇导尿。这个阶段许多患者难以接受,因此,医护人员不仅要教会患者技术,也要鼓励、安慰患者,给予其人文关怀。

医护人员不仅要关注尿流改道术患者的手术是否成功,降低造口及周围并发症发生率以及再入院率,也要关注患者的生活质量;对患者进行终身随访,提高其自我管理能力,使其尽早回归社会。

(黄燕波)

参考文献

[1] 黄健 . 中国泌尿外科和男科疾病诊断治疗指南［M］. 北京 : 科学出版社 , 2020.

[2] CHANG J I, LAM V, PATEL M I. Preoperative Pelvic Floor Muscle Exercise and Postprostatectomy Incontinence : A Systematic Review and Meta-analysis［J］. Eur Urol, 2016, 69 (3) : 460-467.

[3] Kegel exercises for men : Understand the benefits ［EB/OL］. https://www.mayoclinic.org/healthy-lifestyle/mens-health/in-depth/mens-health/in-depth/kegel-exercises/art-20045074.

[4] NAMBIAR A K, BOSCH R, CRUZ F, et al. EAU Guidelines on Assessment and Nonsurgical Management of Urinary Incontinence［J］. Eur Urol, 2018, 73 (4) : 596-609.

[5] MCALPINE K, LAVALLÉE LT, STACEY D, et al. Development and Acceptability Testing of a Patient Decision Aid for Urinary Diversion with Radical Cystectomy［J］. J Urol, 2019, 202 (5) : 1001-1007.

第十九章

肌层浸润性膀胱癌保留膀胱多学科治疗

膀胱癌是全球第 10 大最常见的恶性肿瘤。在我国,膀胱癌是最常见的泌尿系统恶性肿瘤之一,2015 年数据统计,我国膀胱癌年新发 80 500 例,其中,肌层浸润性膀胱癌(muscle-invasive bladder cancer,MIBC)约占全部膀胱癌的 20%。

根治性膀胱切除术是治疗 MIBC 的传统治疗手段,然而,根治性膀胱切除术术后尿流改道,会导致患者生活质量明显降低。因此,想方设法保留原有膀胱及功能具有重要的临床意义。外科、放疗及化疗多学科治疗(tri-modality treatment,TMT)是保留膀胱的主要手段。其主要模式为经尿道膀胱肿瘤切除术(transurethral resection of bladder tumor TURBT)+ 同步放化疗 ± 挽救性膀胱全切。多项研究已经显示,TMT 可以取得与根治性膀胱切除术相当的总生存率,且 70%~80% 的存活患者可保留原有膀胱及功能。因此,2019 年美国国家综合癌症网络(National Comprehensive Cancer Network,NCCN)指南已经将 TMT 列为 MIBC 的治疗方案之一。

临床问题

第一节　保留膀胱治疗的临床意义

目前,对于 MIBC 传统的治疗手段是根治性膀胱切除术或新辅助化疗 + 根治性膀胱切除术。然而,根治性膀胱切除术术后患者尿流需改道,有终身腹壁造口和原位膀胱重建两种方式。终身腹壁造口后需定期更换腹壁尿袋,带来的问题有:日常活动受限、吻合口狭窄、容易感染、心理负担等。原位膀胱重建也存在很多问题,如:不适合膀胱三角区肿瘤患者、术后需要长期专业的护理和功能训练、功能不佳需手术切除、排空不全需插管导尿、夜间尿失禁及手术操作复杂等。基于以上原因,临床上适合原位膀胱重建的仅限于少数患者。

保留患者原有膀胱及功能具有重要的临床意义。过去数十年,研究者们对单纯 TURBT/

膀胱灌注、部分膀胱切除术、单纯化疗、单纯放疗、TMT 进行了探索。单纯 TURBT/ 膀胱灌注仅适用于单发、肌层微浸润、直径 <2cm 的肿瘤,且其他膀胱壁无原位癌(carcinoma in situ,CIS),体检无可触及肿块,无肾积水。电切术后需联合膀胱灌注,并定期膀胱镜复查。部分膀胱切除术仅适用于膀胱顶壁肿瘤,且周围黏膜无 CIS 的患者。单纯化疗难以达到局部根治,仅适用于辅助治疗。多中心随机分组研究已显示,单纯放疗与同步放化疗相比,尽管总生存率差异无统计学意义,但是局部控制率明显降低,因此,建议单纯放疗仅用于不适合手术或化疗的患者。总之,以上单一学科的保膀胱治疗都不是理想的治疗手段。

膀胱癌的治疗不是某一学科的单打独斗,而需要多学科联合诊治。经过多年的探索,TMT 逐渐成为保膀胱治疗的主要手段。与膀胱全切相比,TMT 在不降低患者总生存率的前提下,使 70%~80% 的患者长期保留了原有膀胱及功能。

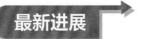
最新进展

第二节　TMT 保膀胱治疗历史与现状

一、保膀胱模式

之前,国际上保膀胱治疗主要有两种模式:欧洲模式和北美模式。目前,两种模式已经逐渐统一。两种模式的主要区别在于北美模式放化疗期间要进行膀胱镜评估,如果膀胱镜评价肿瘤 >T_1,行挽救性膀胱全切术,欧洲模式放化疗期间则不进行膀胱镜评估,直接完成根治性放疗或放化疗。TMT 保膀胱模式具体步骤如下:患者接受最大化 TURBT 后,完成根治性同步放化疗,如膀胱镜评价发现肌层浸润复发(>T_1),选择挽救性膀胱全切术;如评价为 T_a、T_{is}、T_1,选择保守治疗;如评价为 T_0,随访观察(图 19-1)。

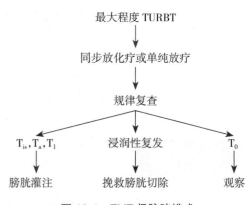

图 19-1　TMT 保膀胱模式

无论是美国还是欧洲,TMT 保膀胱治疗研究的结果均取得了与根治性膀胱切除术相当的总生存率,且大部分长期生存的患者保留了原有膀胱及功能。美国麻省总医院进行的研究显示,1986—2013 年共 475 例 cT_2~$cT_4aN_0M_0$ 患者接受保膀胱治疗,中位随访 7.2 年,5 年总生存率(overall survival,OS)为 57%,而同时期美国西南肿瘤治疗协作组(Southwest Oncology Group SWOG)和北欧尿路上皮癌组(Nordic Urothelial Cancer Group)的临床研究数据显示,新辅助化疗 + 根治性膀胱切除术 5 年总生存率分别为 57% 和 56%[1],TMT 保膀胱治疗与膀胱全切术两者长期生存相当。并且,超过 70% 的长期生存患者保留了自己原有的膀胱和功能。即使 29% 的患者 5 年以后最终接受了挽救性膀胱全切,但是 5 年疾病特异生存率（disease specific survival，DSS）达 52%，患者还有第二次获得根治的机会。欧洲开展 TMT 保膀胱治疗研究比较多的主要在英国、德国等。尤其在英国，放射治疗本身被认为是膀胱癌根治性治疗的手段之一，因此与北美模式不同，放射治疗期间不做膀胱镜评估。Rodal C 等的研究收集 1982—2000 年共 415 例保膀胱患者，中位随访 5 年，显示 5 年 OS 为 51%，5 年保留膀胱患者的 OS 为 42%，可见超过 80% 的长期生存患者保留了原有膀胱[2]。尽管单纯放射治疗在欧洲使用比较多，但是 James ND 等进行的单纯放射治疗与同步放化疗Ⅲ期多中心随机分组研究显示，同步放化疗明显降低了膀胱癌患者的局部复发率[3]。因此，同步放化疗是保膀胱治疗的主要方式，单纯放射治疗主要用于不耐受或拒绝化疗的患者。

二、TURBT

TURBT 是 TMT 保膀胱治疗的"先锋部队"，兼具治疗与诊断的作用。临床医师要在保证安全的前提下，最大程度切除肿瘤组织，减少肿瘤负荷。因为 MIBC 单纯 TURBT 后超过 50% 的患者可再发肌层浸润性病变，所以单纯 TURBT 除减症治疗外，一般作为 TMT 治疗的一部分。

TURBT 不仅可以明确病理诊断和肌层受累情况，还可以评价肿瘤范围，观察超声、CT、MRI 等影像学手段难以发现的病变。特别重要的是，还可以经过膀胱镜置入金属粒子或黏膜下注射碘油标记肿瘤范围，这对于放疗肿瘤靶区的确定至关重要。

三、放射治疗

放疗技术：在保膀胱放射治疗中，调强放射治疗（intensity modulated radiotherapy，IMRT）与图像引导放射治疗（image guided radiotherapy，IGRT）有利于膀胱肿瘤局部或瘤床接受高剂量照射，同时保护正常的膀胱壁及周围组织器官。既往的临床研究多采用的是三维适形放射治疗（three-dimentional conformal radiotherapy，3DCRT）。由于技术的限制，3DCRT 很难实现膀胱肿瘤局部高剂量照射的同时保护正常膀胱壁。IMRT 是在 3DCRT 基础上更进一步的技术发展，可以实现对肿瘤局部高剂量照射，而周围正常组织受量很少。多数 MIBC 肿块都是不规则形状，而 IMRT 最大的优势就是可以实现不规则形状靶区的高剂量照射。

膀胱肿瘤局部或瘤床加量是临床上的难点，而 IGRT 技术可以解决这一难题。目前临床上较为常用的图像引导技术是电子射野影像系统（electronic portal imaging device，EPID）和锥形束 CT（cone-beam CT，CBCT），前者是二维验证，且难以监测到软组织的形态变化，因此已逐步被 CBCT 所替代。CBCT 可以提供三维 CT 图像，对骨性标记显示清晰，相比 EPID 极大提高了软组织的分辨率。因此，可以用于监测每次放疗前的摆位误差或靶区的形变，发现异常及时纠正。此外，超声和磁共振图像引导也逐步应用于临床，超声图像快速便捷、操作容易、安全实时，不仅可以纠正每次放疗间的误差，还可以监测治疗过程中的误差。磁共振图像对软组织的分辨率优于超声和 CT，是图像引导的最佳选择，但是目前的磁共振引导加速器价格昂贵，在国内尚未大规模引入。

照射范围：MIBC 患者需要接受盆腔预防照射。因为膀胱肿瘤一旦侵犯肌层，盆腔淋巴结转移概率会明显上升。Stein JP 等研究者分析了 1 054 例膀胱癌术后患者，其中，246 例发现盆腔淋巴结转移,根据肿瘤侵犯深度计算盆腔淋巴结转移概率分别为:非肌层浸润(pT_0、pT_{is}、pT_a、pT_1)为 5%、pT_2 为 18%、pT_{3a} 为 26%、pT_{3b} 为 46%、pT_4 为 42%[4]。可见,随着肿瘤侵犯深度的增加,盆腔淋巴结转移率增加。因此,对于肌层浸润性膀胱癌,即使影像学检查未见盆腔淋巴结转移,也要考虑行盆腔预防照射。盆腔预防照射范围包括:髂总、髂内、髂外、骶前、闭孔、膀胱周淋巴引流区。尽管在英国膀胱癌放疗常用的是全膀胱照射,但是全膀胱照射时外扩至少 2cm,其实也包括了膀胱周和部分髂内淋巴引流区。

放疗剂量:北京大学第一医院使用的剂量:膀胱肿瘤或瘤床:18Gy/3 次,6Gy/ 次;全膀胱 + 盆腔淋巴引流区 + 前列腺尿道(男性):45Gy/25 次,1.8Gy/ 次。第 1~3 次放疗前,患者通过三腔导尿管等体积生理盐水充盈膀胱,完成肿瘤局部或瘤床的大分割放疗,大分割后可以拔除导尿管,接受后续的全膀胱预防照射,全膀胱放疗前需排空膀胱。

无论 NCCN 指南还是欧洲泌尿外科学会(European Association of Urology,EAU)指南,推荐的剂量均是一个范围,且没有统一。在北美地区,目前常用单次剂量 1.8~2Gy,每天 1 次,也有单次 1.4~1.6Gy,1 天 2 次的超分割方案,盆腔预防总剂量 39.6~50.4Gy,全膀胱 50~54Gy,膀胱肿瘤局部剂量 60~66Gy。该方案中由于缺乏有效的图像引导技术,局部补量时需要外扩较大范围以避免漏照靶区,所以总的放疗剂量难以提升。而在欧洲地区也没有解决膀胱肿瘤的图像引导问题,因此采取了全膀胱照射,总剂量 64Gy/32 次,2Gy/ 次或 55Gy/20 次,2.75Gy/ 次。令人担忧的问题是:全膀胱接受高剂量照射,可能会增加膀胱挛缩的概率。国际上有研究者探索过不同放疗剂量对保膀胱结果的影响。Korpics 等回顾性分析美国癌症数据库 843 例不能耐受手术而接受放射治疗的 MIBC 患者,根据放疗剂量分为 <50Gy、50~59Gy、60~66Gy 和 >66Gy 四组,单因素、多因素分析显示增加放疗剂量可以改善患者的 OS,而亚组分析显示剂量超过 66Gy 并没有进一步改善患者 OS,因此,常规分割照射时总剂量不超过 66Gy[5]。然而,英国最新的研究显示,55Gy/20 次,2.75Gy/ 次方案与 64Gy/32 次,2Gy/ 次相比,尽管总生存率相当,但是局部控制率明显提高,提示增加单次照射剂量可能有利于提高膀胱肿瘤局部控制率。

质子及重粒子治疗:其最大的优势在于可以给予靶区(治疗区)高剂量照射,而肿瘤周围剂量极低。因此,质子及重粒子治疗效果好,副作用小。然而,质子及重粒子设备庞大昂贵、治疗费用高,少数有条件患者可以考虑。Kanuma 等研究者治疗了 72 例 MIBC 患者,使用 X 线全膀胱照射 41.4Gy/23 次后行质子线肿瘤局部补量 36.3Gy/11 次,同步甲氨蝶呤 / 顺铂化疗,中位随访 36 个月,5 年 OS、保膀胱率分别为 71.4%、86.3%,没有 3~4 级晚期直肠反应,3 例患者出现 3~4 级晚期泌尿系反应。

近距离治疗:优点是局部剂量高,缺点是加量区难以确定。建议在国内开展临床研究时,不作为常规应用。该技术在荷兰使用较多。Van Der Steen-Banasik 等研究显示,全膀胱照射 40Gy/20 次后,行近距离局部肿瘤补量 25Gy/10 次治疗 57 例 cT_2 不耐受手术的肿瘤患者,2 例出现 3~4 级急性副作用,2 例出现 3 级晚期副作用。2 年总生存率、无病生存率和疾病特异生存率分别为 59%、71% 和 87%。

四、化疗

北京大学第一医院使用的同步化疗方案为吉西他滨 $100mg/m^2$,每周 1 次。因为膀胱癌患者多数年龄较大、肾功能受损或伴随其他合并症，所以同步铂类化疗方案的使用受到限制。而放疗同步小剂量吉西他滨化疗不仅疗效好，而且使用方便、副作用小。Oh等研究显示，放疗同步小剂量吉西他滨化疗治疗MIBC患者，5年OS、DSS高达76%和82%，且没有观察到3~4度的晚期副作用[6]。

NCCN指南同步放化疗化疗推荐药物有：顺铂/5-FU、顺铂/紫杉醇、5-FU/丝裂霉素、单药顺铂、小剂量吉西他滨等。然而各研究中所用的药物剂量差别较大，因此，指南没有给出具体推荐剂量。Coppin CM等进行的放疗联合顺铂对比单纯放疗的随机分组研究显示，放疗联合顺铂可明显降低患者的盆腔复发率（$P=0.036$；HR 0.50；90% CI 0.29~0.86）[7]。后来的多项TMT保膀胱临床研究都是以顺铂为基础的同步化疗方案[1,8]。考虑到顺铂药物的肾毒性，RTOG 9906、RTOG 0233和RTOG 0524也研究了同步紫杉醇化疗，获得了与同步顺铂相似的OS和DSS[9-11]。James ND等研究了5-FU/丝裂霉素同步放疗对比单纯放疗的随机分组研究，结果显示：同步放化疗组明显降低了患者的局部复发率（$P=0.03$；HR：0.68；95% CI 0.48~0.96），尽管总生存率没有统计学差异，但是同步放化疗组有生存优势[3]。

新辅助化疗、辅助化疗均没有改善TMT保膀胱治疗患者的生存率，因此不作为常规推荐。Zapatero A等进行的随机分组研究，中位随访6年，结果显示新辅助化疗+TMT与单纯TMT比较，并没有明显改善MIBC患者的5年、10年的OS和DSS[8]。研究中所用的新辅助化疗方案为MCV（甲氨蝶呤、顺铂、长春花碱），然而，目前术前常用的新辅助化疗方案GC（吉西他滨、顺铂）是否会改善TMT患者的生存尚无随机研究报道。仅有一项回顾性研究显示，新辅助GC+TMT治疗57例MIBC患者，2年OS、DSS分别为74%、88%。尽管目前尚无关于辅助化疗的随机分组研究报道，但是回顾性研究资料显示，无论单因素分析还是多因素分析均没有显示接受辅助化疗的患者生存获益，且由于毒副作用仅55%~56%的患者能完成全部化疗[1,12]。

免疫治疗（PD-1/PD-L1抗体）可能是未来的方向之一，但是还需要临床研究的结果证实，也不作为临床常规推荐。基础研究显示，尿路上皮癌突变负荷明显高于其他肿瘤，可能更适合免疫治疗。多项研究已经显示，PD-1/PD-L1抗体能显著改善患者的OS[13-14]。因此，PD-1/PD-L1抗体已经被NCCN指南推荐为晚期膀胱癌患者化疗失败或不耐受铂类化疗的首选治疗。关于PD-1/PD-L1联合TMT保膀胱治疗的多项临床研究已经在开展，能否改善保膀胱患者的无病生存率还需要等待未来的研究结果。

五、副作用

多数患者表现为1~2级急性副作用，严重影响生活质量的晚期副作用（3~4级副作用）发生率很低。尽管同步化疗可能会增加副作用的发生，但是患者因为3~4级急性副作用中断放疗的发生率极低，多项研究显示，方案的完成率均在95%以上[9-10]。临床上值得注意的主要是晚期的副作用，一般是指放疗结束后3个月以上出现的副作用。这些副作用主要由放疗引起，主要表现在直肠和膀胱部位，1~2级副作用多数能自愈，真正影响患者生活质量的是3~4级晚期副作用。多项研究显示，直肠、膀胱的3~4级晚期副作用发生率分别在1%~2%、5%~7.5%之间（中位数分别为1.5%、5.8%）[2,8,10,15]。以上研究所用的放疗技术均为3DCRT，由于技术限制，当时照射范围较大，对正常组织的保护欠佳。随着IMRT+IGRT

等先进技术的应用,膀胱癌精准放疗的实施,晚期的直肠、膀胱副作用可能会进一步降低。

六、复发后的治疗

接受挽救性膀胱全切术的患者还可以获得第二次根治的机会。Giacalone NJ 等研究显示,TMT 保膀胱治疗后 5 年的膀胱内非肌层浸润复发率、肌层浸润复发率、盆腔淋巴结转移率及远处转移率分别为 26%、16%、12% 及 32%,部分肌层浸润复发的患者接受了挽救性膀胱全切术,这部分患者的 5 年 DSS 高达 52%[1]。膀胱内的复发主要以非肌层浸润复发为主,大多数患者可以通过 TURBT 的治疗方式处理而不必接受挽救性膀胱全切术。对于肌层复发的患者,在患者身体许可的条件下,推荐行挽救性膀胱全切术。30% 左右的远处转移率提示需要更有效的全身治疗药物,如新型化疗药物或免疫治疗等。

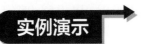

第三节　TMT 保膀胱治疗的实施及思考

【适应证】

TMT 保膀胱治疗为 MIBC 患者提供了一种不降低总生存率同时保留原有膀胱的治疗选择,目前根据现有研究及各大指南推荐,描述比较详细的为 NCCN 指南。从 2019 年 V4.0 NCCN 指南开始,TMT 保膀胱治疗被推荐为 MIBC 患者的首选治疗之一。详见表 19-1。

表 19-1　TMT 保膀胱治疗适应证

分期	推荐	推荐级别
T_{is}、T_a、T_1	不推荐	—
$cT_{2-4a}N_{0-1}M_0$	首选治疗	1 类推荐
$cT_{2-4a}N_{2-3}M_0$	可选治疗	2B 类推荐
cT_{4b} 任何 NM_{0-1a}	可选治疗	2B 类推荐

【禁忌证】

以上是根据 AJCC 第八版 TNM 分期给出的适应证建议,除了考虑 TNM 分期,还要考虑膀胱内肿瘤数量、膀胱的功能、合并症以及既往史等因素。TMT 的禁忌证分为绝对禁忌证和相对禁忌证。

绝对禁忌证包括:

1. 既往盆腔接受过放疗,再次放疗时正常组织尤其是小肠剂量超出正常限量。

2. 合并以下疾病之一:炎症性肠病、半年内发生不稳定充血性心力衰竭或透壁型心肌梗死、急性细菌或真菌感染需静脉抗感染治疗、肝功能异常导致的黄疸或凝血异常、艾滋病等。

3. 怀孕或哺乳期妇女。

4. 性活跃且不愿接受避孕措施的患者。

5. 对所用化疗药物过敏的患者。

相对禁忌证包括：

1. 膀胱内合并广泛 CIS。

2. 膀胱容量 <100ml。考虑到膀胱容量减少可能与肿瘤刺激有关,肿瘤消失后部分患者膀胱容量可改善。

3. 肿瘤数量多、分布广,肿瘤高剂量照射时全膀胱受量高。

4. 合并肿瘤相关肾积水。

【所需器材清单】

1. 膀胱镜手术所需器材。

2. 能完成 IMRT 技术的医用加速器,并配备有 CBCT、超声或核磁图像引导功能。

3. 放射治疗用的体位固定器、膜具。

4. 三腔导尿管。

5. 化疗所用输液器材。

【团队要求】

1. 首先要有膀胱癌诊疗多学科团队,包括泌尿外科、放疗科、化疗科、影像科等。

2. 完善的病例登记、数据记录、病例随访制度。

3. 定期组织膀胱癌多学科会诊及学术活动制度。

【操作步骤】

TMT 保膀胱治疗主要包括最大程度 TURBT、同步放化疗以及治疗后的随访。北京大学第一医院膀胱癌多学科诊疗团队在欧美保膀胱模式的基础上,优化了操作流程,改进了图像引导的方式,在保证全膀胱低剂量预防照射的同时,给予膀胱肿瘤局部高剂量照射。北京大学第一医院保膀胱治疗详细的操作步骤如下(示意见图 19-2):

示例

患者,男,73 岁。

主诉:肉眼血尿 1 个月。

现病史:患者 1 个月余前无诱因出现无痛性肉眼血尿,当地医院超声提示膀胱占位,膀胱镜活检提示:尿路上皮癌。1 个月余前转入我院完善盆腔磁共振检查提示膀胱后壁肿物,侵犯肌层,未见盆腔淋巴结转移。

既往史、个人史及查体:无特殊。

诊断:膀胱尿路上皮癌高级别 $G_3cT_{2-3}N_0M_0$

1. 登记入组　该患者接受了我院膀胱癌多学科诊疗团队的联合会诊,经患者及家属同意并自愿签署知情同意书。

2. 完善检查　完善病理活检或会诊、盆腔 MRI 或 CT、必要的实验室检查(血常规、

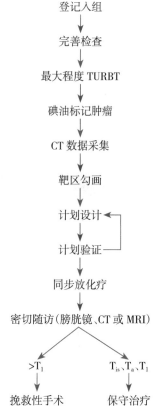

登记入组
↓
完善检查
↓
最大程度 TURBT
↓
碘油标记肿瘤
↓
CT 数据采集
↓
靶区勾画
↓
计划设计 ←
↓
计划验证 ┘
↓
同步放化疗
↓
密切随访(膀胱镜、CT 或 MRI)
↓
>T₁　　Tis、Ta、T₁
↓　　　　↓
挽救性手术　保守治疗

图 19-2　保膀胱治疗详细的操作步骤

肝肾功能、凝血功能、感染筛查、生育期女性完善人绒毛膜促性腺激素（human choionic gonadotropin，HCG）检查等，必要时完善胸腹 CT、骨扫描或全身 PET/CT 检查。

3. TURBT　泌尿外科医师行肉眼可见的最大程度 TURBT，尽量切除所有膀胱内肿瘤，并评估肌层、前列腺等受累情况，详细描述肿瘤分布范围。该患者接受 TURBT，术后病理提示：高级别尿路上皮癌，G3，侵犯肌层。

4. 标记肿瘤　因为 TURBT 后影像学显示肿瘤范围缩小或肿瘤消失，因此，放射治疗前应行肿瘤范围标记。再次膀胱镜检查，并膀胱镜下植入金属粒子或黏膜下注射碘油标记肿瘤范围（见图 19-3A）。

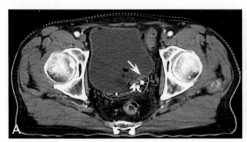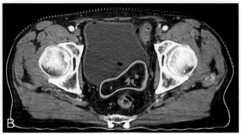

图 19-3　A. 经膀胱镜黏膜下注射碘油（红线）标记瘤床，白色箭头所指为导尿管球囊；B. 红色区域所示 18Gy/3 次大分割补量的瘤床区域

5. 数据采集　膀胱镜下肿瘤范围标记后应在当天行体位固定和 CT 数据采集。CT 数据采集前经尿道膀胱内插入三腔导尿管，用 200~250ml 无菌生理盐水充盈膀胱，并记录充盈体积。CT 数据应在充盈和排空膀胱上分别采集。数据采集完成后根据患者意愿可拔出导尿管。

6. 靶区勾画　膀胱局部瘤床勾画参考碘油标记的范围（见图 19-3A 红线所示范围）。低剂量预防区包括盆腔淋巴引流区 + 全膀胱 + 前列腺尿道（见图 19-4A 蓝线所示范围）。放疗医师在放疗计划系统软件勾画照射靶区，勾画完成后提交治疗计划申请单请物理师设计放疗计划。

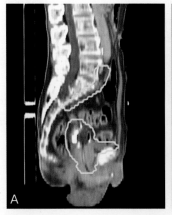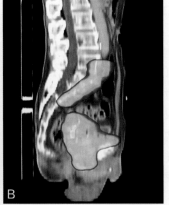

图 19-4　A. 蓝线所示盆腔淋巴引流区范围 + 全膀胱 + 前列腺尿道；B. 蓝色区域所示 45Gy/25 次预防剂量包括的范围

7. 计划设计　放疗科有熟悉放疗计划软件的专业物理师,他们会根据放疗医师提交的靶区范围、剂量要求、正常组织限量条件等来设计放疗计划。计划的设计是一个比较复杂的过程,设计完成后放疗医师会审核计划,必要时物理师会反复修改调整直到放疗医师满意。剂量分布图可参见图 19-3B 和图 19-4B。

8. 计划验证　计算机设计的计划需要医用加速器实际的运行,并用专业的设备和软件评估计划运行的效果。如果计算机设计的计划与实际运行不符,需要重新设计放疗计划,直到符合标准。

9. 治疗实施　经过放疗医师确认、验证后的计划可以用于临床治疗。放疗分为两部分,第一部分为膀胱肿瘤局部大分割照射。患者插入三腔导尿管,等体积无菌生理盐水充盈膀胱,接受 18Gy/3 次大分割照射,大分割照射时 CBCT 纠正摆位误差(参见图 19-5),有条件可行实时超声图像引导监测放疗期间的靶区形变。第二部分为常规分割照射。大分割完成后患者拔出导尿管,每次放疗前排空膀胱,行盆腔 + 全膀胱常规分割照射,剂量 45Gy/25 次。每天 1 次,周一至周五治疗,共 5 周。同步吉西他滨化疗,$100mg/m^2$,每周 1 次。

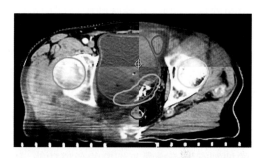

图 19-5　放疗前 CBCT 图像与定位 CT 图像所示膀胱充盈度一致,绿线所示瘤床区域

10. 密切随访　放化疗后 1 个月行膀胱镜、影像学检查,如没有发现复发或残留,第 1 年每 3 月复查 1 次,第 2 年每 4 个月复查 1 次,第 3~5 年每半年复查 1 次,以后每年复查 1 次。

11. 复发处理　如果发现 >T_1 复发或残留,考虑行挽救性膀胱全切术;如果是 T_{is}、T_a、T_1 病变,可考虑保守治疗;盆腔淋巴结复发或远处转移的患者,根据多学科讨论意见决定下一步治疗。

【要点解析】

> 1. TMT 保膀胱治疗是多学科的密切合作。
> 2. 膀胱肿瘤范围的精准定位是局部加量的前提。
> 3. 维持膀胱充盈度的一致性是局部加量的重要保证。
> 4. 大分割放疗放射生物学效应高,有利于膀胱肿瘤的局部加量。

(秦尚彬　高献书)

专家述评

TMT 保膀胱治疗经过研究者们坚持不懈的探索,取得了与根治性膀胱切除术相当的长期生存率,且 75%~80% 患者保留原有膀胱。因此,2019 年 NCCN 指南已经推荐为 MIBC 的治疗方案之一。虽然 TMT 保膀胱治疗取得了如此好的疗效,但是还有很多问题需要进一步深入研究。

膀胱局部复发是常见治疗失败的方式之一,既往由于放疗技术的限制,对于肿瘤局部难以实现高剂量照射。新型放疗技术的不断涌现,如:大分割放疗技术、新型的图像引导技术、质子及重粒子治疗等,使得肿瘤局部精准高剂量照射成为可能。大分割放疗即单次大剂量照射,时间短,局部生物效应高,对肿瘤的杀伤作用明显高于常规分割照射。大分割放疗在肺癌、肝癌、前列腺癌等恶性肿瘤的治疗中已经显示出明显优势,最新研究显示膀胱肿瘤对单次大剂量照射更敏感,局部控制率好于常规分割,因此,膀胱癌的大分割放疗将会是未来趋势之一。磁共振图像引导加速器已经应用于临床,磁共振对软组织分辨率明显优于超声、CT,且安全无辐射,随着磁共振引导技术的进一步完善,将成为膀胱癌精准放疗的重要保障。质子重粒子放射线有 Bragg 峰,可以在肿瘤部位高剂量照射同时,很好地保护肿瘤周围组织器官。因此,在膀胱肿瘤局部加量照射时,质子重粒子的大分割放疗可能是未来的方向之一。

除局部失败外,远处转移也是远期治疗失败的方式之一。目前,加强全身治疗最热门的当属免疫治疗——PD-1/PD-L1 抗体。基础研究显示尿路上皮癌肿瘤突变负荷明显高于其他恶性肿瘤,这提示尿路上皮癌对 PD-1/PD-L1 抗体起效的可能性更高。PD-1/PD-L1 抗体已经成为晚期膀胱癌铂类化疗失败或不耐受化疗患者的首选治疗。理论上,放疗尤其是大分割放疗与 PD-1/PD-L1 抗体具有协同作用。首先,放疗可一过性增加 PD-L1 的表达,PD-1/PD-L1的抑制有助于增强 T 细胞的免疫功能,从而增加放疗的作用;其次,放疗联合 PD-1/PD-L1 抗体有利于增加远隔效应发生率;第三,放疗联合 PD-1/PD-L1 抗体可增强局部的免疫记忆,有助于预防或减少复发。然而,TMT 与 PD-1/PD-L1 抗体的最佳联合方式还没有确定,目前开展的 PD-1/PD-L1 抗体临床研究有多种使用方式,有 TMT 后辅助使用的,也有 TMT 前就开始使用的。究竟如何使用更好,还需要临床数据证实。PD-1/PD-L1 抗体种类繁多,从理论上看,PD-L1 抗体优于 PD-1 抗体,然而,确切的疗效还要有临床数据来证实。目前,PD-1 抗体因上市更早,故临床数据更多。随着多种 PD-L1 抗体相继上市,相信有更多的研究数据会相继发表。也有研究探索放疗联合 PD-1/PD-L1 抗体的保膀胱治疗效果。

总之,随着科学技术的不断进步和新药的相继问世,TMT 保膀胱治疗手段将更加多元和丰富。随着基因检测技术的发展,个体化 TMT 保膀胱治疗可能更加具有针对性,取得更好的疗效。

（高献书）

参考文献

［1］ GIACALONE NJ,SHIPLEY WU,CLAYMAN RH,et al. Long-term Outcomes After Bladder-preserving Tri-modality Therapy for Patients with Muscle-invasive Bladder Cancer:An Updated Analysis of the Massachusetts General Hospital Experience［J］. Eur Urol,2017,71(6):952-960.

［2］ RODEL C,GRABENBAUER GG,KUHN R,et al. Combined-modality treatment and selective organ preservation in invasive bladder cancer:long-term results［J］. J Clin Oncol,2002,20(14):3061-3071.

［3］ JAMES ND,HUSSAIN SA,HALL E,et al. Radiotherapy with or without Chemotherapy in Muscle-Invasive Bladder Cancer［J］. New England Journal of Medicine,2012,366(16):1477-1488.

［4］ STEIN JP,LIESKOVSKY G,COTE R,et al. Radical cystectomy in the treatment of invasive bladder cancer: long-term results in 1,054 patients［J］. J Clin Oncol,2001,19(3):666-675.

［5］ KORPICS M,BLOCK AM,HARKENRIDER MM,et al. The Impact of Radiation Therapy Dose on Survival in Patients with Muscle-Invasive Bladder Cancer:A Population-Based Analysis［J］. Int J Radiat Oncol Biol Phys,96(2):S183.

［6］OH KS,SOTO DE,SMITH DC,et al. Combined-modality therapy with gemcitabine and radiation therapy as a bladder preservation strategy:long-term results of a phase I trial［J］. Int J Radiat Oncol Biol Phys,2009,74(2): 511-517.

［7］COPPIN CM,GOSPODAROWICZ MK,JAMES K,et al. Improved local control of invasive bladder cancer by concurrent cisplatin and preoperative or definitive radiation. The National Cancer Institute of Canada Clinical Trials Group［J］. J Clin Oncol,1996,14(11):2901-2907.

［8］ZAPATERO A,MARTIN DE VIDALES C,ARELLANO R,et al. Long-term results of two prospective bladder-sparing trimodality approaches for invasive bladder cancer:neoadjuvant chemotherapy and concurrent radio-chemotherapy［J］. Urology,2012,80(5):1056-1062.

［9］KAUFMAN DS,WINTER KA,SHIPLEY WU,et al. Phase I-II RTOG study (99-06) of patients with muscle-invasive bladder cancer undergoing transurethral surgery,paclitaxel,cisplatin,and twice-daily radiotherapy followed by selective bladder preservation or radical cystectomy and adjuvant chemotherapy ［J］. Urology, 2009,73(4):833-837.

［10］MITIN T,HUNT D,SHIPLEY WU,et al. Transurethral surgery and twice-daily radiation plus paclitaxel-cisplatin or fluorouracil-cisplatin with selective bladder preservation and adjuvant chemotherapy for patients with muscle invasive bladder cancer (RTOG 0233):a randomised multicentre phase 2 trial［J］. Lancet Oncol,2013,14(9):863-872.

［11］MICHAELSON MD,HU C,PHAM HT,et al. A Phase 1/2 Trial of a Combination of Paclitaxel and Trastuzumab With Daily Irradiation or Paclitaxel Alone With Daily Irradiation After Transurethral Surgery for Noncystectomy Candidates With Muscle-Invasive Bladder Cancer (Trial NRG Oncology RTOG 0524)［J］. Int J Radiat Oncol Biol Phys,2017,97(5):995-1001.

［12］COEN JJ,ZHANG P,SAYLOR PJ,et al. Bladder Preservation With Twice-a-Day Radiation Plus Fluorouracil/Cisplatin or Once Daily Radiation Plus Gemcitabine for Muscle-Invasive Bladder Cancer:NRG/RTOG 0712-A Randomized Phase II Trial［J］. J Clin Oncol,2019,37(1):44-51.

［13］ROSENBERG JE,HOFFMAN-CENSITS J,POWLES T,et al. Atezolizumab in patients with locally advanced and metastatic urothelial carcinoma who have progressed following treatment with platinum-based chemotherapy:a single-arm,multicentre,phase 2 trial［J］. Lancet,2016,387(10031):1909-1920.

［14］BELLMUNT J,DE WIT R,VAUGHN DJ,et al. Pembrolizumab as Second-Line Therapy for Advanced Urothelial Carcinoma［J］. N Engl J Med,2017,376(11):1015-1026.

［15］EFSTATHIOU JA,BAE K,SHIPLEY WU,et al. Late pelvic toxicity after bladder-sparing therapy in patients with invasive bladder cancer:RTOG 89-03,95-06,97-06,99-06［J］. J Clin Oncol,2009,27(25):4055-4061.

第二十章

晚期尿路上皮癌药物治疗

第一节 晚期膀胱癌药物治疗的现状

膀胱癌是泌尿系统最常见的恶性肿瘤之一,具有易复发、易转移的特点。在世界范围内,根据美国癌症协会2020年发布的癌症统计数据[1],男性膀胱癌发病率居全身肿瘤的第4位,女性排在第10位之后。在中国,男性膀胱癌发病率排第7位,女性排在第10位以后,并且近年来发病率有逐步上升的趋势。

膀胱癌的病理类型主要为尿路上皮癌(90%),其他少见的亚型包括鳞状细胞癌、腺癌和小细胞癌等。根据分期及预后的不同,膀胱尿路上皮癌可分为非肌层浸润性膀胱癌(non-muscle-invasive bladder cancer,NMIBC)和肌层浸润性膀胱癌(muscle-invasive bladder cancer,MIBC)。约25%膀胱癌患者初诊时为MIBC,主要采取手术、化疗、放疗等综合治疗。约50%的MIBC患者在接受根治性膀胱切除术术后2年内复发,10%~15%的患者诊断复发时合并有远处转移。转移是膀胱癌患者死亡的重要原因之一。转移性膀胱癌患者的中位生存期仅为12~14个月[2],过去只能依靠传统的化疗或放疗。

基于顺铂的联合方案是标准疗法,一线化疗方案包括吉西他滨+顺铂(gemcitabine and cisplatin,GC),甲氨蝶呤+长春碱+多柔比星+顺铂联合方案(methotrexate,vinblastine,doxorubicin and cisplatin,MVAC),或粒细胞集落刺激因子辅助的剂量密集MVAC方案。GC和MVAC方案相比,客观反应率和总生存期相似,脱发、黏膜炎和中性粒细胞减少的发生率较低,但贫血和血小板减少的发生率更高[3]。由于顺铂肾毒性较大,约30%患者由于肾功能损害或是基础状态较差不能接受以顺铂为基础的化疗方案。对于顺铂不耐受的患者,可以选择卡铂[4]。

目前也有许多研究评估非铂类的化疗方案,如紫杉类、培美曲塞、长春氟宁等。铂类治疗失败后使用二线化疗方案总体效果不佳。Bellmunt 等[5]研究表明长春氟宁的挽救治疗可显著改善患者的客观反应率、无进展生存期和总生存期。主要不良反应为中性粒细胞减少、贫血、乏力和便秘。目前在欧洲获批用于转移性膀胱癌的二线治疗。二线及后续治疗中广泛应用紫杉类药物,有效率 5%~19%,中位生存期 6.5~7.2 个月[6-7],多西紫杉醇疗效与其类似[8]。将紫杉醇加入标准一线治疗方案的系列研究荟萃分析表明,含紫杉醇的方案中位总生存期(overall survival,OS)有延长趋势(P=0.056),但同时也带来更强的骨髓抑制副作用[9]。因此,紫杉醇的联合方案可能适合于经过选择的部分患者。目前二线化疗的最佳方案仍无明确推荐。

自 2016 年以来,美国食品药品监督管理局(Food and Drug Administration,FDA)先后批准了 5 种程序性死亡受体/配体 1(programmed cell death-1,PD-1;或 programmed cell death-ligand 1,PD-L1)单抗用于晚期膀胱癌的二线治疗,分别是阿特珠单抗(atezolizumab),纳武单抗(nivolumab),帕博利珠单抗(pembrolizumab),度伐单抗(durvalumab)和阿维鲁单抗(avelumab)。其中帕博利珠单抗和阿特珠单抗还被批准用于不能耐受顺铂化疗的 *PD-L1* 表达阳性患者的一线治疗。靶向治疗针对 *FGFR2/3* 突变的厄达替尼(erdafitnib)和抗体偶联药物 enfortumab vedotin 也已被美国 FDA 批准用于转移性膀胱癌。国内的特瑞普利单抗(toripalimab)和替雷利珠单抗(tislelizumab)也在尿路上皮癌中进行了临床试验。为进一步提高治疗的有效率、改善晚期膀胱癌患者的生存,选择合适的患者接受免疫治疗、探索新的联合治疗方式提高有效率以及寻找新的靶向治疗药物是目前的发展方向。

最新进展

第二节 晚期膀胱癌免疫治疗的进展

一、免疫单药治疗

2011 年第一个免疫检查点抑制剂(immune checkpoint inhibitors,ICIs)细胞毒 T 淋巴细胞抗原 4(cytotoxic T lymphocyte associated antigen 4,CTLA-4)单抗 ipilimumab 获批黑色素瘤适应证,开启了肿瘤免疫治疗的新时代。PD-1/PD-L1 单抗在各个瘤种相继取得一定的疗效。

1. Atezolizumab IMvigor210 研究分为两个队列,首先进行的队列二入组铂类化疗失败的转移性尿路上皮癌患者,全组患者的客观反应率(objective response rate,ORR)为 15%,完全缓解率(complete response,CR)为 5%,中位总生存时间(overal survival,OS)为 7.9 个月,中位随访 11.7 个月,84% 患者仍处于持续应答状态,在 PD-L1 IC2/3(PD-L1 表达 >5%)的患者中,ORR 为 27%,CR 为 11%,中位 OS 11.4 个月[10]。基于该研究,atezolizumab 被批准用于铂类治疗失败后的晚期膀胱尿路上皮癌的二线治疗。但在随后进行的 IMvigor211 随机对照Ⅲ期研究中,与常规化疗(紫杉醇、多西他赛、长春氟宁)组相比,PD-L1 阳性患者总生存未见明显差异(11.1个月 vs 10.6个月,HR 0.87,P=0.41),未达到改善 PD-L1 阳性人群生存的主要研究终点。探索性研究终点意向治疗(intent to treat,ITT)人群的反应率和生存有所改善[11]。

IMvigor210 研究的队列一入组不能耐受铂类化疗的患者,给予 atezolizumab 一线治疗。中位随访时间 14.4 个月,ORR 为 23%,CR 为 9%,肿瘤浸润性免疫细胞 PD-L1 表达阳性(IC2/3)患者的 ORR 为 28%,稍高于 PD-L1 表达阴性的患者(21%)。28 例治疗有效的患者中,75% 截至分析时未出现进展,中位 OS 达到 15.9 个月[12]。基于该研究,美国 FDA 批准 atezolizumab 用于一线治疗不能耐受顺铂的 PD-L1 阳性转移性尿路上皮癌患者。

2. Pembrolizumab KEYNOTE045 研究是将 pembrolizumab 与化疗(紫杉醇、多西他赛或长春氟宁)对照用于既往铂类治疗进展的晚期膀胱癌患者的随机对照Ⅲ期临床研究[13],主要研究终点为 OS 和疾病无进展生存期(progression-free survival,PFS)。结果显示,pembrolizumab 组有显著获益。免疫治疗组和化疗组患者的中位 OS 分别为 10.3 和 7.4 个月,中位 PFS 为 3.3 和 2.1 个月,ORR 分别为 21.1% 和 11.4%。使用 ≥10% 组合阳性评分(combined positive score,CPS)——一种基于 PD-L1 肿瘤细胞和浸润免疫细胞相对于总的肿瘤细胞数的百分比的评分,pembrolizumab 对化疗的 OS 益处与 PD-L1 表达未见显著相关性。基于该研究,美国 FDA 于 2017 年 5 月批准其用于铂类治疗失败后的晚期膀胱尿路上皮癌的二线治疗。KEYNOTE045 研究是唯一一项随机对照获得晚期膀胱癌二线治疗阳性结果的Ⅲ期研究,故 pembrolizumab 的证据级别为 NCCN 指南的 1 级推荐。

KEYNOTE052 研究为一项用于晚期膀胱尿路上皮癌的单臂Ⅱ期临床研究[14]。该研究入组不能耐受顺铂治疗的初治晚期膀胱尿路上皮癌患者。370 例患者接受治疗,ORR 为 29%,CR 为 7%,临床获益率 47%。患者出现疾病缓解的平均时间为 2 个月,中位随访 8 个月,74% 患者持续缓解,中位持续缓解时间未达到。基于该研究,美国 FDA 批准 pembrolizumab 用于一线治疗不能耐受顺铂的 PD-L1 阳性转移性尿路上皮癌患者。

3. Nivolumab Checkmate032 研究为 nivolumab 治疗既往铂类化疗进展的Ⅰ/Ⅱ期临床研究[15]。78 例患者接受 nivolumab 治疗,ORR 为 24.4%,中位 PFS 为 2.8 个月,中位疗效持续时间 9.4 个月,中位 OS 为 9.7 个月。其后进行的 Checkmate275 研究入组 270 例接受过铂类为基础治疗失败的转移性膀胱癌患者,中位随访时间 7 个月,整个人群的 ORR 约为 20%,肿瘤 PD-L1 表达为 5% 的患者 ORR 为 28.4%,中位 OS 为 8.7 个月[16]。基于该研究,美国 FDA 批准其用于治疗铂类化疗期间或之后疾病进展的局部晚期或转移性膀胱癌患者。

4. Durvalumab Durvalumab 为 PD-L1 单抗,在Ⅰ/Ⅱ期临床试验中对铂类难治性尿路上皮癌(urothelial carcinoma,UC)患者也表现出有意义的临床疗效,共入组 191 例既往铂类化疗后进展的局部进展或转移性尿路上皮癌(metastatic urothelial carcinoma,mUC)患者,ORR 为 17.8%,其中 PD-L1 高表达患者 ORR 为 27.6%,而 PD-L1 低表达或阴性表达患者 ORR 为 5.1%;中位 PFS(mPFS)与中位 OS(mOS)分别为 1.5 个月和 18.2 个月,1 年生存率达到 55%[17]。基于这些结果,美国 FDA 已批准 PD-L1 抑制剂 durvalumab 用于治疗在含铂化疗期间或之后有疾病进展,或者在含铂化疗的新辅助或辅助治疗的 12 个月内出现疾病进展的局部晚期或转移性膀胱癌患者。

5. Avelumab Avelumab 为 PD-L1 单抗,其用于晚期膀胱尿路上皮癌铂类治疗失败后的多中心Ⅰb 期临床研究结果显示[18],共有 44 例患者接受治疗,ORR 为 18.2%,mPFS 为 11.6 周,mOS 为 13.7 个月,1 年生存率为 54.3%。对于 PD-L1 阳性表达的患者(肿瘤细胞染色 ≥5%),

mPFS 为 48.1 周,mOS 未达到,均优于 PD-L1 阴性表达患者。基于该研究,美国 FDA 批准其用于治疗铂类化疗期间或之后疾病进展的局部晚期或转移性膀胱癌患者。

6. Toripalimab　Toripalimab 为抗 PD-1 单克隆抗体,将 toripalimab 用于晚期癌症患者的 I 期临床研究显示[19],共纳入 36 例患者,其中尿路上皮癌 8 例,临床疗效 2 例达到 PR、3 例 SD,不良反应多为 I~II 级,常见的为高血糖、蛋白尿、皮疹等。北京大学肿瘤医院牵头了 toripalimab 用于标准治疗失败后的晚期尿路上皮癌的 II 期临床研究(POLARIS-03)。研究共入组患者 151 例,疗效可评估患者 140 例,其中 CR 2 例,PR 36 例,SD 30 例,ORR 为 25.2%,疾病控制率(disease control rate,DCR)为 45.0%,亚组分析 PD-L1 阳性患者(n=48)应答率显著高于 PD-L1 阴性患者(n=96),ORR 分别为 39.6% 和 16.7%。研究表明,toripalimab 在标准治疗失败后的局部晚期或者转移性的尿路上皮癌中显示出有前景的临床疗效[20]。

7. Tislelizumab　Tislelizumab 为抗 PD-1 单克隆抗体。根据 I 期临床研究显示[21],共纳入 12 例尿路上皮癌患者,CR1 例、PR4 例、SD3 例,并观察到无论 PD-L1 是否阳性均有患者部分缓解。目前一项评价 tiralizumab 用于治疗 PD-L1 阳性的局部晚期或转移性尿路上皮癌的 II 期临床试验已完成[22],临床疗效 CR 8 例(7.7%)、PR 16 例(15.4%)、SD 14 例(13.5%),ORR 为 23.1%,DCR 为 36.5%,中位随访时间 8.3 个月(95% CI 8.11~10.41 个月),中位 PFS 为 2.1 个月(95% CI 2.00~2.46 个月),中位 OS 达到 9.8 个月(95% CI 7.46~13.50 个月)。不良事件多数为轻度,常见为贫血、纳差、发热等。

对免疫治疗而言,如何选择合适的患者是目前临床上最常见的问题。研究发现 PD-L1 表达在部分肿瘤中与 PD-1 单抗治疗疗效存在相关性,但是 PD-L1 表达并不是一个理想的疗效预测标志物。PD-L1 表达阴性的患者也可能从免疫治疗中获益。目前在二线治疗中不需要进行 PD-L1 表达的区分。目前 PD-L1 表达尚未建立标准的免疫组织化学染色和评价的方法。Pembrolizumab 研究中应用 CPS 评分进行分层,即 PD-L1 阳性肿瘤细胞和肿瘤浸润免疫细胞与总的肿瘤细胞之比,CPS 评分≥10% 定义为 PD-L1 表达阳性。而 atezolizumab 研究应用肿瘤浸润细胞的 PD-L1 表达 >5% 作为阳性标准。目前二者作为顺铂不耐受的一线治疗都同时要求 PD-L1 阳性表达[12,14],同时 III 期试验美国 FDA 在审查过程中发现 PD-L1 低表达的人群获益较少,因此建议入组患者需 PD-L1 阳性表达。更重要的是,PD-L1 表达呈动态变化,与是否治疗和治疗时间相关,肿瘤内部和肿瘤微环境的 PD-L1 表达具有异质性。因此,目前 PD-L1 表达并非膀胱癌免疫治疗疗效预测的标志物。其他生物标志物肿瘤浸润 CD8[+] 淋巴细胞密度、肿瘤突变负荷[23]、错配修复通路异常[24]、IFN-γ 相关基因表达等和疗效的相关性均有报道[25]。

二、免疫联合治疗

1. 免疫联合免疫治疗　第一个新型免疫检查点抑制剂 ipilimumab 首先在黑色素瘤患者中获得适用。它是一种 CTLA-4 抑制剂,CTLA-4 也称为 CD156,是免疫球蛋白超家族的成员,是仅在 T 细胞上表达的跨膜受体,主要与抗原呈递细胞上的 CD80 和 CD86 相互作用,使辅助 T 细胞活性下降并增强调节性 T 细胞的免疫抑制活性。在膀胱癌患者术前治疗的临床试验中表现出一定的活性[26]。

目前免疫联合治疗在黑色素瘤、肾癌等瘤种中获得成功。联合应用 PD-1/PD-L1 抑制剂和抗 CTL-4 抗体有提高抗肿瘤疗效的可能。从作用机制看,PD-1 在免疫效应阶段负向调节,而 CTLA-4 在免疫起始阶段发挥作用。CheckMate 032 临床 I / II 期试验,铂类化疗后进展的患者接受 nivolumab 单药或 nivolumab+ipilimumab 治疗后,nivolumab 单药治疗的 ORR 为 24.4%,CR 为 6%;Nivolumab 1mg/kg 联合 ipilimumab 3mg/kg 治疗的 ORR 为 38.5%,CR 为 4%,而 nivolumab 3mg/kg 联合 ipilimumab 1mg/kg 的 ORR 为 26%,CR 为 3%[27]。高剂量的 ipilimumab 似乎可以改善临床有效性。更长时间随访结果显示,更高的 ipilimumab 剂量可以提高抗肿瘤有效性,并仍能维持可接受的毒性。Nivolumab 1mg/kg 联合 ipilimumab 3mg/kg 治疗的反应率提高了约 12%,并且反应持续时间更长。与之前关于 PD-1 和 PD-L1 单药疗法的报道结果相比,更高剂量的 ipilimumab 治疗在未用过 PD-L1 治疗的患者中达到更高的反应率以及更长的中位 PFS 和 OS。正在进行的 III 期随机临床试验(CheckMate 901,NCT03036098)将提供 nivolumab 1mg/kg 联合 ipilimumab 3mg/kg 是否优于其他剂量组合的证据。随之而来的问题是,目前 nivolumab 和 ipilimumab 联合治疗的获益是否也能够在序贯治疗中得到。针对这一问题,目前正在进行 durvalumab 单药或联合 tremelimumab(抗 CTLA-4 单抗)治疗对比序贯使用这两种药的随机 II 期临床试验(NCT02527434)。目前仍需要进一步的研究来确定膀胱癌患者合适的剂量和给药方式,从而为进一步的临床试验设计提供依据。

2. 化疗联合免疫治疗　尽管免疫抑制剂治疗取得了成功,但 ICI 单药治疗的 ORR 仍然在 20% 左右,长期缓解率比较低,仍然有许多患者没有从该疗法中获益。有学者提出化疗的免疫原性潜力可以促进细胞毒性疗法与免疫检查抑制剂的协调作用,细胞毒性治疗可以减少肿瘤释放的免疫抑制因子或促进抗原呈递,扩大抗肿瘤 T 细胞反应。许多正在进行的临床试验正在探索全身化学疗法与 ICIs 联合对转移性 UC 治疗的影响,包括 IMvigor 130、KEYNOTE-361 和 NILE 等试验。

IMvigor 130 是一个 III 期临床试验[28],旨在评估 atezolizumab 单药或联合铂类化疗对比只用铂类化疗作为一线治疗的疗效和安全性。这项研究在 35 个国家 / 地区招募了约 1 200 名未接受过治疗的晚期或转移性 UC 患者。主要研究终点包括 PFS,OS 和不良事件发生率。2019 年欧洲肿瘤学会(European Society for Medical Oncology,ESMO)年会报道了该研究的中期分析结果,A 组(atezolizumab 联合化疗)和 C 组(化疗)相比,中位 PFS 分别为 8.2 和 6.3 个月,HR 0.82(95%CI 0.70~0.96,P=0.007),目前的中位 OS 为 16.0 和 13.4 个月(P=0.027),不良反应与各个单药治疗相一致。这是第一个证明一线化疗联合免疫治疗具有 PFS 获益的研究,为晚期膀胱癌的一线治疗提供了新的选择。

KEYNOTE-361 是一项随机、开放的 III 期临床研究,针对未接受过转移灶全身治疗或在新辅助化疗 12 个月后复发的晚期 UC 患者,对比 pembrolizumab 单药或联合化疗与单独应用化疗进行治疗的效果(NCT02853305)。患者按 1:1:1 随机分配,分别接受 pembrolizumab 单药治疗、pembrolizumab 联合研究者选择的化疗(GC)或只接受化疗。化疗组的患者如不能耐受顺铂将接受吉西他滨联合卡铂治疗。主要研究终点是 PFS 和 OS,次要终点包括 ORR、安全性和耐受性。NILE 试验是一项随机、开放的多中心 III 期临床研究,旨在确定 durvalumab 单药或联合 tremelimumab,合并标准化疗(顺铂 + 吉西他滨或卡铂 + 吉西他滨)序贯 durvalumab 疗法对比标准化疗作为晚期或转移 UC 患者一线治疗的疗效和安全性(NCT03682068)。主要研究终点是 OS。这些研究的总生存获益情况将决定其之后的应用。

第三节　晚期膀胱癌靶向治疗的进展

膀胱癌的基因异质性可能导致不同患者对全身性治疗的反应性不同,而寻找有效的生物标志物指导精准治疗具有很大的临床意义。近年来随着基因组学的快速发展,多个中心基于高通量测序技术对 MIBC 进行了分子分型,对于进一步认识膀胱癌的发生、发展,以及指导临床精准治疗具有重大意义。

MIBC 总体上可以分为两大亚型,即以表达尿路上皮细胞分化相关标志物为主的管腔型(luminal 型)和以表达基底细胞相关标志物的基底型(basal 型)。这种二分类法最早由来自美国的北卡罗莱纳(North Carolina)大学团队提出[29]。该团队通过对包含 262 例 MIBC 患者的基因表达数据进行聚类分析,发现 MIBC 可分为两种不同基因表达模式的分型,且这两种分型的基因表达特征与乳腺癌的 luminal A 分型及 basal 分型相似,故沿用此命名。其中,基底型肿瘤高度表达尿路上皮基底细胞相关标志物,如高分子量角蛋白 KRT5、KRT6B、KRT14,而管腔型肿瘤则高度表达尿路上皮伞状细胞相关标志物,如特异性膜糖蛋白 UPK1B、UPK2、UPK3A 及低分子量角蛋白 KRT20。在基因遗传学改变上,管腔型肿瘤中更常见 FGFR3 及 TSC1 基因的改变,而基底型肿瘤更常见 RB1 通路相关基因的改变。为了提高对膀胱癌分子改变的综合认识,2014 年美国癌症基因组图谱团队(the cancer genome atlas,TCGA)对 131 例浸润性尿路上皮癌进行了基因分析[30],随后扩展至 412 例患者,结果表明膀胱癌是所有 TCGA 肿瘤类型中突变率最高的肿瘤之一,类似于肺腺癌、肺鳞状细胞癌和黑色素瘤,在 32 个基因中存在反复出现的突变,包括参与细胞周期调节,染色质调节和激酶信号传导途径的多个基因,以及之前在任何癌症中未报道的显著突变的 9 个基因。2017 年 TCGA 的扩展队列[31]分析确定了更多的突变基因(从 2014 年的 32 个到 2017 年的 64 个)和数百个基因融合,证实了 MIBC 的高突变率。这些基因改变涉及不同的突变特征和经典的信号传导途径,包括 p53/细胞周期,DNA 修复,PI3K/AKT,RTK/MAPK 和染色质修饰和调节。

按转移性膀胱癌的分子分型进行分析发现,IMvigor210 研究中管腔Ⅱ亚型(Cluster Ⅱ型)中应用 aezolizumab 的 ORR 最高[10]。而在 Checkmate275 研究中[16],SHARMA 等发现基底Ⅰ亚型(Cluster Ⅲ型)患者应用 nivolumab 治疗时具有最高的完全反应率、总 ORR 和疾病稳定率。IMvigor 210 研究更新中[32],将 368 例顺铂失败或不耐受的患者按基于 TCGA 2017 分型的分类方法进行分型,发现神经元亚型对免疫治疗的效果最好,有效率达到 72%。

近年来,随着基因组研究的深入,许多较有前景的尿路上皮癌靶点被发现,针对抗血管酪氨酸激酶抑制剂(tyrosine kinase inhibitor,TKI)以及人表皮生长因子受体 2(human epidermal growth factor receptor-2,HER-2)靶点的治疗都进行了一系列尝试,目前较有临床应用前景的靶点有成纤维细胞生长因子受体(fibroblast growth factor receptor,FGFR)。此外,抗体药物偶联物(antibody-drug conjugates,ADC)表现出良好的耐受性和应答率,为转移性 UC 全身治疗提供了新的方向。

一、*FGFR* 抑制剂

FGFR 基因改变在非肌层浸润性膀胱癌中更为常见(40%~70%),在局部晚期或转移性 UC 中约 15%~20%。按照膀胱癌分子分型,TCGA 管腔Ⅰ型中富集了扩增、突变和融合的 *FGFR3* 基因改变[30]。另有研究表明[33],富含 *FGFR* 基因改变的管腔Ⅰ型与 CD8 效应 T 细胞基因表达水平较低和对免疫检查的抑制剂的反应降低有关。此外,较高的 *FGFR3* 表达和 *FGFR3* 通路突变与尿路上皮癌的免疫排斥有很强的相关性。这表明携带 *FGFR3* 基因改变的患者对免疫抑制剂治疗的反应率较低,并且可能对 *FGFR* 抑制剂有效。

BLC2001 研究是一项将 erdafitinib(*FGFR* 1~4 抑制剂)用于 mUC 的单臂Ⅱ期临床研究[34],入组 99 例患者为合并 *FGFR* 变异、既往接受过至少一线化疗或不能耐受铂类化疗的患者。中位年龄为 68 岁,80% 的患者合并内脏转移,43% 的患者既往接受过一线以上的全身治疗,75% 的患者存在 *FGFR3* 突变,其余 25% 合并 *FGFR2* 或 *FGFR3* 基因融合。结果显示,独立评估的 ORR 为 42%,其中 CR 为 3%,PR 为 39%,DCR 为 80%,中位 PFS 为 5.5 个月,中位 OS 为 13.8 个月。在既往接受 ICIs 治疗的 21 例患者中 erdatinib 的 ORR 高达 59%。不良反应主要为Ⅰ~Ⅱ级,分别为高磷血症(73%)、黏膜炎(55%)、口干(43%)、腹泻(37%)、味觉障碍(35%)等。基于该研究,美国 FDA 批准 erdafitinib 用于携带 *FGFR2/3* 基因变异的局部晚期 / 转移性 UC。

Vofatamab 是特异性靶向 *FGFR3* 的抗体,可以同时抑制野生型和突变受体。FIERCE-21 试验是一项评估 vofatamab 单药或联合多西他赛作为转移性尿路上皮癌二线治疗药物的Ⅰb/Ⅱ期临床试验[35],2019 年美国临床肿瘤学会(American Society of Clinical Oncology, ASCO)会议意大利米兰国立医院肿瘤研究所 Andrea Necchi 教授报道了该研究的Ⅱ期临床试验结果。Ⅱ期试验纳入存在 *FGFR3* 突变 / 融合型患者,分别进行 vofatamab + 多西他赛的联合治疗和 vofatamab 单药治疗(每组各 21 人),两组中位随访时间分别为 2.6 个月和 5.1 个月。治疗后出现反应的时间为 3.5 个月和 4 个月,中位 PFS 分别为未到达和 4 个月,6 个月的疾病控制率分别为 27% 和 21%。该结果显示:无论是单独应用 vofatamab 还是与多西他赛联用,患者都有明显获益且很好耐受,部分患者可以获得较长时间的获益。对于之前已接受过多种其他治疗方案的患者,vofatamab 单药治疗仍可以获得缓解。

2018 年 ASCO 报道了瑞戈非尼(regorafenib)Ⅰ期试验的疗效评估[36]。219 例患者接受筛选,99 例具有 *FGFR1~3* mRNA 表达,其中 87% 为 *FGFR3* mRNA,5% 为 *FGFR1* mRNA,8% 为双 *FGFR* mRNA 表达(*FGFR1/2、1/3* 或 *2/3*)。*FGFR3* 活化突变占 7%,均具有高 *FGFR3* mRNA 表达。51 例患者接受了疗效评价,ORR 为 24%,DCR 为 73%。具有 *PIK3CA* 或 *RAS* 编码基因热点突变的 12 例患者未达到 PR,14 例疾病进展的患者有 7 例携带这些突变。*PIK3CA/RAS* 野生型患者 ORR 为 30.6%。既往接受过 ICIs 治疗的 10 例患者 ORR 为 30%,DCR 为 80%。研究认为,通过 *FGFR* mRNA 表达水平选择 regorafenib 受益人群是可行的,regorafenib 具有良好的安全性和极具前景的抗肿瘤活性,但需要除外 *PIK3CA/RAS* 突变患者。

BGJ398 的Ⅱ期试验入组顺铂方案治疗失败且具有 *FGFR3* 突变 / 融合的 mUC 患者,ORR 也达到 36%,大部分不良反应均为Ⅰ~Ⅱ级[37]。其他 *FGFR* 抑制剂包括 ZD4547、rogaratinib(BAY 1163877)和靶向 *FGFR* 的单克隆抗体 MFGR1877S 也在有 *FGFR* 改变的患者中表现出不同程度的疗效。

总体而言,*FGFR* 抑制剂的 ORR 可达 30%~40%,mPFS 为 5~6 个月,相较于目前的免疫治疗以及化疗而言,*FGFR* 抑制剂的疗效已显著提高,当然这需要后续的Ⅲ期临床对照研究来进一步证实,但目前的疗效数据已经足够支持这部分患者接受抗 *FGFR* 的靶向治疗。

二、针对 ErbB 的靶向治疗

ErbB 家族(包含 *EGFR*、*HER2*、*ErbB3* 和 *ErbB4*)作为受体酪氨酸激酶在膀胱癌的发生中具有重要作用,是潜在的治疗靶点。膀胱癌中 *EGFR* 过表达与肿瘤分级高、肌层浸润、肿瘤复发和总生存相关。同样,*HER2* 过表达与膀胱癌的复发和转移也相关。全基因分析显示膀胱癌中常见的有 *EGFR* 扩增(11%),*HER2* 扩增(7%),*ErbB3* 突变(11%)[38]。但抑制 *EGFR* 和 *HER2* 的相关研究一直未见显著效果。

曲妥珠单抗是针对 *HER-2* 的单克隆抗体,与吉西他滨、紫杉醇、顺铂联用治疗 *HER-2* 阳性 mUC 患者,ORR 高达 70%,中位 OS 为 14.1 个月[39]。然而,另一项Ⅱ期试验发现吉西他滨顺铂方案联合曲妥珠单抗治疗的患者生存并无明显改善[40]。拉帕替尼(双重阻断 *EGFR* 及 *HER-2*)单药用于转移性 UC 二线治疗 *EGFR* 高表达组较低表达组获益(中位 OS 为 30 周和 17.9 周)[41],但一线化疗后接受拉帕替尼维持治疗却未有获益[42]。

阿法替尼(*EGFR* 和 *HER-2* 抑制剂)Ⅱ期临床试验入组 23 例顺铂治疗失败的 mUC 患者给予阿法替尼治疗,*HER-2/ErbB-3* 基因突变检测阳性组与阴性组患者中位 PFS 为 6.6 个月和 1.4 个月[43]。该试验提示,通过基因扩增筛选 *HER2* 突变患者较免疫组织化学测定蛋白表达可能能够更好地预转移性 UC 的治疗效果。一项评估阿法替尼在 *ErbB* 受体改变的 mUC 中的临床试验正在进行中,分为 *ErbB2/ErbB3* 突变或 *ErbB2* 扩增组和 *EGFR*(*ErbB1*)扩增组(NCT02780687)。

RC48 是我国原创的针对 *HER2* 高表达的单抗和微管蛋白抑制剂的偶联药物,由北京大学肿瘤医院开展的 RC48-ADC 治疗 *HER-2* 阳性尿路上皮细胞癌的Ⅱ期临床研究已完成[44]。入组既往全身治疗失败的 *HER2* 阳性(IHC2/3)mUC 患者。共纳入 43 例患者,研究结果表明,ORR 达 60.5%(95%CI 44.4%~75%),DCR 可达 90.7%(39/43),中位 PFS 6.9 个月(95%CI 4.2~7.8 个月),中位 OS 可以达到 13.9 个月。因Ⅱ期临床研究效果显著,国家药品评审中心提前结束了这项临床研究,并批准开展进一步关键注册临床研究。

三、抗体偶联药物

抗体偶联药物(antibody-drug conjugates,ADC)是将靶向作用于肿瘤细胞的单克隆抗体与可产生细胞毒性的活性物质偶联起来的新型药物。抗体药物偶联剂的特征在于针对高度表达的癌细胞靶点的单克隆抗体,其中蛋白酶可切割的接头与细胞毒剂结合。在抗体药物偶联剂进入细胞和溶酶体切割后,化疗药物仅在表达相应分子的选择细胞内部释放。理想的 ADC 以肿瘤特异性抗原为靶点,可以特异性地作用于肿瘤细胞,避免或减少正常细胞的药物暴露。

1. Enfortumab vendotin　Enfortumab vendotin(EV)由与一种微管破坏剂 MMAE(monomethyl

auristatin E)连接的抗 nectin-4 单克隆抗体组成。该药物的治疗靶点为 nectin-4 蛋白,一种在 UC 等多种癌症中高表达的细胞黏附分子。Ⅰ期剂量递增/剂量扩展试验的结果表明[45],112 例转移性 UC 患者中,ORR 为 43%,疗效持续时间 7.4 个月,中位 OS 为 12.3 月,1 年生存率 51.8%。在 75 岁以上、既往接受过 PD-1/PD-L1 单抗以及肝转移患者中的 ORR 和 OS 类似。EV201 试验队列一入组免疫检查点抑制剂(checkpoint inhibitors,CPI)和含铂化疗失败后的局部进展或转移性 UC[46],125 例患者 ORR 为 42%,CPI 无应答者中的 ORR 为 38%,其中肝转移患者 ORR 达到 36%。主要不良反应包括疲劳(50%),脱发(48%),食欲减退(41%),皮疹(48%,11%≥G3),周围神经病变(50%,3%≥G3)等,1 例因间质性肺炎死亡。为进一步提高疗效,EV 与 pembrolizumab 联合的研究正在进行中(NCT03288545)。

2. Sacituzumab govitecan　Sacituzumab govitecan(SG)是一种 ADC 药物,由靶向 Trop-2(尿路上皮细胞高表达的蛋白)的单克隆抗体和伊立替康的活性代谢产物 SN38 组成。在一项顺铂方案或 CPI 进展治疗后的Ⅰ/Ⅱ期试验中[47],全体患者 ORR 达 36%,中位 PFS 为 7.1 个月。2019 年 ASCO 泌尿生殖肿瘤会议上,纽约威尔康奈尔医学中心的 Scott T. Tagawa 教授公布了 SG 作为转移性尿路上皮癌二线治疗药物Ⅰ/Ⅱ期临床试验的结果[48]。45 位患者至少接受过 2 种以上的治疗,包括基于铂类化疗(95%)和免疫检查点抑制剂治疗(38%),33 位患者存在内脏转移。结果显示,总体 ORR 为 31%,合并内脏转移患者的 ORR 为 27%,接受过 CPI 治疗的 ORR 为 23%。中位疗效持续时间为 12.6 个月,中位 PFS 及 OS 分别为 7.3 个月和 18.9 个月。Ⅲ级以上不良反应包括白细胞/粒细胞减少(38%),贫血(11%),低磷血症(11%),腹泻(9%),疲劳(9%)及发热伴中性粒细胞减少(7%)。研究结果显示,SG 对于复发/难治性转移性 UC 有明显疗效,尤其是在 CPI 治疗失败及内脏转移的患者更能凸显优势。

其他 ADC 类药物包括 tisotumab vedotin、ASG-15ME 等在转移性 UC 患者中也表现出不同程度的疗效。另外针对非特异靶点的抗血管生成治疗也有相应的研究报道,例如 RANGE 试验是唯一一项抗血管生成药物 ramucirumab 联合化疗多西他赛获得阳性结果的随机对照Ⅲ期研究[49],但数据改善有限,仍然需要进一步研究。

多年来,晚期膀胱癌的全身治疗没有明显进展。免疫检查点抑制剂和新型靶向治疗药物的出现改变了晚期膀胱癌的治疗局面。然而目前,全身化疗仍然是主要的治疗方案。随着分子学水平上对转移性 UC 生物学认识的加深,越来越多的生物标志物及靶向治疗,如 *FGFR* 抑制剂、血管生成抑制剂、*HER-2* 单抗等将会出现。针对免疫治疗,如何筛选合适的人群仍然是临床面临的一大难题。未来,免疫联合治疗方案、新型靶向药物具有很大的前景,有望进一步改善晚期膀胱癌患者的预后。

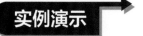

第四节　晚期膀胱癌免疫治疗实例演示

【适应证】

以下依据 NCCN(National Comprehensive Cancer Network)指南,多数 PD-1 单抗尚未在中

国获得尿路上皮癌适应证。

1. 既往铂类化疗失败的尿路上皮癌。

2. 铂类辅助或新辅助化疗 12 个月内出现进展的尿路上皮癌。

3. 不能耐受铂类化疗，PD-L1 表达阳性的尿路上皮癌。

【禁忌证】

1. 体力状况评分（Eastern Cooperative Oncology Group，ECOG）≥2。

2. 严重器官功能障碍。

3. 药物控制不佳的自身免疫性疾病。

【所需器材清单】

1. 血、尿、便常规检查、生化、凝血、感染筛查、甲状腺功能等。

2. 心电图。

3. 胸腹盆 CT，骨扫描、头 CT/MRI（必要时）。

【团队要求】

1. 肿瘤内科医师。

2. 病理科医师。

3. 影像科医师。

4. 泌尿外科医师。

5. 放疗科医师。

【操作步骤】

1. 评估患者病情：患者，男性，54 岁，2016 年 7 月因血尿行超声检查发现膀胱占位，2016 年 9 月 20 日行根治性膀胱切除术，术后病理为膀胱高级别尿路上皮癌，术后行 GC 方案辅助化疗 4 周期，末次治疗时间 2017 年 1 月 30 日。2017 年 5 月复查发现左锁骨上淋巴结、腹腔腹膜后淋巴结转移前来就诊。

2. 制定治疗计划：患者辅助治疗结束 4 个月后复查发现疾病进展，可考虑进行免疫药物二线治疗或换用其他化疗药物，优先选择 PD-1/PD-L1 单抗。因当时国内相关药物尚未上市，建议患者可参加 PD-1 单抗在标准治疗失败后的局部进展或转移性膀胱尿路上皮癌患者中的临床研究。

3. 签署知情同意书：向患者详细介绍目前可选的治疗方案，相关临床试验可能带来的获益和风险，患者及家属充分考虑后自愿签署知情同意书。

4. 完善常规检查：包括血常规、生化、凝血、甲状腺功能、心电图、影像学检查等，明确符合相关临床试验的入组标准，并且无治疗的禁忌证。

5. 药物治疗：2017 年 7 月 10 日开始给予 PD-1 单抗 3mg/kg，每 2 周 1 次治疗，此后按试验方案要求规律治疗。

6. 监测药物不良反应：免疫检查点抑制剂相关性不良反应包括皮肤毒性、内分泌毒性、药物性肝炎、腹泻/结肠炎、肺炎、神经毒性、血液毒性、肾脏毒性、心脏毒性等。患者在治疗 3 个月时（2017 年 11 月）影像学发现肺多发斑片状磨玻璃影，无发热、咳嗽、呼吸困难等，考虑免疫相关性肺炎 1 级（图 20-1）。

7. 处理不良反应：根据不良反应类别和级别给予相应处理，包括停药、对症治疗、激素或免疫抑制剂等。患者 2017 年 11 月发现免疫相关性肺炎时无症状、影像学 <25% 肺实质，

血氧饱和度正常,予密切随访,1个月后复查胸部CT提示两肺多发渗出影较前增多,累及25%~50%肺实质,患者仍无明显呼吸道症状,考虑免疫相关性肺炎2级,暂停免疫治疗,给予甲强龙1mg/kg×d静滴,逐步减量,1个月后再次复查胸部CT提示明显好转(图20-2),继续给予免疫治疗。

8. 定期进行疗效评估:根据临床试验方案要求,每4次用药复查影像学检查评估疗效,2017年9月首次评效检查提示肿瘤较基线达

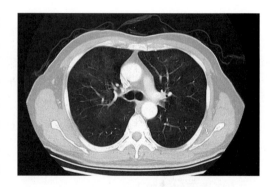

图 20-1　免疫相关性肺炎(G1)

到部分缓解。此后维持每8周进行1次复查,用药1年后改为每12周复查,疾病持续维持部分缓解(图20-3)。

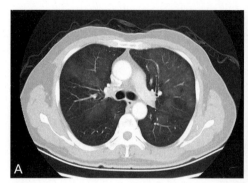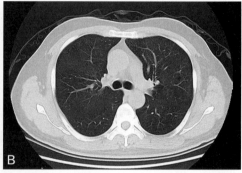

图 20-2　免疫相关性肺炎(G2),治疗后缓解
A.治疗前;B.治疗后。

9. 治疗结束后定期随访:患者2019年8月治疗满2年,按照试验要求停止用药,进入定期随访期,每16周复查颈胸腹盆CT检查。

10. 随访评估:如疾病稳定可继续定期复查,如发现疾病进展可评估是否开始新的抗肿瘤治疗及制定新的治疗方案。

【要点解析】

1. 根据NCCN指南,PD-1/PD-L1单抗适用于晚期膀胱癌的二线治疗,部分单抗还适用于不能耐受顺铂化疗的PD-L1表达阳性患者的一线治疗。

2. 免疫治疗过程中需监测免疫相关不良反应,经积极对症治疗后缓解,可继续免疫治疗。

3. 免疫治疗的特点是起效慢,一旦起效疗效相对持久,因此评效检查间隔相对较长,且在评效时需注意假性进展的可能。

志谢:感谢北京大学肿瘤医院肾癌黑色素瘤内科周莉医师在编写过程中的大力协助。

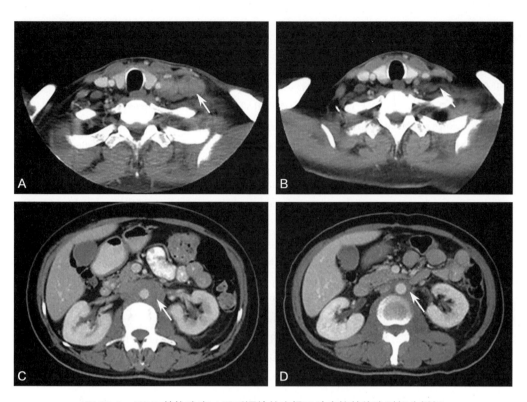

图 20-3　PD-1 单抗治疗 4 周后评效检查提示肿瘤较基线达到部分缓解

A. 治疗前左锁骨下淋巴结（箭头）；B. 治疗后左锁骨下淋巴结（箭头）；C. 治疗前腹膜后淋巴结（箭头）；
D. 治疗后腹膜后淋巴结（箭头）。

（崔传亮）

专家述评

　　对于进展期尿路上皮癌，分层治疗的策略已逐渐成为主流，生存期将得到进一步改善。

　　一线治疗化疗仍占据重要地位，如不能耐受化疗或 PD-L1（+）为主，可以首选免疫治疗；一线化疗联合免疫治疗的探索值得期待。

　　对于二线治疗，如化疗失败的患者，一般情况好、淋巴结转移、瘤负荷小，无 FGFR 突变，可选择免疫治疗；存在 FGFR 突变，可选择靶向 FGFR 突变抑制剂；ADC 类的药物在近期的研究中取得了显著的疗效，对于内脏转移，尤其肝转移，可选择 ADC 药物的临床研究，ADC 药物的单药或者联合都可能是将来进展期尿路上皮癌的重要治疗选择。

　　免疫、靶向及 ADC 类药物研究的快速进展，必将为将来进展期尿路上皮癌的治疗提供更为光明的前景。

（斯　璐）

参考文献

[1] SIEGEL RL，MILLER KD，JEMAL A. Cancer statistics，2020 [J]. CA Cancer J Clin，2020，70 (1)：7-30.

[2] ALFRED WITJES J，LEBRET THIERRY，COMPÉRAT EVA M et al. Updated 2016 EAU Guidelines on Muscle-invasive and Metastatic Bladder Cancer. [J]. Eur Urol，2017，71：462-475.

[3] DEL BENE G，STERNBERG CN. Systemic chemotherapy in muscle invasive and metastatic bladder cancer：present and future [J]. Urologia，2017，84 (3)：130-141.

[4] LEE J-L，KIM B-S，LIM HY，et al. Gemcitabine-carboplatin (GCb) versus gemcitabine-oxaliplatin (GemOx) in cisplatin un-fit advanced urothelial carcinoma：Randomized phase II study (COACH Study) [J]. J Clin Oncol，2019，37 (7_suppl)：355.

[5] BELLMUNT J，FOUGERAY R，ROSENBERG JE，et al. Long-term survival results of a randomized phase Ⅲ trial of vinflunine plus best supportive care versus best supportive care alone in advanced urothelial carcinoma patients after failure of platinum-based chemotherapy [J]. Ann Oncol，2013，24 (6)：1466-1472.

[6] VAUGHN DJ，BROOME CM，HUSSAIN M，et al. Phase II trial of weekly paclitaxel in patients with previously treated advanced urothelial cancer [J]. J Clin Oncol，2002，20 (4)：937-940.

[7] PAPAMICHAEL D，GALLAGHER CJ，OLIVER RT，et al. Phase II study of paclitaxel in pretreated patients with locally advanced/metastatic cancer of the bladder and ureter [J]. Br J Cancer，1997，75 (4)：606-607.

[8] MCCAFFREY JA，HILTON S，MAZUMDAR M，et al. Phase II trial of docetaxel in patients with advanced or metastatic transitional-cell carcinoma [J]. J Clin Oncol，1997，15 (5)：1853-1857.

[9] GIANNATEMPO P，POND GR，SONPAVDE G，et al. The impact of adding taxanes to gemcitabine and platinum chemotherapy for the first-line therapy of advanced or metastatic urothelial cancer：a systematic review and meta-analysis [J]. Eur Urol，2016，69 (4)：624-633.

[10] ROSENBERG JE，HOFFMAN-CENSITS J，POWLES T，et al. Atezolizumab in patients with locally advanced and metastatic urothelial carcinoma who have progressed following treatment with platinum-based chemotherapy：a single-arm，multicentre，phase 2 trial [J]. Lancet，2016，387 (10031)：1909-1920.

[11] POWLES T，DURAN I，VAN DER HEIJDEN MS，et al. Atezolizumab versus chemotherapy in patients with platinum-treated locally advanced or metastatic urothelial carcinoma (IMvigor211)：a multicentre，open-label，phase 3 randomised controlled trial [J]. Lancet，2018，391 (10122)：748-757.

[12] BALAR AV，GALSKY MD，ROSENBERG JE，et al. Atezolizumab as first-line treatment in cisplatin-ineligible patients with locally advanced and metastatic urothelial carcinoma：a single-arm，multicentre，phase 2 trial [J]. Lancet，2017，389 (10064)：67-76.

[13] BELLMUNT J，DE WIT R，VAUGHN DJ，et al. Pembrolizumab as second-line therapy for advanced urothelial carcinoma [J]. N Engl J Med，2017，376 (11)：1015-1026.

[14] BALAR AV，CASTELLANO D，O'DONNELL PH，et al. First-line pembrolizumab in cisplatin-ineligible patients with locally advanced and unresectable or metastatic urothelial cancer (KEYNOTE-052)：a multicentre，single-arm，phase 2 study [J]. Lancet Oncol，2017，18 (11)：1483-1492.

[15] SHARMA P，CALLAHAN MK，BONO P，et al. Nivolumab monotherapy in recurrent metastatic urothelial carcinoma (CheckMate 032)：A multicentre，open-label，two-stage，multi-arm，phase 1/2 trial [J]. Lancet Oncol，2016，17 (11)：1590-1598.

[16] SHARMA P，RETZ M，SIEFKER-RADTKE A，et al. Nivolumab in metastatic urothelial carcinoma after platinum therapy (CheckMate 275)：a multicentre，single-arm，phase 2 trial [J]. Lancet Oncol，2017，18 (3)：

312-322.

［17］POWLES T,O'DONNELL PH,MASSARD C,et al. Efficacy and safety of durvalumab in locally advanced or metastatic urothelial carcinoma：updated results from a phase 1/2 open-label study［J］. JAMA Oncol,2017,3 (9)：e172411.

［18］PATEL MR,ELLERTON J,INFANTE JR,et al. Avelumab in metastatic urothelial carcinoma after platinum failure (JAVELIN Solid Tumor)：pooled results from two expansion cohorts of an open-label,phase 1 trial［J］. Lancet Oncol,2018,19(1)：51-64.

［19］TANG B,YAN X,SHENG X,et al. Safety and clinical activity with an anti-PD-1 antibody JS001 in advanced melanoma or urologic cancer patients［J］. J Hematol Oncol,2019,12(1)：7.

［20］SHENG X,CHEN H,HU B,et al. Recombinant humanized anti-PD-1 monoclonal antibody toripalimab in patients with metastatic urothelial carcinoma：preliminary results of an open-label phase II clinical study［J］. J Clin Oncol,2020,38(6_suppl)：504.

［21］SANDHU SK,HILL AG,GAN HK,et al. Preliminary results from patients with urothelial carcinoma (UC) in a Phase 1A/1B study of bgb-A317,an anti-PD-1 monoclonal antibody［J］. J Clin Oncol,2018,36(6_suppl)：445.

［22］YE D,LIU J,ZHOU A,et al. First report of efficacy and safety from a phase II trial of tislelizumab,an anti-PD-1 antibody,for the treatment of PD-L1+ locally advanced or metastatic urothelial carcinoma (UC) in Asian patients［J］. Ann Oncol,2019,30(5_suppl)：v367.

［23］GALSKY MD,SACI A,SZABO PM,et al. Impact of zumor mutation burden on nivolumab efficacy in secondline urothelial carcinoma patients：exploratory analysis of the phase II CheckMate 275 Study［J］. Lancet Oncol,2017,18(3)321-322.

［24］IYER G,AUDENET F,MIDDHA S,et al. Mismatch repair (MMR) detection in urothelial carcinoma (UC) and correlation with immune checkpoint blockade (ICB) response［J］. J Clin Oncol,2017,35(15_suppl)：4511.

［25］NADAL R,BELLMUNT J. Management of metastatic bladder cancer［J］. Cancer Treat Rev,2019,76：10-21.

［26］MASSARI F,DI NUNNO V,CUBELLI M,et al. Immune checkpoint inhibitors for metastatic bladder cancer ［J］. Cancer Treat Rev,2018,64：11-20.

［27］ROSENBERG JE,SHARMA P,DE BRAUD FGM,et al. LBA32 Nivolumab (N) alone or in combination with ipilimumab (I) in patients (pts) with platinum-pretreated metastatic urothelial carcinoma (mUC),including the nivolumab 1 mg/kg + ipilimumab 3 mg/kg expansion from CheckMate 032［J］. J Clin Oncol,2019,37(19)：1608-1616.

［28］GRANDE E,Galsky MD,ARRANZ ARIJA JA,et al. LBA14_PR - IMvigor130：Efficacy and safety from a phase III study of atezolizumab (atezo) as monotherapy or combined with platinum-based chemotherapy (PBC) vs placebo + PBC in previously untreated locally advanced or metastatic urothelial carcinoma (mUC)［J］. Ann Oncol,2019,30：v888-v889.

［29］CHOI W,CZERNIAK B,OCHOA A,et al. Intrinsic basal and luminal subtypes of muscle-invasive bladder cancer［J］. Nat Rev Urol,2014,11(7)：400-410.

［30］CANCER GENOME ATLAS RESEARCH NETWORK. Comprehensive molecular characterization of urothelial bladder carcinoma［J］. Nature,2014,507(7492)：315-322.

［31］ROBERTSON AG,KIM J,AL-AHMADIE H,et al. Comprehensive molecular characterization of muscle-invasive bladder cancer［J］. Cell,2017,171(3)：540-556.

［32］KIM J,KWIATKOWSKI D,MCCONKEY DJ,et al. The cancer genome atlas expression subtypes stratify response to checkpoint inhibition in advanced urothelial cancer and identify a subset of patients with high survival probability[J]. Eur Urol,2019,75(6):961-964.

[33] CORRALES L,MATSON V,FLOOD B,et al. Innate immune signaling and regulation in cancer immunotherapy[J]. Cell Res,2017,27(1):96-108.

[34] SIEFKER-RADTKE AO,NECCHI A,PARK SH,et al. First results from the primary analysis population of the phase 2 study of erdafitinib(ERDA;JNJ-42756493)in patients(pts)with metastatic or unresectable urothelial carcinoma(mUC)and FGFR alterations(FGFRalt)[J]. J Clin Oncol,2018,36(15_suppl):4503.

[35] MELLADO B,CASTELLANO DE,PANG S,et al. Interim analysis of the fierce-21 phase 2(P2)study of vofatamab(B-701),a selective inhibitor of FGFR3,as salvage therapy in metastatic urothelial carcinoma(mUC)[J]. J Clin Oncol,2019,37(15_suppl):4547.

[36] JOERGER M,CASSIER PA,PENEL N,et al. Rogaratinib in patients with advanced urothelial carcinomas prescreened for tumor FGFR mRNA expression and effects of mutations in the FGFR signaling pathway[J]. J Clin Oncol,2018,36(15_suppl):4513.

[37] PAL SK,ROSENBERG JE,HOFFMAN-CENSITS JH,et al. Efficacy of BGJ398,a fibroblast growth factor receptor 1-3 inhibitor,in patients with previously treated advanced urothelial carcinoma with FGFR3 alterations[J]. Cancer Discov,2018,8(7):812-821.

[38] IYER G,AL-AHMADIE H,SCHULTZ N,et al. Prevalence and co-occurrence of actionable genomic alterations in high-grade bladder cancer[J]. J Clin Oncol,2013,31(25):3133-3140.

[39] HUSSAIN MH,MACVICAR GR,PETRYLAK DP,et al. Trastuzumab,paclitaxel,carboplatin,and gemcitabine in advanced human epidermal growth factor receptor-2/neu-positive urothelial carcinoma:results of a multicenter phase II National Cancer Institute trial[J]. J Clin Oncol,2007,25(16):2218-2224.

[40] OUDARD S,CULINE S,VANO Y,et al. Multicentre randomised phase II trial of gemcitabine+platinum, with or without trastuzumab,in advanced or metastatic urothelial carcinoma overexpressing Her2[J]. Eur J Cancer,2015,51(1):45-54.

[41] WULFING C,MACHIELS JP,RICHEL DJ,et al. A single-arm,multicenter,open-label phase 2 study of lapatinib as the second-line treatment of patients with locally advanced or metastatic transitional cell carcinoma[J]. Cancer,2009,115(13):2881-2890.

[42] POWLES T,HUDDART RA,ELLIOTT T,et al. Phase III,double-blind,randomized trial that compared maintenance lapatinib versus placebo after first-line chemotherapy in patients with human epidermal growth factor receptor 1/2-positive metastatic bladder cancer[J]. J Clin Oncol,2017,35(1):48-55.

[43] CHOUDHURY NJ,CAMPANILE A,ANTIC T,et al. Afatinib activity in platinum-refractory metastatic urothelial carcinoma in patients with ERBB alterations[J]. J Clin Oncol,2016,34(18):2165-2171.

[44] SHENG X,ZHOU A-P,YAO X,et al. A phase II study of RC48-ADC in HER2-positive patients with locally advanced or metastatic urothelial carcinoma[J]. J Clin Oncol,2019,37(15_suppl):4509.

[45] ROSENBERG J,SRIDHAR SS,ZHANG J,et al. EV-101:A phase I study of single-agent enfortumab vedotin in patients with nectin-4-positive solid tumors,including metastatic urothelial carcinoma[J]. J Clin Oncol, 2020,38(10):1041-1049.

[46] PETRYLAK DP,BALAR AV,O'DONNELL PH,et al. EV-201:Results of enfortumab vedotin monotherapy for locally advanced or metastatic urothelial cancer previously treated with platinum and immune checkpoint inhibitors[J]. J Clin Oncol,2019,37(18_suppl):4505.

[47] TAGAWA ST,OCEAN AJ,LAM ET,et al. Therapy for chemopretreated metastatic urothelial cancer(mUC)with the antibody-drug conjugate(ADC)sacituzumab govitecan(IMMU-132)[J]. J Clin Oncol,2017,35(6_suppl):327-327.

［48］TAGAWA ST,PETRYLAK DP,GRIVAS P,et al. TEOPHT-u-01:A phase Ⅱ open-label study of sacituzumab govitecan (IMMU-132) in patients with advanced urothelial cancer after progression on platinum-based chemotherapy and/or anti-PD-1/PD-L1 checkpoint inhibitor therapy［J］. J Clin Oncol,2019,37 (15_suppl): TPS3153.

［49］PETRYLAK DP,DE WIT R,CHI KN,et al. Ramucirumab plus docetaxel versus placebo plus docetaxel in patients with locally advanced or metastatic urothelial carcinoma after platinum-based therapy (RANGE):a randomised,double-blind,phase 3 trial［J］. Lancet,2017,390 (10109):2266-2277.

第二十一章

盆腔晚期肿瘤盆腔脏器切除术

临床问题

第一节　盆腔脏器联合切除术的历史发展

局部晚期或复发性盆腔恶性肿瘤是患者致死的主要原因,对生活质量有重要影响。症状通常包括顽固性疼痛、出血、泌尿系统及盆腔败血症、梗阻和瘘管形成。盆腔切除(Pelvic Exenteration,PE)于1948年首次被描述为晚期和复发性盆腔恶性肿瘤的姑息性治疗方法,定义为根治性地整体切除两个或两个以上邻近的盆腔器官,通过重建或改变脏器功能,可以潜在地缓解淋巴水肿,改善生活质量,提高患者的总体生存率。影像技术、手术技术和围术期管理的进步使经适当选择的患者从姑息治疗转向根治性治疗。

1948年Brunschwig首次报道了全盆腔脏器切除这种高风险、高创伤的残酷手术,当时这种手术方式主要是用于治疗盆腔内中央型复发或残留的宫颈癌[1],在50年代后才逐渐用于治疗直肠癌及泌尿系统肿瘤。Lopez等报告的232例全盆腔脏器切除手术中,女性生殖系统肿瘤占80%,直肠癌占12%,泌尿系统肿瘤占3.6%,位居第三[2]。由于当时手术技术、解剖认知和器械等因素影响,全盆腔脏器联合切除手术在其起步阶段,围术期死亡率高达16.8%,术后并发症发生率高达45%[2],经过了近50年的发展,其围术期死亡率才降至5%~10%以下[2-3]。所以,在漫长的近半个世纪的时间里,全球范围内也仅有发达国家的几个医疗中心开展。

20世纪80年代末期,随着外科医师对于解剖的进一步认识和手术器械的发展,尤其是电外科这一里程碑式的外科进步,手术向着"精确解剖"和"白色术野"迈进,北京大学第一医院的万远廉教授等人首次在国内开展全盆腔脏器联合切除手术。当时该手术主要是用于局部侵犯膀胱或前列腺的直肠癌或中央型复发的直肠癌,在其早期报道的27例患者中,仅有 3 例前列腺癌和 1 例输尿管尿路上皮癌[4]。随着我国医疗的飞跃式发展,越来越多中心开始开展全盆腔脏器联合切除手术,但鲜有应用于泌尿系统肿瘤的报道。

时至今日,尽管这种手术的围术期死亡率已然降至很低(截至 2016 年 10 月,在阿尔弗雷德王子医院进行的 539 例摘除手术中,30 天仅有 3 例死亡[5]),但它在生理和心理上都令人生畏,并且存在很高的复发率。随着我们的切除范围越来越广,手术技术越来越成熟,安全性越来越高,复发率变得越来越低,生存率也越来越高。现在临床上面临的难题不是技术上可以切除什么,而是应该切除什么。另外,其生活质量和社会支出方面的成本似乎超出了当前的收益。相应的,随着技术的进步,增加的成本所带来的的收益也在增加[6]。

最新进展

第二节 盆腔脏器联合切除术的未来发展

随着手术技术进步及围术期管理水平的提高,围术期死亡率、复发率大幅度降低,外科医师对于采用微创手术治疗晚期盆腔恶性肿瘤越来越关注。2003 年 Pomel 等[7]首次报道了腹腔镜盆腔切除术治疗复发性宫颈癌的可行性。Srinivasaiah N 等[8]的综述表明在高度选择的患者中,腔镜手术在不影响根治效果的前提下能明显减少术中出血量,缩短住院时间。Vasilescu 等于 2011 年报道了机器人全盆腔切除术治疗复发性子宫内膜癌[9],让我们看到了盆腔脏器联合切除术微创化的多方向发展。

腹腔镜放大的视野有助于细致解剖,深部操作较开腹手术更具有优势,使解剖质量更高,失血更少,并发症率更低。

盆腔脏器联合切除的并发症可以分为近期并发症和远期并发症[10]:

1. 近期并发症:盆腔脏器联合切除尤其是全盆腔脏器切除术后出现并发症的几率高达 45%~70%[2-4],其中发生率最高的为会阴部切口愈合不良或感染,其处理方法主要是清创换药;其次为肠梗阻,多为术后炎性粘连所致,通常不需要二次手术干预,少数病例中小肠疝入盆底,表现为进行性加重的绞窄样疼痛,这种情况下需要积极的外科手术干预,避免出现小肠绞窄坏死;腹部切口愈合不良或感染发生率也较高,其处理方法也是清创换药;泌尿系统逆行性感染较为多见,需积极抗感染治疗;术后出血较为少见,在保守治疗效果不佳的情况下,通常选用纱布填塞压迫止血;余并发症如乳糜漏、吻合口瘘、吻合口出血等较为少见。

2. 远期并发症:盆腔脏器联合切除尤其是全盆腔脏器切除术后远期并发症常见的有反复的泌尿系统逆行性感染,需注意日常护理中的尿路造口清洁并及时抗感染治疗;肠梗阻,多数由于肠道粘连引起的反复发作的肠梗阻,多数可非手术治疗后好转,但部分患者可能出现内疝或粘连带压迫等小肠嵌顿甚至绞窄性病变,需要积极手术治疗。

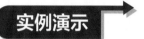

第三节　病例选择、团队建设及操作步骤

【适应证】

1. 肿瘤浸润周围一个或多个脏器，全身无远处脏器肿瘤转移。

2. 肿瘤虽浸润周围脏器，仍能拟行肿瘤 R_0（即病理切缘阴性）切除，预期临床效果比较好。

3. 肿瘤体积巨大，浸润重要脏器，经保守治疗效果差。

4. 肿瘤侵及多个脏器，虽然不能根治性切除，但肿瘤病灶出现大出血，须行联合脏器切除，方能有效止血。

5. 虽然病情较晚，已失去肿瘤根治性切除机会，但盆腔肿瘤严重影响了患者的生理功能脏器及日常生活功能。

【禁忌证】

1. 盆腔侧壁受累。通常，盆腔侧壁被肿瘤侵犯的情况下，R_0 切除的可能性会大大降低，尤其是有骨盆壁侵犯时，其 R_0 切除几率几乎为零，但有中心报道复发直肠癌盆腔脏器联合半髋、同侧下肢切除病例，仍达到了 R_0 切除，并长期生存。所以单纯的单侧盆腔侧壁受累可能不能作为绝对的手术禁忌。

2. 骶骨受累。骶骨侵犯，尤其是包括骶 2 平面以上的侵犯，因无法达到 R_0 切除，故为盆腔脏器联合切除的绝对禁忌证。骶 2 平面以下的侵犯，可联合骨科行骶骨切除，亦可获得不错的 R_0 切除率。

3. 累及主要血管或神经。值得一说的是，髂内血管侵犯，尤其是臀上动脉分支以远端髂内动脉或单侧髂内动脉侵犯并不是盆腔脏器切除的禁忌证，直接结扎切除臀上动脉分支以远端髂内动脉或单侧髂内动脉侵犯临床上少见臀大肌坏死。而随着血管外科手术技术及人工替换材料的进步，联合血管置换或半髋切除仍可达到满意的 R_0 切除，所以根据盆腔肿物的性质，累及主要血管或神经或许并不能作为绝对的手术禁忌。

4. 远处转移。对于转移灶切除有意义的可切除的转移灶的盆腔肿物，远处转移并不能作为绝对的手术禁忌证。可以经过 MDT 讨论后，同期或分期行盆腔脏器联合切除及转移灶切除。对于那些转移灶切除无意义或不可切除转移灶的，并不建议行盆腔脏器联合切除。

【团队要求】

1. 以经验丰富的泌尿外科手术专家、普通外科手术专家和 / 或妇产科手术专家为主的 MDT 团队，包括肿瘤内科专家、病理科专家、影像学专家、放疗科专家、整形外科手术专家、骨科手术专家。

2. 肿瘤内科专家、病理科专家、影像学专家、放疗科专家要求有丰富的多学科诊断及治疗能力或由专家团队组成。

【操作步骤】

1. 病理上确诊盆腔肿物的来源及性质。

2. 行腹盆腔增强 CT 及盆腔增强 MR 检查对肿瘤的局部进展情况进行评估，必要时行 PET/CT 进行全身评估。

3. 进行 MDT 讨论，确认治疗方案流程。

4. 行手术治疗的患者根据其肿瘤的来源及侵犯范围，确定手术方式，包括前盆腔脏器联合切除（女性：膀胱、输尿管下段、子宫、附件及 / 或阴道壁），后盆腔脏器切除（女性：直肠、乙状结肠、子宫、附件及 / 或阴道壁），全盆腔脏器切除（男性：直肠、乙状结肠、前列腺、精囊腺、膀胱、输尿管下段；女性：直肠、乙状结肠、子宫、附件、阴道壁、膀胱、输尿管下段），包括相关区域的局部淋巴结清扫。

5. 盆腔肿瘤，确认侵犯范围及所需手术专家的科室；具体操作步骤以全盆腔脏器切除为例，详细讲述如下：

（1）取截石位，开腹手术选择下腹正中绕脐切口（右绕脐为佳），若为腹腔镜手术，取脐上观察孔 Trocar，右下腹麦氏点附近置入主操作孔 Trocar，其内上约一拳距离置入副操作孔 Trocar，左下腹基本对称位置置入辅助孔 Trocar（可根据团队习惯灵活选择辅助孔位置）。

（2）探查腹腔，证实无肝脏及腹膜广泛种植转移，确认肿瘤侵犯范围，决定行全盆腔脏器联合切除术。

（3）游离直肠。游离直肠分为直肠后间隙及侧方间隙的游离。

游离左侧方间隙（图 21-1）：打开乙状结肠及其系膜与左侧腹壁的先天愈着，入 Toldt 间隙，将乙状结肠及直肠上段向右上方牵引，沿 Toldt 间隙向右侧游离至左侧输尿管水平或与右侧会师。向尾侧打开直肠旁沟，辨认并保护左侧下腹下神经、下腹下神经丛，紧贴神经平面向尾侧游离至盆筋膜水平。

游离直肠后间隙（图 21-2，视频 21-1）：将乙状结肠及直肠上段向左上方牵引，打开右侧直肠旁沟及乙状结肠系膜基底部，分辨并保护上腹下神经丛，入 Toldt 间隙，向左侧

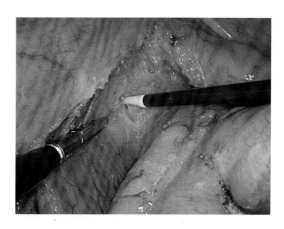

图 21-1　直肠左侧方间隙的游离

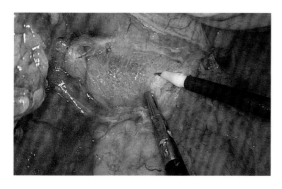

图 21-2　直肠后间隙的游离

视频 21-1　直肠后间隙的游离

游离至与左侧会师或左侧生殖血管水平。向左上方托举直肠,辨认并保护盆内脏神经,沿直肠后间隙游离直肠后壁至盆筋膜水平。

游离右侧方间隙(图 21-3):打开直肠后间隙后,向右侧辨认并保护右侧下腹下神经、下腹下神经丛,紧贴神经平面向尾侧游离至盆筋膜水平。

值得一提的是,直肠后间隙为 Toldt 间隙延续向骶前的间隙,侧方间隙却是区别于直肠癌根治的全直肠系膜切除术(total mesorectal excision,TME)间隙,根据术中探查的情况,可以是 TME 间隙,也可以是超出了 TME 范围的盆腔侧方淋巴结外侧间隙。一般情况下,开腹手术优先游离左侧间隙,进而游离直肠后间隙,最后游离右侧间隙。

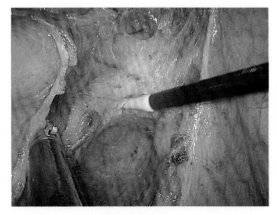

图 21-3　直肠右侧方间隙的游离

腹腔镜手术中,优先游离直肠后间隙,其次是两侧间隙。但实际手术中,因为盆腔占位通常较大,这三个步骤都是交替操作,逐步向尾侧推进。

(4)游离膀胱、前列腺、精囊。具体步骤参见相应章节。

(5)根据病理类型,选择清扫侧方淋巴结(图 21-4,视频 21-2)

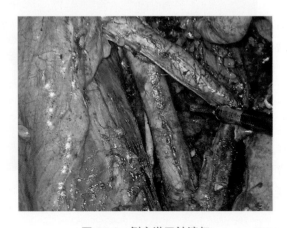

图 21-4　侧方淋巴结清扫

视频 21-2　保留下腹下神经丛的侧方淋巴结清扫术

1)全盆腔脏器联合切除:自髂总、髂外动脉外侧背侧开始,沿着髂腰肌游离,保护生殖股神经,将髂外动脉及静脉掀起,进入闭孔区域,沿着闭孔内肌筋膜游离闭孔淋巴结(283 号淋巴结)的外侧界,显露闭孔内肌、闭孔动静脉及神经,直至肛提肌腱弓水平;打开动脉鞘骨骼化髂外动脉、髂总动脉,并向内侧和下方锐性分离,向下方打开髂外静脉鞘;于髂内外动脉分叉处找到闭孔神经近端,全程显露并保护闭孔神经,显露髂内动脉主干,沿其表面逐渐向尾侧依次显露并根部结扎切断脐动脉、膀胱上动脉(可与前者共干)、闭孔动脉、子宫动脉(女性)及膀胱下动脉及静脉,或可自臀上动脉发出点远端结扎切断髂内动脉清扫侧方淋巴结,与标本一并移除。

2）后盆腔脏器联合切除：辨认髂外动脉及输尿管，沿着脐内侧襞外侧，切开盆腹膜，上至跨过输精管（子宫圆韧带）2cm，下至输尿管跨髂外动脉外侧。于输尿管外侧辨认输尿管腹下神经筋膜外层面，用超声刀沿此间隙向后向下仔细分离，显露 S_4 神经根或梨状肌筋膜，需至少保留一侧输尿管腹下神经筋膜；自髂总、髂外动脉外侧背侧开始，沿着髂腰肌游离，保护生殖股神经，将髂外动脉及静脉掀起，进入闭孔区域，沿着闭孔内肌筋膜游离闭孔淋巴结（283 号淋巴结）的外侧界，显露闭孔内肌、闭孔动静脉及神经，直至肛提肌腱弓水平；打开动脉鞘骨骼化髂外动脉、髂总动脉，并向内侧和下方锐性分离，向下方打开髂外静脉鞘；于髂内外动脉分叉处找到闭孔神经近端，全程显露并保护闭孔神经，显露髂内动脉主干，沿其表面逐渐向尾侧依次显露脐动脉、膀胱上动脉（可与前者共干）、闭孔动脉、子宫动脉（女性）及膀胱下动脉及静脉，清扫侧方淋巴结并整块移除。

6. 重建，包括泌尿系统重建及消化道系统重建。泌尿系统重建根据术中情况可选择部分膀胱切除重建，输尿管皮肤造口及回肠膀胱（详见相应章节）；消化道系统重建包括保留肛门的乙状结肠直肠吻合、保留肛门外形的乙状结肠皮肤造口及会阴切除后的乙状结肠皮肤造口及盆底重建。

（1）乙状结肠直肠吻合（图 21-5）：近端乙状结肠置入管状吻合器钉砧，远端使用稀碘伏水和生理盐水冲洗直肠残端后置入管状吻合器行端端吻合。该消化道重建方式适用于保证安全切缘的前提下，远端仍可有直肠保留，吻合口无张力的情况下。

（2）保留肛门外形的乙状结肠皮肤造口（图 21-6）：对于可以保证安全切缘并保留部分直肠或肛管的患者，若其因结肠长度限制而不能吻合或吻合后张力过大，或患者因一般情况差，不能承受吻合口瘘风险的，则可以选择该消化道重建方式。

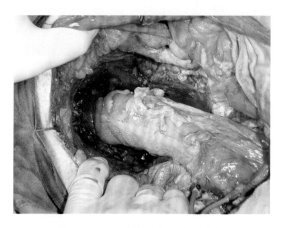

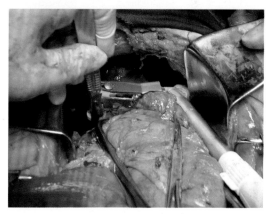

图 21-5　乙状结肠直肠端端吻合　　　　　　图 21-6　乙状结肠皮肤造口

乙状结肠皮肤造口位置选择于脐与髂前上棘连线内 1/3 处，切开直径约 2~3cm 圆形皮肤，切除皮下脂肪至前鞘，十字切开前鞘，分离腹直肌至后鞘，纵向打开后鞘及腹膜，开口可容 2 指。建议可吸收线间断缝合前鞘、后鞘、腹膜，保留缝线。根据患者胖瘦情况，拉出乙状结肠高出皮表 4~6cm，再用之前保留的缝线将乙状结肠缝合固定于前鞘、后鞘及腹膜。将造口结肠断端外翻固定于造口皮肤真皮层，使造口高出腹壁约 1~2cm 为宜。

（3）会阴切除后的乙状结肠皮肤造口及盆底重建（图21-7）：全盆腔脏器切除一般建议切除会阴，但其创伤相对较大。

肛门双荷包缝合关闭，根据切除范围确定切口前端，后端至尾骨尖，两侧至坐骨结节内侧缘，切除距肛门约3~4cm梭形切口，沿坐骨结节内缘、会阴浅横机后缘分离至提肛肌下方，切断位于尾骨尖前方的肛尾韧带，靠近盆壁切开髂骨尾骨肌、耻骨尾骨肌、耻骨直肠肌，达盆筋膜，与腹盆部会师。前壁根据切除范围，向上切开尿生殖膈，与腹盆部会师。移除标本。自会阴部放置盆腔引流，间断缝合皮肤皮下脂肪组织关闭切口即可。乙状结肠造口参见上文。会阴部切口可以直接缝合，大网膜足够时可用大网膜覆盖低位盆腔。

若会阴部切口过大而无法直接缝合者或缝合后张力过大，可请整形外科专家行带蒂肌皮瓣，包括垂直腹直肌皮瓣、股薄肌皮瓣、臀大肌皮瓣。

7. 清点器械敷料，检查腹腔内有无出血、副损伤，有无肿瘤残余（图21-8），必要时可放置钛夹标记，以便于后续放疗定位，关腹（图21-9，图21-10）：因该手术较大，建议尽可能的关闭腹膜，逐层确切关闭前鞘层、皮下组织、表皮层。关闭切口后再外翻乙状结肠造口。

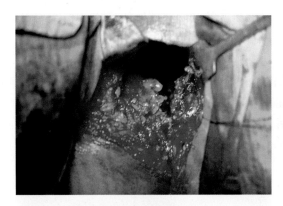

图21-7 会阴部切口

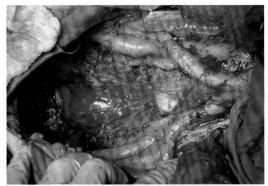

图21-8 全盆腔脏器联合切除术野

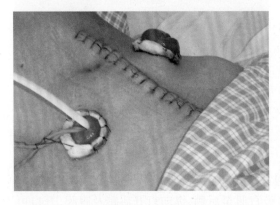

图21-9 全盆腔脏器联合切除开腹手术后切口

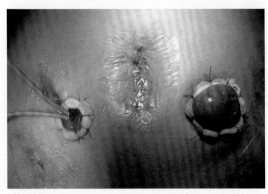

图21-10 全盆腔脏器联合切除腔镜手术后切口

【要点解析】

1. 打开腹主动脉旁腹膜后间隙对于确定治疗的可切除性是至关重要的。打开盆腔腹膜(从骶骨岬沿骨盆边缘到膀胱即肿瘤最靠近骨盆侧壁的一侧)才能确定肿瘤的活动度及是否可切除。

2. 外侧盆腔解剖注意保护生殖股神经及闭孔神经,这些结构外侧无淋巴结。

3. 骶前静脉(包括骶前静脉丛及骶椎椎体静脉),盆壁侧方髂内静脉及其分支,耻骨后前列腺静脉丛(Santorini 静脉丛)术中易出现大出血,术中注意遵循先易后难、先中后侧、先游离出髂内动静脉、锐性分离原则,减少出血风险。若出现不易控制的大出血,先压迫,继续手术移除瘤体后再行进一步止血,必要时需要纱布填塞。

（汪 欣 刘 涛）

专家述评

盆腔脏器联合切除术是一种开始于 20 世纪 40 年代末期的复杂多脏器外科手术,经过几代人 70 多年的努力发展,其已然由一项高围术期死亡率、高并发症的高难度手术发展成为一项成熟的手术技术。但其仍然有创伤大,术后并发症率较高,复发率高以及患者生活质量较差等缺点,所以,对患者适应证的把控要本着严格、科学的态度,经由 MDT 讨论决定。而基于盆腔脏器联合切除的手术范围和难度,多学科手术之间的合作,尤其是泌尿外科与普通外科之间的合作就显得尤为重要。随着近几十年来腹腔镜及机器人手术的发展,微创手术技术已然成为了外科发展的趋势,对于盆腔脏器联合切除这种高复杂性的手术,在高度选择的且肿瘤解剖结构良好病例中是可行的。微创切除手术可减少术中出血,其余并发症无明显增加,且病理切除率相似。然而,适合进行腹腔镜或机器人盆腔脏器联合切除术的患者数量较少,外科医师经验有限,且存在漫长的学习曲线,关于长期肿瘤安全性的数据仍然缺乏。腔镜/机器人技术本身可能不是一个目标,但它在盆腔脏器联合切除手术中的应用值得探索。

（汪 欣）

参考文献

[1] BRUNSCHWIG, ALEXANDER. Complete excision of pelvic viscera in the male for advanced carcinoma of the sigmoid invading the urinary bladder[J]. Annals of Surgery, 1949, 129(4): 499-504.

[2] LOPEZ M J, STANDIFORD S B, SKIBBA J L. Total Pelvic Exenteration[J]. archives of surgery, 1994, 129(4): 390-5; discussion 395-6.

[3] ECKHAUSER F E, LINDENAUER S M, MORLEY G W. Pelvic exenteration for advanced rectal carcinoma[J]. American Journal of Surgery, 1979, 138(3): 411-414.

[4] 万远廉,徐文怀,陈如法,等. 全盆腔脏器切除术治疗局部进展期盆腔恶性肿瘤——附 27 例报告[J]. 北京医科大学学报, 1995(6): 450-452.

[5] BROWN K G M, SOLOMON M J, KOH C E. Pelvic ExenterationSurgery[J]. Diseases of the Colon & Rectum, 2017, 60(7): 745-754.

[6] KOH C E, SOLOMON M J, BROWN K G, et al. The Evolution of Pelvic Exenteration Practice at a Single

Center:Lessons Learned from over 500 Cases[J]. Dis Colon Rectum,2017,60:627-635.

[7] POMEL C,ROUZIER R,POCARD M,et al. Laparoscopic total pelvic exenteration for cervical cancer relapse [J]. Gynecologic Oncology,2003,91:616-618.

[8] RUTLEDGE F N,SMITH J P,WHARTON,et al. Pelvic exenteration:Analysis of 296 patients[J]. American journal of obstetrics and gynecology,1977,129:881-892.

[9] VASILESCU C,TUDOR S,POPA M,et al. Entirely Robotic Total Pelvic Exenteration[J]. Surgical Laparoscopy Endoscopy & Percutaneous Techniques,2011,21(4):e200-e202.

[10] 万远廉,严仲瑜,刘玉村.腹部外科手术学[M].北京:北京大学医学出版社,2010.

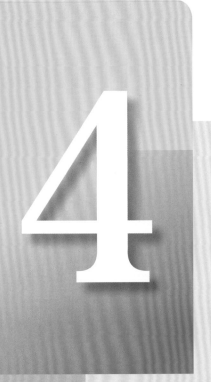

第四部分

上尿路尿路上皮癌
精准治疗

第二十二章

上尿路尿路上皮癌保留肾脏的手术治疗

尿路上皮癌（urothelial carcinoma，UC）为尿路上皮来源的恶性肿瘤，在所有癌症新发病例中约占 7%，排名第 4 位[1]。依照发生部位，可分为发生在下尿路的膀胱癌（bladder cancer，BC）和发生在上尿路的尿路上皮癌（upper tract urothelial carcinoma，UTUC）。传统上 UTUC 外科手术的标准治疗为根治性肾 - 输尿管全长 - 膀胱袖套状切除术（radical nephroureterectomy with bladder cuff，RNU），此方式以切除患侧整体上尿路达到肿瘤学控制和降低复发为目的，然而要付出完全去除患侧肾脏功能的代价。近年来，UTUC 保留肾单位的手术治疗经过积累和发展逐渐取得了一定地位，尤其是输尿管镜的肿瘤切除（消融），本章节将对此方面进行着重探讨。

临床问题

第一节 UTUC 外科手术——发展及挑战

UTUC 是发生在输尿管、肾盂、肾盏的尿路上皮来源恶性肿瘤的统称，仅占所有 UC 的 5%~10%[1]。发病率与年龄和性别相关，峰值 70~90 岁，男性发病率约为女性 3 倍。UTUC 的人群筛查因缺乏高质量研究而未有推荐，发病隐匿和高度异质性，早期多无症状，最常见为镜下或肉眼血尿和腰痛[2]。诊断常在出现症状后通过进一步的尿脱落细胞学、影像学检查（B 超、静脉肾盂造影（IVU）、CT 或 MRI）或内镜探查中确定。

临床上，尿脱落细胞学敏感性低，UTUC 诊断主要依赖影像学和内镜检查。影像学检查以增强 CT（enchanced CT）准确性最高，对乳头状肿瘤检出率高，但对扁平或深部浸润的 UTUC 诊断准确性下降。膀胱镜若发现输尿管口喷血，应及时行逆行造影、插管留取肾盂尿脱落细胞学。如膀胱未发现肿瘤，但尿脱落细胞学阳性则高度怀疑 UTUC。近来输尿管镜技术得到广泛应用，UTUC 的诊断性输尿管镜（diagnostic ureteroscopy）准确率达 90%，但建议在影像学怀疑、输尿管口喷血和/或尿脱落细胞学阳性等前提下采取。诊断性输尿管镜可能增加 UTUC 术后膀胱癌的发生率[3]，且典型影像表现诊断准确性不低，手术治疗前是否常规行诊断性输尿管镜检查有争议。

基于以上特点，新发 UTUC 中浸润的表现占多数，然而是否真正浸润取决于 RNU 术后的病理结果。同时，即使囊括诊断性输尿管镜检查，UTUC 术前也难以像膀胱癌那样得到准确分期，于是 RNU 占据 UTUC 手术治疗的主导地位[4]。1909 年 Albarran J 首先描述 RNU，UTUC 曾以单纯肾切除治疗，但残留输尿管复发几率高，因此至今 RNU 仍被认为是 UTUC 手术治疗的标准方法，尤其对于大体积、高级别、怀疑肌层浸润的 UTUC。RNU 手术范围大，根据术者经验习惯和具体情况可采用开放或腹腔镜手术方式和多种不同体位。开放手术在 pT_3、pT_4 和/或高分级 UTUC 中预后优于腹腔镜，经尿道预先切开输尿管开口并逆行推挤输尿管下段是较常用减少切口的方法，但存在肿瘤种植风险的争议。RNU 术存在复发可能，概率与患者本身和肿瘤因素相关。男性、曾患膀胱癌者更易复发（$P<0.001$），术前慢性肾病者（chronic kidney disease，CKD）对侧复发风险高于无肾脏基础病变者（HR 1.87，95% CI 1.26~2.78；$P=0.002$）。肿瘤因素包括术前尿脱落细胞学阳性、多病灶、输尿管肿瘤以及高 T 分期（$P<0.001$），N 分期、瘤体大小等对复发影响不大。因此，RNU 术前应系统评估复发重要预测因子以制定适合术后随访的措施，如膀胱灌注化疗和膀胱镜监测等。

然而 RNU 并非完美，在 UTUC 与肾细胞癌（renal cell cancer，RCC）术后肾功能变化的对比观察中发现，看似同样去除肾脏（UTUC 接受 RUN，RCC 接受根治性肾切除术），UTUC 术后肾功能恶化比例更高且发生更早，而且相当数量的病例发展至终末性肾病需要接受透析治疗[5]。UTUC 平均年龄高，透析治疗不仅降低生活质量，也严重威胁生命。实际上，UTUC 保留肾单位的治疗方式已存在，在一些被迫情况下或经过严格选择的低级别 UTUC 患者中已针对性地开展，随着末端可弯的软性输尿管镜和激光的发展，UTUC 保肾治疗的有效性有了明显提高。

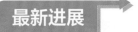

第二节　UTUC 保肾手术——从被迫走向主动

虽然 RNU 是 UTUC 手术治疗的标准方法，仍存在一些患者因各种原因而不适合 RNU 治疗，如双侧 UTUC、孤立肾、各种因素造成的肾功能不全以及其他不能接受 RNU 的情况等，因此 UTUC 保留肾单位的手术有着一定的适用范围，分为开放（节段性输尿管切除）和内镜（输尿管镜或经皮肾镜肿瘤消融，tumor ablation）方式。基于技术和设备的进步，内镜下的治疗方式不断扩展，甚至可选择性地应用于对侧肾脏功能良好的病例。低风险 UTUC 的内镜下保肾手术作为初始治疗已被列入 2018 版欧洲泌尿外科学会（European Association of Urology，EAU）指南推荐。目前 UTUC 保留肾脏的手术治疗有如下方式：

一、开放节段性输尿管切除术

Vest SA 在 1945 年首先将肾脏保留手术应用于输尿管肿瘤,他们基于进展缓慢或合并严重基础疾病 UTUC 病例的观察,认为在亟需保肾且长时间未进展的 UTUC 可采取开放保肾手术,随后 Ferris DO 与 Daut RV(1948 年)尝试孤肾肾盂肿瘤的开放保肾手术。之后开放保肾手术集中于输尿管节段性切除(segmental ureterectomy,SU),切除范围距肿瘤 1~2cm,并依肿瘤位置决定端端吻合或输尿管膀胱再植。2016 年 Seisen T 等针对此类手术与 RNU 的肿瘤学结果进行了对比,显示两组在 3 年、5 年或最后一次随访的肿瘤特异生存没有显著差异[6]。但至今,SU 的适应证尚未完全确定。

SU 术式有两种:节段性输尿管切除及再吻合(segmental ureterectomy and uretroureterostomy,UU)与远端输尿管切除 + 输尿管膀胱再植术(distal ureterectomy and ureterocystostomy),推荐的适应证为无法通过内镜处理的非侵袭性低级别肿瘤和以保留肾功能为目的的高级别或侵袭性肿瘤。UU 适用于输尿管中上段肿瘤,后者适用于肿瘤位于输尿管远段靠近膀胱者。UU 的局限性体现在两端过远时会导致吻合失败或吻合口狭窄,故切除节段不宜超过 3~4cm。对输尿管远段切除膀胱再植术,切除范围近端距肿瘤边缘 1~2cm,远端切除应包括 1cm 膀胱黏膜的输尿管袖。无论 UU 或输尿管膀胱再植,应保证无张力的吻合,以水密性缝合为佳(连续缝合)。如果远段输尿管缺损较大,应行膀胱悬吊,甚至膀胱翻瓣。SU 同时可清扫周围淋巴结,切除的标本需快速冰冻病理以确认断端无肿瘤侵犯。近年来两种术式也有通过腹腔镜的尝试。

尽管 SU 效果多来自于证据级别不高的回顾性研究,主要的临床指标和 RNU 具有可比性。在 Abrate A 等多中心研究中,纳入的 84 例输尿管远端 UTUC 病例分别采取上述两种术式,两组总生存期(overall survival,OS)、肿瘤特异生存期(cancer-specific survival,CSS)、无复发生存期(recurrence-free survival,RFS)和术后肾功能等方面无明显差异[7]。Fang D 等进行的荟萃分析也支持 SU 和 RNU 之间有相似的肿瘤学结局,且 SU 更好地保留了肾功能[8]。在另一单中心 219 例 UTUC(RNU 179 名 81.7%,SU 40 名 18.3%)的回顾分析对比的结果 CSS 及 OS 无差异,且手术类型对 CSS 或 OS 无预测作用;膀胱内无复发生存、对侧 RFS 和无转移生存均无显著差异,然而 RNU 局部 RFS 优于 SU(96.2% vs 86.0%)。多因素分析显示,SU 与 RFS(P=0.046)、无转移生存(P=0.03)相关,$pT_{3~4}$ 期 RFS 低于 RNU(P=0.006)。

由此,SU 针对的是内镜难以处理或姑息性保肾要求的输尿管 UTUC,主要采取开放手术,远端输尿管 UTUC 效果更好。

二、内镜下肿瘤消融(endoscopic tumor ablation)

随着微创技术的快速发展,顺行、逆行内镜技术在泌尿外科领域取得长足发展,输尿管镜与经皮肾镜技术作为此方面的两项关键技术,在 UTUC 中也得到应用。

1. 输尿管镜治疗(ureteroscopic approach,URS)　自从 1912 年 Young H 内镜可以观察输尿管,URS 技术已成为尿路结石和各种原因引起的输尿管梗阻的主要治疗方式。1984 年 Goodman TM 开始尝试用 URS 治疗 UTUC,首次病例为低级别输尿管远端肿瘤。由于内镜的不断优化,尤其是激光的改进,URS 的 UTUC 保肾治疗逐步得到更多的应用,开始仅为特殊情况下的备选方案,如:双侧肿瘤、孤立肾、肾功不全等。随着 URS 治疗 UTUC 的结果陆续发表,指征逐渐扩展到对侧肾脏功能良好的病例。2018 年 EAU 指南将此项内容列入,并且可作为针对近端与中段输尿管、肾盂、肾盏的低风险 UTUC 保肾手术中的一线治疗。目前,以 URS 治疗早期、低级别、瘤体不大的 UTUC 已成为临床医师的一种选择。

在传统的肿瘤分级与分期之外,URS 治疗 UTUC 建议采取风险管控策略进行手术难度、复发等方面的术前评估,分为低风险或高风险两类[9]。评估内容包括临床特征(吸烟状态、膀胱癌病史、接受严密随访的依从性)、超声特征(肾盂积水、肿瘤形态)、输尿管镜下特征(肿瘤体积、单或多中心生长)、病理(尿路脱落细胞学分级、输尿管镜活检结果)等(见表 22-1)。评估后根据内镜技术水平、设备、以及术中情况灵活地选择治疗方式。

表 22-1　内镜治疗 UTUC 风险评估量表

评估标准	低风险 UTUC	高风险 UTUC
临床特征		
吸烟状态	无或既往吸烟	正在吸烟
膀胱癌病史	无	有
严密随访依从性	有	无
超声特征		
肿瘤特征	表浅	浸润
肿瘤体直径	<1cm	≥1cm
多中心生长	无	有
病理因素		
尿路脱落细胞学分级	低级别	高级别
输尿管镜活检结果	低级别	高级别

缩写:UTUC,Upper Tract Urothelial Carcinoma,上尿路尿路上皮癌。

目前 URS 治疗 UTUC 的适应证分为被迫姑息性(imperative)和选择性(elective)两类。前者与其他被迫保肾的情况相同,同时瘤体不宜 >2cm;后者包括 <1cm 的低风险输尿管癌和肾盂癌、以及经过谨慎评估准入的高风险肾盂肿瘤。然而 URS 指征有扩大趋势,如在治疗多中心肿瘤和瘤体超过 1cm 的一些报告中,未发现肿瘤学控制不佳的现象。作者团队曾处理瘤体最大直径为 2.2cm,建议在瘤体较大的 URS 处理时可采取分期手术。

由于本身特点,硬性输尿管镜处理输尿管中下段肿瘤较为便利,而末端可弯的软性输尿管镜在上段输尿管和肾内 UTUC 有更大发挥空间。切除或消融肿瘤的能量可来自电或激光。曾有类似于前列腺电切手架式的硬性输尿管镜,由于粗笨已被淘汰。硬性输尿管镜工作腔可通过球状或柱状电极进行浅表肿瘤凝固,而激光可适用于硬镜和软镜。钬激光或铥激光穿透深度 <5mm,在切割(消融)或汽化瘤体时降低穿孔几率;Nd:YAG 激光透热深,故采取距离肿瘤 5~6mm 凝固致瘤体坏死脱落。URS 还可以采用活检钳或套石篮抓取瘤冠以缩小瘤体,便于进一步处理肿瘤基底。URS 处理 UTUC 与处理结石等其他病变不同,如肿瘤不能移位、出血影响视野、特殊解剖位置、切除(消融)时兼顾尿路系统完整性等,对于器械设备以

及操作者的经验和技巧有更严格的要求。

UTUC 发病率低、集中性差,URS 疗效主要来源于长期回顾性研究。张弋等回顾了 10 年输尿管镜治疗的 UTUC 共 19 例(姑息性 10 例、选择性 9 例),部分患者瘤体 >1.5cm,并有多期手术的病例,出现 1 例输尿管闭锁。中期随访 3 年 OS 为 78.9%,CSS 为 88.2%;尽管复发率为 42.1%,多数可以再次内镜治疗,总体器官保存率 73.5%[10]。然而 URS 治疗 UTUC 的病例选择标准难以严格规定,类似研究有限,多数入选病例存在严重合并症,因此具有 OS 不高(35%~96%)而 CSS 高(70%~100%)的表现。2010 年 Cornu JN 等回顾了逆行软性输尿管镜诊断、治疗并随访的 35 例 UTUC,提出对于选择性的非侵袭性 UTUC 病例,可提倡 URS 作为 RNU 的替代方式。但由于复发率高(中位随访 30 个月,60% 复发),患者需要长期严格随访,包括至少每 3 个月 1 次输尿管镜复查,持续 2 年[11]。Cutress ML 等报告内镜治疗 73 例 UTUC 的长期预后(包括 URS 或 PCN),同样具有高复发特点(中位随访 54 个月,68% 复发),但内镜干预 CSS 良好并降低后续行 RNU 的几率[12]。其他研究者有报告 URS 术后较高的输尿管狭窄发生率(5%~14%),内镜消融更适合治疗小的、孤立的低风险 UTUC,保肾后原肿瘤远端或膀胱复发几率高,建议选择随访依从性好的患者。

因此,URS 治疗适合于低级别、瘤体小和表浅的 UTUC,对一些谨慎选择的高级别 UTUC 也是可行的选择,具有保留肾功能、提高生活质量的优点,但要注意技术要求并做好严密的随访。

2. 经皮肾镜治疗(percutaneous approach,PCN) Tomera KM 等 1982 年首次应用 PCN 方式进行 UTUC 治疗[13]。经皮肾镜视野大、可探查范围广,可以覆盖由于输尿管镜进入困难的肾下盏。尽管同样适用于低级别肿瘤或严格选择的高级别肿瘤,目前 PCN 治疗 UTUC 指征仍限于姑息性病例,即亟需保留肾功能且输尿管镜无法探及的肾下盏肿瘤或高风险肿瘤,PCN 可采取多种体位,如标准俯卧位或分腿斜仰卧位。应用 X 线或 B 超引导穿刺后连续扩张器或球囊扩张建立皮肾通道。首先活检钳抓取病理样本,如出血不多可以继续抓取瘤体显示基底,以电极或激光进行凝固或消融;如遇出血,Nd:YAG 激光或电极止血效果优于钬激光。切除肿瘤也可以通过建立可容纳电切镜的大通道进行直接切割,尤其是大体积肿瘤,甚至可切除整个肾盏。完成操作后留置肾造瘘管,以便进行二次探查、局部灌注或随访之用。

PCN 治疗最主要的并发症是出血,约 17% 病例需要输血,1% 因出血接受紧急肾切除,但肾输尿管连接部狭窄发生率不高。2006 年 Rouprêt M 等纳入 97 例 UTUC 患者(平均 68 岁,PCN 消融 16 例)以评价 PCN 疗效,5 年 CSS 低级别与高级别肿瘤有显著差异(分别为 81.9%,47.3%,P=0.000 1),肿瘤分期、分级和发生部位是生存的独立预后影响因素[14]。另外,在 46 例低级别肿瘤行 RNU、URS 或 PCN 治疗的对比中,5 年 CSS(84%、80.7% 和 80%;P=0.89)和 RFS(75.3%、71.5% 和 72%;P=0.78)均无显著差异[15]。直接比较 PCN 与 URS 仍未见报道。PCN 治疗 UTUC 的病例也存在合并症多、身体不佳的情况,故 CSS 明显高于 OS。无论是上尿路还是膀胱,PCN 术后复发率均较高(10%~65%)。这些结果与 URS 方式治疗 UTUC 的结果类似。

有趣的是,PCN 破坏了集合系统的完整性,理论上有肿瘤细胞外泄转移的可能性,但明确的通道种植转移报告极少,目前仅 0.75%[9],提示 PCN 方式是治疗 UTUC 的一种可行方法。可能由于 URS 治疗 UTUC 的快速发展,近期 PCN 治疗的研究明显减少,因此,这种方式在 UTUC 保肾治疗中的地位还需要进一步的研究支持。

综上所述,在 UTUC 手术治疗以 RNU 为最主要方式的背景下,保肾手术已经具有一定地位,内镜方式因取得临床治疗积极效果得到推荐,尤其是输尿管镜治疗发展较快。UTUC 保肾手术指征仍在变动中,其指征分为姑息性或选择性,内镜手术对操作有更严格要求,并有较高复发率,因此病例选择前应进行全面评估和充分准备。UTUC 的保肾手术作为一种可以选择的方式,临床医师应给予足够关注。

实例演示

第三节　UTUC 保肾手术实例演示

【适应证】

1. 低风险的 UTUC,包括单发肿瘤、瘤体 <2cm、尿细胞学或 URS 活检为低级别肿瘤,以及造影无侵犯表现者,可考虑首选采取保肾手术。

2. 对部分高级别输尿管远端 UTUC 开放保肾可以作为手术选择之一。

3. 对于孤立肾或功能性孤立肾患者合并的 UTUC,保肾手术应基于具体情况实施。

【禁忌证】

1. 对侧肾功能正常情况下,任何高风险 UTUC,RNU 为标准手术治疗。

2. 肿瘤巨大,腔内或开放无法完成保肾手术者。

【所需器材清单】

1. 膀胱镜、硬性输尿管镜和软性输尿管镜(具备窄谱成像 NBI 功能的电子软镜更佳)。

2. 各种内镜耗材　超滑导丝、输尿管导管、套石篮(抓取瘤冠:减小瘤体和提取病理组织)、激光光纤、输尿管支架等。

3. 高功率钬激光治疗仪。

【团队要求】

1. 术者内镜技术成熟,具备输尿管镜治疗 UTUC 经验。

2. 助手熟悉术者习惯,具备良好的手术训练。

3. 合理的内镜、器械、设备等管理流程。

【操作步骤】

案例:输尿管镜下钬激光消融右侧输尿管上段 UTUC

患者,女,62 岁,无痛性肉眼血尿 1 个月。

现病史:突发全程肉眼血尿,无血块,颜色鲜红、淡红和茶色不等,间断出现,不伴尿频尿急,无发热盗汗,饮食睡眠可,大便正常。外院就诊,尿常规示大量红细胞,白细胞偶见,B 超尿路未见异常。给予口服抗炎药物效果不佳,仍有血尿。来院就诊门诊膀胱镜检查膀胱内未见病变,见右侧输尿管口喷血,收入院。

既往史:高血压 10 年,糖尿病 1 年,药物控制好。无烟酒嗜好,已退休,无染料等特殊工作史。否认家族遗传病史或恶性肿瘤病史。已婚育,生一子一女均体健,爱人健在。

入院后 CT 平扫未见结石及积水表现,IVU 显示右输尿管上段充盈缺损,约 15mm,光滑圆润,双侧肾脏显影良好,未见积水表现(图22-1)。患者不愿做强化CT,尿脱落细胞学3次均阴性。与患者沟通诊断低级别UTUC可能性大,可选取URS保肾手术或RNU,经过仔细斟酌后患者选取输尿管镜下试行单纯肿瘤切除。

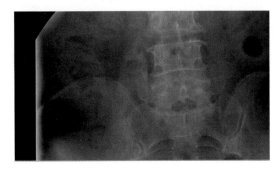

图22-1 IVU:双侧肾脏未见积水,右输尿管上段约15mm充盈缺损,形状光滑圆润,造影剂通过顺畅,管壁柔软

1. 患者取仰卧截石位,常规消毒铺巾。
2. 膀胱镜探查膀胱未见明显肿瘤征象。
3. 硬性输尿管镜下右侧输尿管开口置入超滑导丝,沿导丝逆行上镜至髂血管波动以上,见乳头样肿物填塞管腔,可随水流漂动。
4. 保留导丝并退出硬镜,沿导丝放置F12~14输尿管镜鞘。
5. 更换电子软性输尿管镜通过镜鞘至肿瘤远侧,窄带光成像(narrow band imaging,NBI)显示肿瘤血管不丰富(视频22-1)。
6. 留病理并缩小瘤体(视频22-2)。继续套取显示肿瘤表浅,基底不宽,位于6~7点位。

视频22-1 探查肿瘤

视频22-2 套取瘤冠

7. 软镜工作腔内置入200μm钬激光光纤,设定激光参数:0.8J/20Hz。距离基底远端约5mm处横向切开输尿管黏膜至肿瘤深方,再于肿瘤基底两侧纵行切开使瘤体掀起(视频22-3)。
8. 以套石篮整块抓取肿瘤并取出至体外。
9. 以钬激光对切缘进行修饰(视频22-4),切除范围小于管腔周径的1/2(视频22-5)。

视频22-3 切割肿瘤

视频22-4 修整切缘

视频22-5 检查创面

10. 退出软镜,在输尿管镜鞘中放置两支导丝。退出镜鞘后沿导丝放置两支 F6 输尿管支架。术毕。

术后患者恢复好,未行膀胱或上尿路辅助灌注化疗,病理回报:低级别尿路上皮细胞癌,侵及固有层 pT_1。术后 1 个月拔除支架,3 个月、1 年、2 年共复查输尿管镜 3 次,膀胱及上尿路均未见复发,输尿管无狭窄。其后以尿脱落细胞学、B 超和 CT 影像复查至 5 年,未见复发。

患者未能遵从严格的每 3 个月 1 次的内镜随访,但 2 年内 3 次内镜复查及 5 年影像随访未见复发。2019 年欧洲泌尿学会 UTUC 指南已取消后 1~2 年内每 3 个月复查输尿管镜的推荐。

【要点解析】

1. 乳头状形态初步判断为低级别 UTUC,NBI 成像显示肿瘤乏血供。

2. 套石篮抓取肿瘤减小瘤体并留取病理。

3. 距离肿瘤远端 5mm 横行切开黏膜,并于深方潜行,结合两侧纵行切开使达到完整切除肿瘤基底的目的。

4. 肿瘤掀起后以套石篮整块抓取,效率高、避免激光过度灼烧输尿管壁。切除范围宜控制在小于管腔周径的 1/2,有效降低术后狭窄机会。

志谢:作者在本章节编写过程中得到张曦公的支持和帮助,对他在文献检索、文字和视频编辑校对等方面所付出的时间和精力在此表示感谢!

(张　弋)

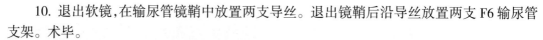

专家述评

UTUC 标准手术治疗为根治性肾 - 输尿管全长切除(RNU),保肾治疗一般为孤肾或功能性孤肾等被迫选择。随着腔镜技术发展,保留肾单位的 UTUC 内镜切除不断增加,观察发现低级别 UTUC 采取 RNU 或保肾治疗的 CCS 和 RFS 无显著差别,因此 UTUC 保肾治疗逐渐向对侧肾功能正常者过渡,选择性内镜手术效果得到长期观察的肯定。

输尿管镜经过自然腔道,最大程度保持上尿路集合系统的完整性。在较长跨度中,患者选择和治疗方式是渐进的。初期硬性输尿管仅覆盖输尿管肿瘤,近期软性输尿管镜和激光使逆行治疗扩展进入肾脏。尽管欧洲泌尿外科学会 UTUC 诊疗指南推荐了保肾指征和要求,入选内镜治疗指征的把握要根据实际情况而定。本章作者在其 UTUC 输尿管镜治疗研究中选择性纳入部分对侧肾功能正常的病例,出于慎重入选者均综合预估切除难度和预后才实施,取得较好效果。部分病例肿瘤超出了指南限制,做了有意义的探索。同时作者强调了技术和设备的要求和肿瘤切除的难度,望读者关注。

经皮肾治疗 UTUC 较输尿管镜方式受到限制,即使具备技术和设备,集合系统完整性破坏引发肿瘤外泄转移的风险始终存在,而且此方式在内镜保肾治疗中占比不高,更适用于某些大体积、输尿管镜难以处理的肾内 UTUC,目前仍以姑息性指征为主。

无论开放还是内镜,保肾术后复发率较高,因此严格随访非常必要。然而,患者多不愿接受频繁内镜检查,如何兼顾监测患侧上尿路、膀胱和对侧上尿路的复发情况,需要个体化设定。由于上尿路的特殊性,是否灌注化疗、灌注方式和灌注药物的研究报告更少,有专家认为经肾造瘘灌注化疗的方式最安全可靠。

本章节作者向读者介绍,UTUC 手术治疗正逐渐摆脱单纯以根治性切除肾输尿管全长 + 膀胱部分切除为唯一选择的局面,针对低风险 UTUC 进行输尿管镜保肾手术有望在控制肿瘤的同时保护肾功能,在部分对侧肾功能良好的患者中可选择性地开展。UTUC 因发病隐匿、缺乏筛查,而且发病率不高,难于开展前瞻性随机对照研究,采取多中心研究对探索治疗 UTUC 更合理的选择有积极意义。

(李宁忱)

参考文献

[1] SIEGEL RL. Cancer statistics,2019[J]. CA Cancer J Clin,2019,69(1):7-34.

[2] SEISEN T,GRANGER B,COLIN P,et al. A systematic review and meta-analysis of clinicopathologic factors linked to intravesical recurrence after radical nephroureterectomy to treat upper tract urothelial carcinoma[J]. Eur Urol,2015,67(6):1122-1133.

[3] ROUPRET M,BABJUK M,COMPÉRAT E,et al. European guidelines on upper tract urothelial carcinomas: 2013 update[J]. Eur Urol,2013,63(6):1059-1071.

[4] MARCHIONI M,PRINMICERI G,CINDOLO L,et al. Impact of diagnostic ureteroscopy on intravesical recurrence in patients undergoing radical nephroureterectomy for upper tract urothelial cancer:a systematic review and meta-analysis[J]. BJU Int,2017,120(3):313-319.

[5] LEE KH,CHEN YT,CHUNG HJ,et al. Kidney disease progression in patients of upper tract urothelial carcinoma following unilateral radical nephroureterectomy[J]. Ren Fail,2016,38(1):77-83.

[6] SEISEN T,NISON L,REMZI M,et al. Oncologic outcomes of kidney sparing surgery versus radical nephroureterectomy for the elective treatment of clinically organ confined upper tract urothelial carcinoma of the distal ureter[J]. J Urol,2016,195(5):1354-1361.

[7] ABRATE A,SESSA F,SEBASTIANELLI A,et al. Segmental resection of distal ureter with termino-terminal ureteric anastomosis vs bladder cuff removal and ureteric re-implantation for upper tract urothelial carcinoma: results of a multicentre study[J]. BJU Int,2019,124(1):116-123.

[8] FANG D,SEISEN T,YANG K,et al. A systematic review and meta-analysis of oncological and renal function outcomes obtained after segmental ureterectomy versus radical nephroureterectomy for upper tract urothelial carcinoma[J]. Eur J Surg Oncol,2016,42(11):1625-1635.

[9] SEISEN T,COLIN P,ROUPRÊTET M. Risk-adapted strategy for the kidney-sparing management of upper tract tumours[J]. Nat Rev Urol,2015,12(3):155-166.

[10] 张弋,于澄钒,俞波. 输尿管镜治疗上尿路尿路上皮癌的中期随访结果[J]. 现代泌尿外科杂志,2018, 23(10):735-738.

[11] CORNU J,ROUPRÊT M,CARPENTIER X,et al. Oncologic control obtained after exclusive flexible ureteroscopic management ofupper urinary tract urothelial cell carcinoma[J]. World J Urol,2010,28(2):151-156.

[12] CUTRESS M L,STEWART G D,WELLS-COLE S,et al. Long-term endoscopic management of upper tract urothelial carcinoma:20-year single-centre experience[J]. BJU Int,2012,110(11):1608-1617.

[13] TOMERA K M,LEARY F J,Zincke H. Pyeloscopy in urothelial tumors[J]. J Urol,1982,127(6):1088-1089.

[14] ROUPRET M,HUPERTAN V,TRAXER O,et al. Comparison of open nephroureterectomy and ureteroscopic and percutaneous management of upper urinary tract transitional cell carcinoma[J]. Urology,2006,67(6): 1181-1187.

[15] ROUPRET M,TRAXER O,TLIGUI M,et al. Upper urinary tract transitional cell carcinoma:Recurrence rate after percutaneous endoscopic resection[J]. Eur Urol,2007,51(3):709-714.

第二十三章

根治性肾输尿管全长切除术输尿管切除方式的选择

随着肿瘤学的不断进步,对于上尿路尿路上皮细胞癌(upper tract urothelial carcinoma, UTUC)的处理已然上升到全身治疗(systemic treatments)的高度。开放的根治性肾-输尿管切除术(radical nephroureterectomy,RNU)联合膀胱袖套状切除术是治疗高危 UTUC 的标准术式。虽然目前认为,腹腔镜及机器人辅助腹腔镜 RNU 可以获得与开放手术相近的肿瘤学预后,但仍需要更多的循证医学证据支持[1]。受篇幅所限,本章主要阐述 RNU 术中最受关注的部分:输尿管切除方式的选择。

临床问题

第一节　根治性肾输尿管全长切除术关注焦点: 远端输尿管切除方式的选择

关于 UTUC 的诊治进展体现在多方面,比如 UTUC 的分子分型(molecular classification)、保留肾脏手术及免疫检查点抑制剂在转移性 UTUC 中的应用等[2]。但泌尿外科医师普遍关心,并广泛探索的研究焦点,一直集中在 RNU 术中远端输尿管切除方式的选择上。

实际上,对于 RNU 中远端输尿管的切除方式早已有定论。不论是在经典的教科书,还是在最新的指南及相关共识中,均认为 RNU 联合膀胱袖套状切除术是治疗 UTUC 的标准术式。在《坎贝尔-沃尔什泌尿外科学》这样的经典教科书中,明确提出 RNU 联合膀胱袖套状切除术是治疗 UTUC 的金标准[3]。既然有如此明确且统一的标准,那么广大的泌尿外科医师关注的焦点集中在何处呢?

RNU 这一术式要求在遵循肿瘤学原则(术中避免进入泌尿系统腔道,防止肿瘤种植播散)的情况下切除患侧肾脏、患侧输尿管(包括输尿管膀胱壁内段、输尿管口及周围膀胱黏膜),并尽量保证尿路的完整性。经典开放 RNU 采用双切口法,即在切除患侧肾脏并游离上段输尿管后,取下腹正中切口或下腹弧形切口,采用膀胱外分离法、经裂孔输尿管切除法及经膀胱输尿管套入切除法等方法切除下段输尿管[4]。这一术式在开放手术时代,为标准术式,术者只需遵照进行即可,并无可纠结。但随着内腔镜、腹腔镜及机器人辅助腹腔镜在泌尿外科领域的普及,患侧肾脏切除及上段输尿管的处理,完全可以通过常规的腹腔镜或机器人辅助腹腔镜等微创技术实现。那么是否能够通过现有的内腔镜、腹腔镜及机器人辅助腹腔镜等微创技术实现 RNU 术中对下段输尿管的处理呢? 微创手术的可行性已有大量的临床实践及相关数据支持,是否能达到与开放 RNU 相近的肿瘤学效果,才是广大的泌尿外科医师着重关注和实践探索的焦点所在。而这一理论上的关注点,要切实落地到临床进行的RNU术中,自然是聚焦到远端输尿管(包括输尿管膀胱壁内段和输尿管口)的处理。

　　1929 年即有学者提出 "不完全输尿管切除将导致残端肿瘤复发" 的观点[4]。时至今日,作者仍未能查询到可以支持这一观点的高级别的循证医学证据。在临床实践中,术者依然遵循着输尿管全长切除及膀胱袖套状切除的原因,首先是教科书、指南及共识中均明确表述,RNU 联合膀胱袖套状切除术是标准术式;更重要的是在泌尿外科实践的传承中,经典的双切口术式得到了严格的遵守。然而,在微创手术时代,尤其是肿瘤治疗进入综合治疗的背景下,在对 UTUC 治疗中可应用保留肾脏手术的认识不断提高的背景下,是否依然需要输尿管全长切除? 历史地看,开放时代,RNU 术中对于下段输尿管处理时面临的问题与现在泌尿外科医师面对的一样:即经膀胱外路径处理下段输尿管,并不能确凿地切除输尿管开口,且有伤及健侧输尿管口的风险;经膀胱路径处理下段输尿管,就要打开原本封闭的泌尿系统,不符合上文所述的肿瘤学原则。但开放时代,术者并无可选择余地,双切口术式即是标准。但随着内腔镜和腹腔镜等微创技术的普及,1952 年即有学者应用内镜经尿道切除末端输尿管和输尿管周围膀胱黏膜,但其后就有学者报道这种方法有肿瘤输尿管口复发风险,需要严格掌握适应证[4]。在腹腔镜和机器人辅助腹腔镜时代,RNU 术中远端输尿管的处理方法更加多样[3]。但遗憾的是,目前已知,不论采用何种处理术式,RNU 术后均存在一定的膀胱内复发(intravesical recurrence,IVR)概率[5],且由于采用的外科处理方式不同,会导致不同的 IVR。

　　即使自开放进入到微创时代,RNU 术中远端输尿管处理的棘手问题仍然存在;在这样的矛盾中,泌尿外科医师一直坚持 RNU 中输尿管全长切除,除却上述肿瘤控制原则,仅自术者角度,以笔者浅见:如果 RNU 中,包含了输尿管膀胱壁内段和输尿管口,即使出现 IVR,可以在术后随访中通过膀胱镜检查及时发现并处理,经尿道膀胱肿瘤切除术(TURBT)为通常适用术式[5];如果 RNU 中,残留了患侧部分远端输尿管,输尿管残端的肿瘤复发并不容易获得早期诊断,部分患者将失去手术机会,不得不面对放疗及化疗等治疗,导致总体生存期(overall survival,OS)受损;如果仍有手术机会,与首次手术就完整切除输尿管相比,术者将面对的是二次手术和肿瘤复发的复杂情况,这种手术难度与并发症发生率,是每一位泌尿外科医师都不愿意面对的困境。

　　那么,在这个微创手术时代,面对如此丰富的微创手术技术手段,能否选择一项或几项适宜技术,在 RNU 术中远端输尿管的处理问题上,达到微创和无瘤的最佳平衡,自然成为广大泌尿外科医师关注和探索的焦点。

第二节　根治性肾输尿管全长切除术中远端
输尿管处理方式的微创选择

　　随着微创技术的普及,RNU 术中远端输尿管的处理方式日趋同质化,采用的微创技术无外乎内腔镜和腹腔镜(包括机器人辅助腹腔镜)两大类,且多以腹腔镜技术为主,分别阐述如下。

　　经尿道输尿管口电切术,亦被称为"pluck 技术",其适应证为近端输尿管肿瘤或肾盂肿瘤且膀胱内无病变。先取截石位,经膀胱尿道内腔镜下应用电切环或针状电极切除患侧输尿管口及膀胱壁内段直至膀胱外脂肪。上文提及,这种技术出现于 20 世纪 50 年代,在双切口开放手术的时代,这种术式无疑具有微创性和创新性,也有文献报道 RNU 术中应用 pluck技术处理远端输尿管,其肿瘤学效果与标准的开放手术相似[6]。在目前的临床实践中,有术者应用"针状电极"进行输尿管口和远端输尿管的内腔镜下剥离,镜下解剖更加清晰,操作更加精准;但出于对肿瘤细胞膀胱外种植的担忧,pluck 技术并未成为 RNU 术中处理远端输尿管的主流微创技术。《坎贝尔-沃尔什泌尿外科学》中甚至提出这种技术已被广泛弃用[3]。

　　近 30 年间,腹腔镜技术在我国的泌尿外科领域得到了普及。机器人辅助腹腔镜技术,由于设备昂贵,在我国方兴未艾。为叙述方便,下文中提及的腹腔镜技术中包含有机器人辅助腹腔镜技术,不再赘述。回到 RNU 术式本身,尤其是对于可以进行 RNU 手术的肾盂和输尿管肿瘤而言,肿瘤通常局限在集合系统之内,不论是经腹腔路径还是经后腹腔路径进行腹腔镜肾切除术,都是非常成熟的术式。术中将输尿管游离到输尿管膀胱开口,在熟悉局部解剖的情况下,并无明显困难(可能会有肿瘤分期与术前评估不一致,导致输尿管游离困难)。所以,腹腔镜患肾切除并输尿管游离后,若转为开放手术处理远端输尿管并行膀胱袖套状切除术,实际上减少了切口数量,减少了患者的创伤,最大化地继承并执行了经典的治疗方案。当然,转为开放手术会延长手术时间,增加手术人员(通常需要增加第二助手),增加手术器械,改变患者体位,一定程度上增加了手术创伤。但自肿瘤学控制角度看,目前欧洲泌尿外科学会(EAU)指南及相关文献(荟萃分析)中均认为,尤其是对于局限的 pT_3/pT_4 或 N+M+的 UTUC 而言,腹腔镜 RNU 的肿瘤学控制效果不如开放 RNU[2,7]。因此,腹腔镜患肾切除并输尿管游离后,若转为开放手术处理远端下段输尿管并行膀胱袖套状切除,不失为一个值得推荐且稳妥的治疗方案。

　　但无论如何,在相关科技发展的推动下,外科学已然以一种不可回溯的步伐,以一种决绝的姿态进入微创时代,唯以不断地实践与探索才能带来技术的进步与效果的改善。回到腹腔镜 RNU,既然已经在腹腔镜下将输尿管游离至输尿管膀胱开口,那么能否应用膀胱外入路处理远端输尿管并作膀胱袖套状切除术呢。很显然,技术上是可行的。早在 2005 年 Gill 等报道了全腹腔镜下 RNU 的手术方法及效果评估[8],这一步骤的思路是在将输尿管游离到膀胱开口后,应用腹腔镜切割缝合器(Endo-GIA)封闭并离断远端输尿管及部分膀胱壁。我国周利群教授团队改良了这一技术,更加关注于远端输尿管的显露和膀胱壁精准切除[9]。这种方法优点在于非常符合 RNU 术式的无瘤原则,而且并不需要改为开放手术,更无需翻转体位并增加助手,手术时间会明显缩短。但这种方法作为膀胱外入路处理远端输尿管的微创手术版本,依然无法在术中确定是否完整地切除了输尿管壁内段,依然有损伤健侧输尿管口的风险。而且由于使用了切割缝合器,若术中吻合钉穿透了膀胱黏膜(理论上,吻合钉应穿透膀胱黏膜以保证输尿管口及周围膀胱黏膜被完整切除),则术后存在反复发生膀胱结石的风险。

瑕不掩瑜,由于这种一体位全腹腔镜下 RNU 存在诸多优势,目前在临床实践中,正在经历多种技术细节的改进。如为了避免应用切割缝合器吻合钉导致膀胱结石,目前已有学者于腹腔镜 RNU 术中,应用改良的哈巴狗钳(bulldog clamp)夹闭远端输尿管,随后沿哈巴狗钳近端行膀胱部分切除术,并应用可吸收缝线缝合膀胱[8],这样既降低了应用可吸收缝线缝合膀胱替代切割缝合器的吻合钉带来的术后并发症发生风险,同时也符合无瘤原则。但这种技术中应用的是改良的哈巴狗钳,若应用保留肾单位手术中使用的哈巴狗钳夹闭远端输尿管及膀胱,则可能存在闭合力度不足,钳子脱落及漏尿等问题,因此有些术者在放空膀胱的情况下,直接应用超声刀沿输尿管切除部分膀胱,然后进行膀胱缝合。虽然属于因陋就简,而且有开放手术经膀胱路径处理远端输尿管的经典手术为依据,但是毕竟在腹腔镜下切开膀胱,并不甚符合上述的肿瘤学控制原则。这一处理方式是否会导致肿瘤种植,是否会影响肿瘤学控制效果,尚未查见相关的循证医学证据。但这样的处理方式,明确切除了输尿管口及周围的膀胱壁,可在术中明确对侧输尿管口情况,并再次确认膀胱内肿瘤状况,操作步骤简洁易行,确有其可取及优势之处。

不论采用何种技术,都应尽量遵循上文所述的肿瘤学原则,即术中避免进入泌尿系统腔道,防止肿瘤种植播散。以此原则作为标准,内腔镜下及腹腔镜下经膀胱内途径处理远端输尿管似乎均存在明确的肿瘤播散风险。但值得注意的是,欧洲泌尿外科学会(EAU)2019 年 UTUC 指南中采用的一项荟萃分析[5]数据表明,远端输尿管处理方式为 IVR 的独立风险因素[5]。此文纳入分析 4 篇文献中 4 302 位 UTUC 术后 IVR 患者数据。RNU 术中远端输尿管的处理方式,405 例(9%)患者经内腔镜手术,3 897 例(91%)经膀胱入路/膀胱外入路行膀胱袖套状切除,其中的 3 236 位患者中,1 095 例(34%)采用了膀胱外入路,2 141 例(66%)采用了经膀胱入路。其荟萃分析的结果显示:应用内腔镜技术处理远端输尿管与 IVR 风险相关性不显著,但经膀胱外入路是术后 IVR 的显著风险因素(HR 1.22,95% CI 1.03~1.45;P=0.02)。尽管这是一项荟萃分析做出的结论,但充分体现了理论与临床实践的矛盾之处,这是目前需要大样本前瞻性研究数据进一步明确的必要性所在。

实例演示

第三节　腹腔镜经腹腔入路根治性肾输尿管切除术及膀胱袖套状切除术

关于腹腔镜 RNU 的入路,经腹腔入路经后腹腔入路均可;关于操作通道(Trocar)的数量,三通道、四通道或更多通道(如机器人辅助腹腔镜手术中需要更多操作通道)均可;入路和通道数量问题均可以依据患者具体情况由术者选择决定。依据上文所述,腹腔镜 RNU 术中远端输尿管处理方式多样,限于篇幅,下文仅详述腹腔镜经腹腔入路 RNU 及膀胱袖套状切除术步骤及相关事项。

【适应证】[10]

1. 影像学可疑为浸润性 UTUC。

2. 尿脱落细胞学发现高级别肿瘤。

3. 多发肿瘤。

4. 非浸润性肿瘤但较大(>2cm)。

【禁忌证】

1. 存在进行全身麻醉的禁忌证,如严重心肺疾病、严重的肝脏及消化道疾病等,可选择系统性治疗。

2. 存在严重的凝血功能障碍,应在纠正后再进行手术。

3. 存在远处转移并非行腹腔镜 RNU 的绝对禁忌,但 EAU 指南明确提出 RNU 对转移患者无生存受益,若为治疗严重血尿等症状,宜谨慎选择 RNU。

4. 孤立肾或术前存在肾功能不全,并非行腹腔镜 RNU 的绝对禁忌,但 EAU 指南明确提出此种情况下,宜结合每位患者的具体情况,并请患者共同参与治疗决策。

【所需器材清单】

1. 腹腔镜 RNU 对腹腔镜设备和器械要求不高,普通清晰度的腹腔镜设备就可保证手术正常需要,若单位配备高清腹腔镜、3D 腹腔镜、手术机器人系统,则更加利于手术进行。

2. 建议使用超声刀,需要术前确认手术室可提供 3-0 或 2-0 可吸收倒刺缝线,以兼顾手术效率和手术效果。

3. 可视患者的具体情况,备用内腔镜设备,如输尿管镜、输尿管软镜,以备术前先进行输尿管 / 肾盂肾盏肿瘤的确认工作。

4. 腹腔镜用手术器械(无损伤抓钳、血管钳、剪刀、持针器、吸引器和 Hem-o-lok)为常规准备,切割缝合器视术者手术习惯及当地手术室配备情况,并非必须配备。

【团队要求】

1. 腹腔镜 RNU 对术者有一定的腹腔镜技术要求,对助手亦有一定的腹腔镜手术经验要求。

2. 术者应具备一定的腹腔镜血管处理经验及娴熟的镜下缝合技术,应熟悉腹腔镜下上尿路及下尿路局部解剖,以便应对术中出现的特殊情况,并应掌握输尿管镜(包括输尿管硬镜和输尿管软镜)技术以进行相关的检查。

3. 腹腔镜 RNU 通常仅需要一位助手,且通常需在术中置第 4 Trocar,要求助手能够达到手眼协调,即能够同时在掌镜时进行牵开显露等操作。通常若助手具备腹腔镜精索静脉高位结扎术、腹腔镜肾囊肿去顶减压术等手术的主刀经验,即可胜任。

4. 对于手术室护士,需要掌握进行腹腔镜 RNU 的体位,熟悉术中使用器械规格(尤其是切割缝合器规格、可吸收倒刺缝线型号和哈巴狗钳种类)。

5. 病房护士应经过基础培训,了解腹腔镜 RNU 术后需要观察记录的项目,重点了解患者导尿管护理的相关事项,遵守护理巡查制度,以便及时发现导尿管堵塞、盆腔引流量增多等情况。

【操作步骤】

1. 麻醉方式　气管插管全身麻醉。

2. 手术体位　麻醉后,置 Fr18 三腔导尿管并持续开放。取健侧 70° 折刀卧位(图 23-1),在处理远端输尿管时,将手术床向术者转 20~30°,即置患者于 40~50° 健侧卧位,方便操作。或采用健侧 90° 侧卧位(不必折刀位),在处理远端输尿管时,将手术床调至头低 30° 体位以利盆腔内操作。两种体位均可方便地完成手术,可依据术者日常手术习惯自行选择应用。

3. 穿刺点选择　常规采用四孔法,A 点通常较为固定,选择于患侧锁骨中线肋缘下 1 横指处,即用于气腹针穿刺的 Palm 点;B 点通常可选择患侧脐缘(若患者腹部脂肪堆积可选择脐上 45°3~5cm)处,用于置入腹腔镜,便于肾切除术中视野显露;C 点及 D 点可根据患者的体重指数(body mass index,BMI)差异进行位置选择,原则为 ABC 三点连成等边或等腰三角形,或使得 ABCD 点为平行四边形(图 23-2)。穿刺点位置的选择精髓在便于术中操作,不必拘泥于 Trocar 的数量和位置。

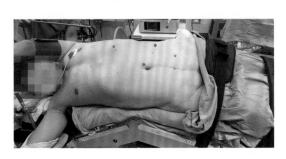

图 23-1　术前体位示例

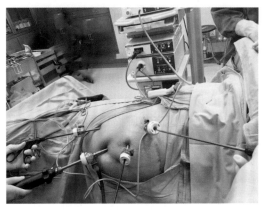

图 23-2　4 Trocar 布局示例

4. 气腹机设定　CO_2 压力 12~14mmHg,Veress 气腹针经 Palm 点穿刺建立气腹。气腹建立后,B 点置入 10mm Trocar 入腹腔,置入腹腔镜,接监视器。在腹腔镜直视下,观察气腹针位置及有无损伤腹腔内脏器,拔出气腹针,于 A 点及 C 点置入相应的 Trocar,通常术者右手侧置入 10mm Trocar,以利缝线及 Hem-o-lok 进入,左手侧置入 5mm Trocar。若术中需要使用切割缝合器,则术者右手位置入 12mmTrocar。

5. 超声刀沿结肠旁沟打开腹膜返折,将结肠推向内下方,以腰大肌、生殖血管和髂血管为解剖标志寻找并游离患侧输尿管,明确肿瘤的位置及局部情况。游离输尿管过程中,注意避免损伤髂血管及生殖血管(视频 23-1)。在游离至上段输尿管后,可选择于肾周筋膜层面,亦可选择超声刀切开肾周筋膜、脂肪囊于肾包膜层面,游离肾脏下极,挑起肾脏下极后,更易显露肾盂及肾蒂血管。

视频 23-1　游离并标记输尿管

6. 挑起肾脏下极及输尿管后,首先钝性游离肾静脉下缘,再游离其后上方的肾动脉上缘(左侧手术时,左手 Trocar 的角度将更加有利于游离肾动脉),图 23-3 显露患侧肾脏动脉、静脉及肾盂输尿管。若选择应用切割缝合器,此时即可夹闭并离断肾动静脉。若选择应用 Hem-o-lok,则于此时继续游离肾动脉下缘,游离出足够长度的肾动脉,先应用 Hem-o-lok 单重夹闭(视频 23-2)。

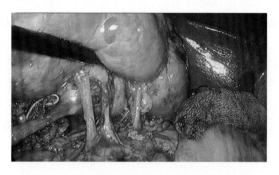

图 23-3 显露患侧肾脏动脉静脉及肾盂输尿管

视频 23-2 夹闭并离断肾动静脉

7. 若为 UTUC 位于肾盏 / 肾盂内,即可于夹闭肾动脉后 Hem-o-lok 夹闭近端输尿管,若 UTUC 位于输尿管内,可于此时沿游离的输尿管向远端游离至肿瘤远端,Hem-o-lok 于肿瘤远端夹闭输尿管(图 23-4)。

8. 沿肾包膜层面游离患肾侧面、背面至上极,留内侧中上极不游离,游离过程中可发现肾脏实质颜色转为苍白,肾脏实质质地变软。若肾脏实质仍为红润,则应注意是否存在肾动脉结扎不全,或存在异位动脉等情况。挑起肾脏下极,Hem-o-lok 三重结扎肾动脉后离断,Hem-o-lok 三重结扎肾静脉后离断(视频 23-2)。若初始选择肾周筋膜层面游离

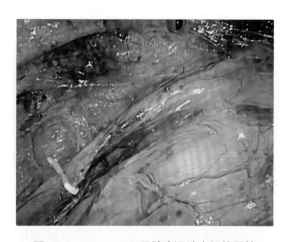

图 23-4 Hem-o-lok 于肿瘤远端夹闭输尿管

患肾,可于此时切开肾周筋膜至肾包膜层面,沿肾脏内侧继续游离患侧肾脏,可于肾包膜层面避开患侧肾上腺,即完成患侧肾脏切除。

9. 向远端游离患侧输尿管,若肿瘤位于髂血管水平则应着重注意避免游离输尿管时损伤髂血管(图 23-5),于少数情况下发现肿瘤段输尿管与周围组织粘连严重,或发现肿瘤已浸破输尿管外膜,则可沿输尿管壁游离输尿管后,于粘连或浸润处置钛夹以利后期放疗定位。

10. 向盆腔段游离输尿管前,可根据步骤 2 中所述改变患者体位,并根据操作便利,增加第四 Trocar。游离盆段输尿管时,注意避免损伤膀胱上动脉,可选择 Hem-o-lok 双重结扎后离断,亦可选择游离后避开。

11. 游离输尿管至输尿管膀胱入口,助手牵引近端输尿管,可钝锐性结合将部分膀胱壁

内段输尿管及部分膀胱壁牵出膀胱轮廓外(图 23-6),超声刀沿膀胱壁切除部分膀胱及远端输尿管,将标本置入取物袋中(视频 23-3),再用 3-0 倒刺线全层连续缝合膀胱(视频 23-4)。

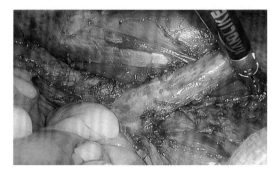

图 23-5　向远端游离输尿管,注意避免髂血管损伤

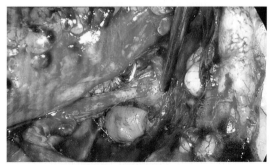

图 23-6　输尿管膀胱入口处腹腔镜下观

视频 23-3　膀胱袖套状切除

视频 23-4　双层连续缝合膀胱

12. 无菌水冲洗膀胱吻合口,经最低点 Trocar 置入盆腔引流管 1 根,逐渐降低气腹压力,确认吻合口无漏尿,术野无活动性出血,着重清点针和纱布无误后,延长 Trocar 口取出标本袋,常规缝合切口及各 Trocar 口。

13. 台下切开标本,确认远端输尿管切除情况,确认肿瘤数量、位置、直径、估计浸润深度及切缘情况,交患者家属查看后送病理。

【要点解析】

　　1. 关于肾脏切除范围,其实质是淋巴结清扫的相关问题,很多术者是按照根治性肾切除术的范围(即在肾周筋膜外)切除患侧肾脏,其步骤中包含了肾门区淋巴结的清扫。但实际上,RNU 术中进行淋巴结清扫尚有争议,仅清扫肾门区淋巴结亦不符合目前 EAU 指南中建议的 UTUC 淋巴清扫范围。所以除非肿瘤明显浸润肾实质,肾癌与肾盂癌术前鉴别诊断不清,可选择按照根治性肾切除术范围进行。对于局限于集合系统内的 UTUC,笔者建议沿肾包膜层面切除患肾即可,不仅操作方便,而且标本体积和切口长度将明显小于含有肾周筋膜的标本。

　　2. 于肿瘤远端输尿管置 Hem-o-lok 的时机通常选择在阻断肾动脉后,一方面阻断了肾脏血供后尿液分泌停止,不会导致集合系统内压力升高,一方面属于在手术的早期即阻断了肿瘤细胞沿尿流播散种植风险。

　　3. 游离远端输尿管时,膀胱上动脉为即将进入输尿管末端的解剖标志,务必注意避免损伤膀胱上动脉,可根据术者习惯,选择游离后避开,亦可选择游离后 Hem-o-lok 夹闭离断,离断膀胱上动脉后,操作空间将明显改善,后继手术操作中严重出血风险将变得可控。

4. 准备离断远端输尿管时,先将 3-0 V-Loc 线缝合于膀胱壁,并将标本袋置入腹腔内,远端输尿管离断后,助手牵引 3-0 缝线确保无尿液外溢,术者先将远端输尿管置入标本袋内,再行膀胱缝合步骤。

(张沂南)

专家述评

目前对于上尿路尿路上皮细胞癌(UTUC)的认知在不断更新,近期 UTUC 广为关注的进展方向包括保留肾脏手术、淋巴结清扫术(lymph node dissection,LND)以及术后辅助治疗(包括 UTUC 的免疫治疗)等。然而,目前 UTUC 的治疗策略仍然是以外科手术为核心基础的综合治疗。在这样一个微创手术时代,在诸多可选择的术式中,腹腔镜(包括机器人辅助腹腔镜,下同)根治性肾输尿管切除术(RNU)及膀胱袖套状切除术是由泌尿外科医师实施的关键技术,受到广大泌尿外科医师的关注,并不断被进行技术改良,以期能够通过外科手术技术的磨砺与提高来改善患者的预后。

理论上,进行腹腔镜 RNU 必须严格遵循肿瘤学原则;但真实世界(real world)里在实施腹腔镜 RNU 时,如何遵循与贯彻肿瘤学原则,焦点集中在输尿管切除方式的选择上。上文已较为详尽地阐述了目前已有的输尿管切除方式,包括内腔镜、腹腔镜和经典开放手术术式。需要注意的是,对于输尿管切除术式的选择,并非是绝对的对与错、是与非、全或无的排除性选择,而应在遵从肿瘤学原则的前提下,因地制宜因人而异地针对患者选择个体化的治疗方案。举例而言,若输尿管肿瘤位于输尿管远端,若术者对腹腔镜下处理膀胱上动脉并无经验,或对腹腔镜缝合技术并无确凿的自信,经典开放手术就是一种非常安全可靠的选择。若肿瘤位于输尿管中段、近端或肾盂内,腹腔镜 RNU 将充分体现出其微创及精细的技术优势,着重术中的技术细节优化(如术中在夹闭患肾动脉后即夹闭输尿管肿瘤远端),即有助于最大化地避免肿瘤细胞的种植转移风险。

腹腔镜 RNU 术中处理远端输尿管的技术细节,在上文亦有明确的阐述。相对而言,使用 Endo-GIA 进行远端输尿管的离断并行膀胱部分切除术,最为符合肿瘤学原则;但由于 Endo-GIA 使用了金属钉闭合膀胱黏膜,存在术后反复出现膀胱结石的风险,目前已少有应用。作为更新技术出现的 bulldog 钳钳夹法,笔者亦曾尝试进行,但用于肾部分切除术的 bulldog 钳闭合力不足以夹闭较大块的膀胱肌层组织,沿 bulldog 钳切开膀胱,仍无可避免集合系统破损的弊端。需要特殊定制的 bulldog 钳,限制了这一技术的推广应用,但就这一术式的设计本身而言,确实既体现了无瘤原则,又具有相当的可实际操作性。回归到临床实践层面,上文阐述的远端输尿管处理技术中,先在输尿管膀胱开口附近的膀胱肌层进行缝线悬吊,是衍生自开放时代膀胱部分切除术中切开膀胱前的缝线悬吊技术,体现了外科技术的传承;术者提起悬吊缝线,助手牵拉输尿管,强调术者与助手的配合,突显外科团队协作的重要性;在输尿管肿瘤远端闭合且放空膀胱的基础上,沿输尿管切开膀胱肌层至完整的输尿管膀胱开口切除,并双层缝合膀胱,体现术者 RNU 术中对于局部解剖的理解,对腹腔镜下切除缝合技术的应用,对手术精细度的关注及对手术进程的掌控;如此,才能实施一台标准化的腹腔镜 RNU。

以上,"根治性肾输尿管全长切除术输尿管切除方式的选择"更多的是基于泌尿外科的临床实践和欧洲泌尿外科学会 UTUC 指南的推荐,笔者依然期待有更多高等级的循证医学证据,去体现和验证广大泌尿外科医师精益求精的技术改良与更新,给患者带来生存时间及生活质量的改善。

(吕家驹)

参考文献

[1] 中国抗癌协会泌尿男生殖系肿瘤专业委员会微创学组.上尿路尿路上皮癌外科治疗中国专家共识[J].现代泌尿外科杂志,2018(11):826-829.

[2] ROUPRET M,BABJUK M,BURGER M,et al. EAU Guideline on Upper Urinary Tract Urothelial Cell Carcinoma[M]. Arnhem,The Netherlands:EAU Guidelines Office,2019.

[3] ALAN J W,LOUIS R K,ALAN W P,et al. Peters-Campbell-Walsh Urology[M]. New York:Elsevier,2015:1894-1897.

[4] 梅骅,陈凌武,高新.泌尿外科手术学[M].3版.北京:人民卫生出版社,2008.

[5] SEISEN T,GRANGER B,COLIN P,et al. A Systematic Review and Meta-analysis of Clinicopathologic Factors Linked to Intravesical Recurrence After Radical Nephroureterectomy to Treat Upper Tract Urothelial Carcinoma[J].Eur Urol,2015,67(6):1122-1133.

[6] WALTON T J,SHERWOOD B T,PARKINSON R J,et al. Comparative outcomes following endoscopic ureteral detachment and formal bladder cuff excision in open nephroureterectomy for upper tract transitional cell carcinoma[J]. J Urol,2009,181(2):532-539.

[7] PEYRONNET B,SEISEN T,DOMINGUEZ-ESCRIG J L.Oncological Outcomes of Laparoscopic Nephroureterectomy Versus Open Radical Nephroureterectomy for Upper Tract Urothelial Carcinoma:An European Association of Urology Guidelines Systematic Review[J].Eur Urol Focus,2019,5(2):205-223.

[8] MATIN S F,GILL I S.Recurrence and survival following laparoscopic radical nephroureterectomy with various forms of bladder cuff control[J]. J Urol,2005,173(2):395-400.

[9] LIU P,FANG D,XIONG G,et al.A novel and simple modification for management of distal ureter during laparoscopic nephroureterectomy without patient repositioning:a bulldog clamp technique and description of modified port placement[J].J Endourol,2016,30(2):195-200.

[10] 中国医师协会泌尿外科医师分会肿瘤专业委员会中国医师协会泌尿外科医师分会上尿路尿路上皮癌(CUDA-UTUC)协作组.上尿路尿路上皮癌诊断与治疗中国专家共识[J].中华泌尿外科杂志,2018(7):485-488.

第二十四章

上尿路尿路上皮癌新辅助或辅助化疗的应用

尿路上皮癌是第四高发的实体恶性肿瘤[1]。其中,上尿路尿路上皮癌(upper tract urathelial carcinoma,UTUC)约占尿路上皮癌的 5%~10%。虽然 UTUC 和下尿路尿路上皮癌属相同组织学类型,但其临床表现和基因表型均不尽相同。与膀胱癌不同,UTUC 发现时约 60% 为肌层浸润性($\geq pT_2$)[2],并有 7% 合并转移[3]。综上,高比例的进展性肿瘤分期,使以化疗为主的全身性治疗在 UTUC 患者的治疗中扮演重要的角色。此外,不同于欧美人群 UTUC 男性发病率约为女性 3 倍,我国统计数据报道女性患者约占 55%,且因受到如马兜铃酸等致病中草药的影响,UTUC 患者合并慢性肾病的比率约为 59%[4-5]。这些都向 UTUC 围手术期应用化疗提出了挑战。

临床问题

第一节　UTUC 亟需治疗模式改变

2006 年 MD Anderson 癌症中心回顾了 1986—2004 年美国诊治的 UTUC 患者资料,发现近 20 年肿瘤特异生存率并没有显著提升[6]。这说明仅以手术切除作为治疗 UTUC 的单一模式是远远不够的。

对于进展期的 UTUC 肿瘤患者,即便手术达到根治性切除,仍然具有较高的术后复发和转移的风险,因此很难通过单一手术治疗达到显著延长生存期的目的。研究证实,膀胱癌根治性术后行辅助化疗,能显著延长患者生存期并提高肿瘤特异性生存率[10]。进展期 UTUC 患者是否能通过术后辅助化疗也达到同样效果,是国内外学者关注的重点。

此外,以顺铂为基础的术前新辅助化疗已被证实可提高膀胱癌患者的总生存,并广泛用于临床实践。但此化疗方案在 UTUC 患者中应用有一定难度。一方面,中国很多 UTUC 患者发病与马兜铃酸肾病相关,在术前就出现不同程度的肾功能不全;另一方面,UTUC 患者手术根治后其肾功能会进一步下降。因此，在临床实践中，大多数 UTUC 患者根治术后不能耐受化疗。因此，术前新辅助化疗可明显提高 UTUC 患者化疗的接受和完成比率，以期患者更多生存获益。

最新进展

第二节　UTUC 辅助化疗

国内临床实践中，当患者诊断为 UTUC 恶性肿瘤时，患者和医师会更优先选择根治性切除手术治疗。准确的术后病理分期可为后续的辅助治疗提供参考。但由于 UTUC 发病率低，且患者术后肾功能下降、化疗耐受度差，针对 UTUC 术后辅助化疗多以回顾性研究为主，关于治疗效果的研究结果不尽相同。Necchi 等[11]回顾性分析 1 544 例 UTUC 术后患者（pT$_{2-4}$ N$_0$/x，或者淋巴结转移）资料，312 例接受辅助化疗，1 232 例接受观察治疗，结果表明辅助化疗并没有提高整体生存率。Fujita 等[12]分析了 344 例 UTUC（≥pT$_3$ 或者淋巴结转移）患者术后的资料，其中 103 例（30%）接受了术后辅助化疗，241（70%）只行根治性肾 - 输尿管全长切除手术（radical nephroureterectomy，RNU），中位随访时间 32 个月，结果发现辅助化疗没有提高肿瘤特异性生存率，但是术前存在低钠（≤140mmol/l）或者血红蛋白低于正常值的患者，辅助化疗组 5 年肿瘤生存率高于无辅助化疗组（71.0% vs 38.5%）。Leow 等[13]2014 年对回顾性研究进行了文献荟萃分析，结果表明 RNU 术后，以顺铂为基础的化疗组较观察组能显著改善患者总生存时间（HR=0.43，95%CI：0.21~0.89，P=0.023）和疾病无进展生存时间（HR=0.49，95% CI：0.24~0.99，P=0.048）。以非顺铂类为基础的化疗方案未显示其有生存获益。

目前样本量最大的回顾性研究是 2017 年 Seisen 等[14]完成的。其回顾性分析了美国国家癌症数据库 2004—2012 年进展期（pT$_3$/T$_4$ 和 / 或 pN+）行 UTUC 根治术患者的临床资料，表明以顺铂为基础的辅助化疗对进展期 UTUC 患者有效。研究将患者分为两组：辅助化疗组 762 例（23.42%）患者接受以顺铂为基础的化疗方案，对照组 2 491 例（76.58%）患者接受观察治疗，中位随访 4 年，结果显示：辅助化疗组患者的中位总生存时间（47.41 月）显著高于观察组（35.78 个月）（P<0.001）。

目前在 UTUC 术后辅助化疗领域，最具影响力的是 POUT 研究，其最新结果发表在 2020 年 4 月的 Lancet 杂志上[15]。POUT 研究是一项 III 期、开放标签、前瞻性随机对照研究，在 2012 年 6 月至 2017 年 11 月间，入组了英国 71 个临床医院的 261 名 UTUC 术后患者。在入组的患者中，肾盂癌 91 例（35%），输尿管癌 89 例（34%），同时发病 77 例（30%）；分期 pT$_2$ 74 例（28%），pT$_3$ 171 例（66%），pT$_4$ 15 例（6%）；N$_0$ 236 例（91%），N$_1$ 15 例（6%），N$_2$ 8 例（3%），N$_3$ 1 例（<1%）。研究中位随访 30.3 个月，结果发现：术后辅助化疗可以显著提高 UTUC 患者无疾病进展生存时间（HR 0.49，95%CI 0.30~0.79，P=0.003），且药物毒副作用可控。

目前正在进行的研究还有欧洲泌尿肿瘤组 URANUS 研究（ClinicalTrials.gov identifier：NCT02969083）。研究者旨在探索欧洲不同国家真实世界数据中能完成以顺铂为基础的新辅助化疗或辅助化疗的患者比例，以及由于具有不良预后因素（身体状况及肾功能）只能耐受手术治疗的患者比例及临床结局。总体而言，进展期 UTUC 术后以铂类为基础的辅助化疗可以改善患者总生存率和无病生存率；非铂类的辅助化疗对患者则无明显获益。期待将来的研究结果为临床治疗决策提供更多的参考和依据。

理论上讲，基于手术病理分期的术后辅助化疗可使 UTUC 患者避免过度治疗。局部进展期 UTUC（≥pT$_2$ 或 N+）患者推荐以铂类为基础的辅助化疗方案。一线治疗方案为吉西他滨 + 顺铂（GC）方案或甲氨蝶呤 + 长春新碱 + 多柔比星 + 顺铂（MVAC）方案，二者的治疗有效率相似，但由于 MVAC 毒副作用明显，因此 MVAC 方案逐步被 GC 方案所取代。值得注意的是，辅助化疗前需考虑患者术后肾功能的变化。

第三节　UTUC 新辅助化疗

临床工作中，很多 UTUC 患者术后病理确定为局部进展期，可从辅助化疗中获益。但由于患者术后已被切除一侧肾脏，总肾功能无法达到含顺铂方案化疗的要求，而失去辅助化疗的机会。在根治术前应用新辅助化疗可在很大程度上提高 UTUC 患者对以顺铂为基础化疗的耐受性和可行性。国外多项回顾性研究发现，新辅助化疗可降低 UTUC 患者手术病理分期、提高手术根治完成比例并提高患者肿瘤特异生存率。在 2019 年最新发表的一篇荟萃分析中，作者总结了 4 篇回顾性对照研究，共计 318 例局部进展期 UTUC 患者。研究发现，在总生存、疾病特异生存和疾病无进展生存方面新辅助化疗的患者比对照组都有明显延长，并且试验组患者手术病理无淋巴结转移的概率较对照组高 4.75 倍[7]。

目前，关于 UTUC 新辅助化疗的前瞻性研究数据很少，有多项 II/III 期前瞻性研究正在进行中。其中一项 II 期单臂前瞻性多中心研究来自纪念斯隆凯特琳癌症中心，在 2019 年美国泌尿外科学会（AUA）年会上发表了部分数据。研究入组 53 名高危局部进展期且无转移的 UTUC 患者，患者肌酐清除率≥55ml/min，卡氏评分≥70%，在接受 21 日 GC（吉西他滨 + 顺铂）方案 4 周期（共 12 周）后，行根治性肾输尿管全长切除或输尿管末段切除手术，并且做同侧淋巴结清扫术。患者术后病理反应率（≤pT$_1$N$_0$）为 60%（32 例），在剩余 21 例（40%）患者中，5 例 pT$_2$，9 例 pT$_3$，7 例淋巴结阳性，无患者出现术前疾病进展。研究中位随访时间 2.6 年，2 年无疾病进展生存率 76%，2 年总生存率 89%[8]。此研究结果较其它研究回顾的高危 UTUC 患者 2 年总生存率 68% 已有明显优势[9]。期待这些 UTUC 新辅助化疗的前瞻性研究持续随访和数据更新，及其最终研究的结果公布。

实例演示

第四节　UTUC 辅助及新辅助化疗临床实例

【适应证】

1. 分期≥cT$_2$ 或任何 cT N+。

2. 肌酐清除率≥55ml/min,推荐选用吉西他滨 + 顺铂联合化疗方案。

3. 30ml/min≤肌酐清除率≤55ml/min,根据患者具体情况,慎重选择吉西他滨 + 卡铂联合化疗方案。

【禁忌证】

1. 肌酐清除率 <30ml/min。

2. 患者身体情况不耐受化疗。

3. PS ECOG 评分≥3 分。

4. ALT,AST 高于 2.5 倍正常上限,或胆红素高于正常上限。

5. 凝血功能明显异常。

6. 心电图心动过速或明显心律失常。

7. 血压高于 160/100mmHg。

8. 发热或有活动性感染。

9. 骨髓抑制 CTCAE3 级以上。

【操作步骤】

实例 1:患者,女性,65 岁。因"无痛肉眼血尿 4 月"就诊。泌尿系统增强 CT 提示右肾盂癌,大小约 3cm×4cm,侵犯肾实质,右肾门淋巴结增大,短径约 1.5cm,考虑转移。B 超引导下肿物穿刺活检,病理回报:高级别尿路上皮癌。患者身高 165cm,体重 63kg。血清肌酐 76μmol/L。

实例 2:患者,男性,56 岁。因"间断无痛肉眼血尿 2 月"就诊。泌尿系统增强 CT 提示右侧输尿管上段肿物,大小约 2cm×3cm,右侧腹膜后有一肿大淋巴结,短径约 1.0cm,不除外考虑转移。患者全麻下行腹腔镜右肾输尿管全长切除 + 右侧腹膜后淋巴结清扫术。术后病理回报:右输尿管上段高级别尿路上皮癌,侵犯输尿管壁全层至周围脂肪组织。另送检腹膜后淋巴结 6 枚,1 枚可见转移癌,pT_3N_1。患者身高 178cm,体重 95kg。术后血清肌酐 105μmol/L。

1. 准备步骤

(1) 计算肌酐清除率:Ccr:男性 = [(140- 年龄) × 体重]/ [0.818×Scr(μmol/L)];女性 = 男性 Ccr×0.85

(2) 计算体表面积(m^2)=0.006 1 × 身高(cm)+0.012 8 × 体重(kg)–0.152 9

2. 方案

(1) GC:吉西他滨 1 000mg/m^2 D1、D8,顺铂 70mg/m^2 D2,每周期 21 日。

(2) 顺铂常规水化 3 日,每日记录尿量。

(3) 考虑不良反应因素,吉西他滨最大剂量不超过 2 000mg。

(4) 常规做 4 周期新辅助或辅助化疗,每 2 周期结束后复查影像学检查,评估疗效。

(5) 肌酐清除率 55~65ml/min 的患者,建议顺铂平均分为 2 日连续给药。

3. 患者化疗前一日或当日复查血常规、生化、凝血等检查。

4. 无静脉通路患者须留置静脉通路:PICC 或输液港。

5. 每周期化疗第 1 日行心电图检查及胸片正位检查,以了解静脉通路位置。

6. 询问上周期化疗后患者是否出现 CTCAE3 级或以上骨髓抑制、肝酶异常并记录。根据具体情况更改剂量或更换化疗方案。

7. 具体化疗方案：

实例1：

体表面积 = 0.006 1×身高 165（cm）+0.012 8×体重 63（kg）–0.152 9=1.66m²

肌酐清除率 =［（140– 年龄65）×体重63］/［0.818×Scr 76］×0.85=64.6ml/min>55ml/min

化疗方案：吉西他滨联合顺铂（GC）方案。

化疗剂量：吉西他滨：1 000mg×1.66=1 660mg≈1 600mg，D1，D8 给药；

顺铂：70mg×1.66=116.2mg≈110mg，D2，D3 均分剂量给药并水化。

实例2：

体表面积 =0.006 1×身高 178（cm）+0.012 8×体重 95（kg）–0.152 9=2.15m²

肌酐清除率 =［（140– 年龄56）×体重 95］/［0.818×Scr 105］=92.91ml/min>55ml/min

化疗方案：吉西他滨联合顺铂（GC）方案。

化疗剂量：吉西他滨：1 000mg×2.15=2 150mg≈2 000mg，D1，D8 给药；

顺铂：70mg×2.15=150.5mg≈150mg，D2 给药并水化。

8. 化疗期间对症治疗恶心、呕吐等不良反应。第 1 例患者化疗第 3 周期第 7 日、第 4 周期第 10 日出现Ⅱ级中性粒细胞减低不良反应，予以粒细胞集落刺激因子（G-CSF）后均恢复。第 2 例患者化疗第 2 周期第 8 日出现 3 级血小板减低不良反应，予以重组人白细胞介素 -11（IL-11）连续治疗 5 日后恢复。自第 2 周期吉西他滨减量至 1 600mg，后未再出现 3 级不良反应。

9. 化疗效果

实例1：新辅助化疗 2 周期（6 周）结束后，患者复查影像学检查，疗效评估为 PR，继续应用化疗至 4 周期结束，再次疗效评估为 PR。行根治性右肾输尿管全长切除 + 腹膜后淋巴结清扫术。术后病理回报：高级别尿路上皮癌，淋巴结 0/6，pT₃N0。术后随访 1.3 年，未见肿瘤复发或转移。

实例2：辅助化疗 4 周期结束后，规律复查随访 1 年，未见肿瘤复发或转移。

【要点解析】

1. 对于合并慢性肾病且临床分期为局部进展期的 UTUC 患者，考虑根治切除术后可能失去辅助化疗机会，可尝试术前新辅助化疗。

2. 对于根治术后病理分期为局部进展期的 UTUC 患者，推荐术后辅助化疗。

3. 推荐以顺铂为基础的化疗方案。

4. 化疗前及化疗过程中，需要关注患者肾功能变化。

（米　悦）

专家述评

在尿路上皮癌中，与膀胱癌相比，虽然 UTUC 发病率低，但其进展期肿瘤比例更高，预后也更差。国际多项前瞻及回顾性研究结果表明，对于根治术后病理分期高危、或合并局部淋巴结转移的患者应用辅助化疗，可明显提高无疾病进展生存和总生存期等预后指标。但由于丢失部分肾单位，辅助治疗前及过程中需关注患者肾功能变化。此外，国内多数 UTUC 患者合并肾积水、合并马兜铃酸肾病发生，影响肾脏功能。针对局部进展期的 UTUC 患者，术前新辅助化疗可增加患者对化疗的耐受度，提高化疗完成比例。最近，国外有报道对于临床分期 T_2 以上的膀胱癌患者，应用化疗联合 PD1/PD-L1 免疫治疗或免疫联合治疗的新辅助疗法能达到较高的病理完全缓解率，但仍缺乏长期随访的 OS 结果。我们期待有关 UTUC 新辅助化疗或新辅助联合治疗的前瞻性研究的后续结果。

（吴世凯）

参考文献

[1] SIEGEL RL, MILLER K D, JEMAL A. Cancer statistics, 2019 [J]. CA Cancer J Clin, 2019, 69 (1): 7-34.

[2] MARGULIS V, SHARIAT S F, MATIN S F, et al. Outcomes of radical nephroureterectomy: a series from the upper tract urothelial car- cinoma collaboration [J]. Cancer, 2009, 115 (6): 1224-1233.

[3] SORIA F, SHARIAT S F, LERNER S P, et al. Epidemiology, diagnosis, preoperative evaluation and prognostic assessment of upper-tract urothelial carcinoma (UTUC) [J]. World J Urol, 2017, 35 (3): 379-387.

[4] CHEN X P, XIONG G Y, LI X S, et al. Predictive factors for worse pathological outcomes of upper tract urothelial carcinoma: experience from a nationwide high-volume center in China [J]. BJU Int, 2013, 112 (7): 917-924.

[5] 周利群, 熊耕砚, 李学松. 中国人群上尿路尿路上皮癌诊疗策略选择和东西方差异 [J]. 临床泌尿外科杂志, 2019, 34 (2): 83-87.

[6] BROWN G A, BUSBY J E, WOOD C G, et al. Nephroureterectomy for treating upper urinary tract transitional cell carcinoma: time to change the treatment paradigm [J]? BJU Int, 2006, 98 (6): 1176-1180.

[7] KIM D K, LEE J Y, KIM J W, et al. Effect of neoadjuvant chemotherapy on locally advanced upper tract urothelial carcinoma: a systematic review and meta-analysis [J]. Crit Rev Oncol Hematol, 2019, 135: 59-65.

[8] COLEMAN J A, WONG N C, SJOBERG D D, et al. LBA-17: Late-Breaking Abstract: Multicenter Prospective Phase II Clinical Trial of Gemcitabine and Cisplatin as Neoadjuvant Chemotherapy in Patients with High-Grade Upper Tract Urothelial Carcinoma. Chicago, IL: Annual Meeting of American Urological Association 2019.

[9] OLGAC S, MAZUMDAR M, DALBAGNI G, et al. Urothelial carcinoma of the renal pelvis: a clinicopathologic study of 130 cases [J]. Am J Surg Pathol, 2004, 28 (12): 1545-1552.

[10] LEOW J, MARTIN D W, RAJAGOPAL P S, et al. Adjuvant chemotherapy for invasive bladder cancer: a 2013 updated systematic review and meta-analysis of randomized trials [J]. Eur Urol, 2014, 66 (1): 42-54.

[11] NECCHI A, LOVULLO S, MARIANI L, et al. Adjuvant chemotherapy after radical nephroureterectomy does not improve survival in patients with upper tract urothelial carcinoma: a joint study by the European Association of Urology-Young Academic Urologists and the Upper Tract Urothelial Carcinoma Collaboration [J]. BJU Int, 2018. 121 (2): 252-259.

[12] FUJITA K, TANEISHI K, INAMOTO T, et al. Adjuvant chemotherapy improves survival of patients with high-risk upper urinary tract urothelial carcinoma: a propensity score-matched analysis [J]. BMC Urol, 2017, 17 (1): 110.

[13] LEOW J J, MARTIN-DOYLE W, FAY A P, et al. A systematic review and meta-analysis of adjuvant and neoadjuvant chemotherapy for upper tract urothelial carcinoma [J]. Eur Urol, 2014, 66 (3): 529-541.

[14] SEISEN T, KRASNOW R E, BELLMUNT J, et al. Effectiveness of adjuvant chemotherapy after radical nephroureterectomy for locally advanced and/or positive regional lymph node upper tract urothelial carcinoma [J]. J Clin Oncol, 2017, 35 (8): 852-860.

[15] BIRTLE A J, CHESTER J D, JONES R J, et al. Results of POUT: a phase III randomised trial of perioperative chemotherapy versus surveillance in upper tract urothelial cancer (UTUC) [J]. J Clin Oncol, 2018, 36 (6_suppl): 407.

索 引

EORTC 量表　83

CUETO 量表　84

B

靶向治疗　241

保肾手术　264

E

二次电切　111

F

非肌层浸润性膀胱癌　83

辅助化疗　283

G

高通量测序技术　29

根治性膀胱切除术　119

根治性肾 - 输尿管切除术　272

H

核心理念　201

后盆腔脏器切除　255

化疗　236

J

机器人辅助腹腔镜根治性膀胱切除术　135

机器人辅助腹腔镜根治性膀胱切除术盆腔淋巴结
　清扫　145

基因　19

激光　92

加速康复外科　200

解剖性手术　123

经尿道膀胱肿瘤激光整块剜除术　93

经尿道膀胱肿瘤电切术　91

精准分层　101

K

抗体偶联药物　243

M

泌尿道微生物群　32

泌尿生殖道菌群　32

免疫治疗　237

N

内镜下肿瘤消融　265

尿流改道　153

尿路上皮癌　263

尿液脱落细胞分子标志物　4

尿液脱落细胞学　4

P

膀胱菌群　32

膀胱前层面　125

膀胱肿瘤整块切除技术　100

盆底肌训练　220

盆腔切除　252

盆外侧层面　124

Q

前盆腔脏器联合切除　255

全盆腔脏器切除　255

全去带乙状结肠原位新膀胱术　187

S

上尿路尿路上皮癌　282

输尿管周围层面　123

T

图像引导放射治疗　227

调强放射治疗　227

W

微生态　31

微生物组　31

微生物组学　31

X

新辅助化疗　284

邢氏吻合法　180

邢氏新膀胱　180

循环肿瘤细胞　54

Y

液体活检　54

荧光原位杂交　5

原位回肠新膀胱　177

Z

造口专科护士　217

直肠前层面　124

图书在版编目（CIP）数据

膀胱癌精准诊断与治疗 / 宋刚，邢念增主编 . —北京：人民卫生出版社，2021.12
ISBN 978-7-117-32799-2

Ⅰ.①膀… Ⅱ.①宋… ②邢… Ⅲ.①膀胱癌 – 诊疗 Ⅳ.①R737.14

中国版本图书馆 CIP 数据核字（2022）第 006939 号

人卫智网	www.ipmph.com	医学教育、学术、考试、健康，购书智慧智能综合服务平台
人卫官网	www.pmph.com	人卫官方资讯发布平台

膀胱癌精准诊断与治疗

Pangguang'ai Jingzhun Zhenduan yu Zhiliao

主　　编：宋　刚　邢念增
出版发行：人民卫生出版社（中继线 010-59780011）
地　　址：北京市朝阳区潘家园南里 19 号
邮　　编：100021
E - mail：pmph @ pmph.com
购书热线：010-59787592　010-59787584　010-65264830
印　　刷：北京华联印刷有限公司
经　　销：新华书店
开　　本：787 × 1092　1/16　　印张：19
字　　数：462 千字
版　　次：2021 年 12 月第 1 版
印　　次：2021 年 12 月第 1 次印刷
标准书号：ISBN 978-7-117-32799-2
定　　价：198.00 元

打击盗版举报电话：**010-59787491**　E-mail：**WQ @ pmph.com**
质量问题联系电话：**010-59787234**　E-mail：**zhiliang @ pmph.com**